La chrono-alimentation du cerveau

Dr Jean-Marie Bourre

La chrono-alimentation du cerveau

Odile Jacob

15, rue Soufflot, 75005 Paris

www.odilejacob.fr

ISBN : 978-2-7381-3382-3

Pour mes petits-fils : Benoît, Eliott et Virgile,
et petites-filles : Vanille, Charlotte, Lucie, Célia, Thaïs,
Blanche, Romane, Dune, Maya et Candice,
leurs parents et leur grand-mère, Marie-Laure.
L'avenir n'est pas ce qui va se produire,
mais ce que nous allons construire, pour eux et avec eux.

Introduction

Nous le savons, c'est le cerveau qui commande. Encore faut-il qu'il soit bien nourri. Car les aliments, grâce à leurs contenus actifs (les nutriments), participent obligatoirement à sa construction, puis à l'entretien de son architecture, de ses structures – donc à son fonctionnement. Le cerveau est gouverneur, commandant et bénéficiaire.

On connaît, de mieux en mieux, les effets de l'alimentation sur le cerveau. De nombreux progrès ont été réalisés depuis la publication de mon premier livre, il y a maintenant plus de vingt ans (*Diététique du cerveau, les aliments de l'intelligence et du plaisir*). D'autant qu'il était largement théorique, quoique basé sur les oméga-3, objet de mon travail de chercheur. Il y a dix ans, j'écrivais *La Nouvelle Diététique du cerveau*, qui apportait de véritables prescriptions, ou plutôt des recommandations de consommation d'aliments. Après le « quoi manger », restait le « comment et quand manger », que j'abordais, voilà quatre ans, dans un livre intitulé *La Chrono-Diététique*. Se pose donc, maintenant, la question : qu'en est-il du cerveau lui-même, en termes de nutrition, d'alimentation, de rythme, de chronobiologie ? Comment mettre en pratique les nouvelles connaissances scientifiques et médicales, concernant la chrono-diététique du cerveau ?

Pour être encore plus pratique, il convient maintenant de réaliser une synthèse. Pour le cerveau : que manger, quand et comment ? Le temps *pour* manger, le temps *de* manger ? Sans oublier le temps du porte-monnaie, car si la santé n'a pas de prix, elle a un coût : celui des aliments ; mais bien manger n'est pas nécessairement onéreux.

Pour faire simple, la biochimie du cerveau est globalement celle de tous les organes, donc de toutes les cellules de notre corps, mais avec quelques particularités extraordinaires, et donc des besoins très spécifiques. Comme tout organe, quel qu'il soit, il a obligatoirement recours à une quarantaine de substances alimentaires, qualifiées de nutriments indispensables. C'est-à-dire que notre corps ne sait pas les élaborer, alors même qu'il en a impérativement besoin. C'est pourquoi il doit absolument les puiser dans les aliments. Au risque qu'apparaisse la maladie, si défaut il y a, voire la mort. Ces nutriments indispensables sont : treize vitamines, une quinzaine de minéraux et oligoéléments, huit à dix acides aminés (sur les vingt et un participant à la nature des protéines). À cela s'ajoutent un oméga-6 et deux oméga-3, qui sont des graisses, des lipides, les deux dénominations étant synonymes. Or le cerveau contient d'énormes quantités de ces deux oméga. Car la structure du cerveau est principalement du gras, dont une bonne partie provient obligatoirement de l'alimentation. À ce titre, il y a vingt ans, j'écrivais *Les Bonnes Graisses*, dont le socle reposait déjà sur les oméga-3 ; pour publier plus tard *La Vérité sur les oméga-3*.

Mais la nutrition, plus encore l'alimentation, n'est pas que physiologie, biologie ou biochimie ! En effet, globalement, l'alimentation remplit quatre fonctions fondamentales pour l'organisme tout entier, au sein duquel le cerveau occupe une place prépondérante, et centrale. Aussi bien parce que nos apports alimentaires le nourrissent que parce qu'il commande l'acte de manger. La première de ces fonctions est évidemment nutritionnelle : ingérer pour vivre, prendre des forces et prévenir les maladies, l'objectif étant d'être en forme. Choix des aliments, préparations, faim, rassasiement, satiété : tout est dans le cerveau. La deuxième repose sur le plaisir : inné pour le sucré (un aliment nouveau sucré est généralement apprécié) ; appris pour la plupart des autres sensations. Mais, en troisième lieu, l'alimentation remplit des fonctions symboliques : nous sommes ce que nous mangeons, omnivores assumés (inconsciemment pour la grande majorité d'entre nous), végétariens, bio, *fast-* ou *slow-foodistes*, etc. La quatrième fonction est sociale : des liens se créent en mangeant, et réciproquement ; ainsi, une célébration comporte presque toujours un repas (religieuse, familiale, amicale, professionnelle, etc.). Brillat-Savarin reste d'actualité, lui qui n'oubliait pas le facteur temps : « On goûte le plaisir de la table dans toute son étendue lorsque les quatre conditions suivantes sont réunies : chair au moins passable, bon vin, convives aimables, temps suffisant. » Et surtout, écrit-il ailleurs, en ne se comportant pas comme ces goujats « qui, n'ayant pas reçu du ciel le feu sacré, regardent les repas comme l'heure d'un travail obligé, mettent sur le même niveau tout ce qui peut les nourrir, et sont à table comme l'huître sur son banc ». Bref, *l'aliment compte autant que la façon dont on le mange, et le moment auquel on le déguste.* Prendre le temps de déguster avec plaisir est donc indispensable. Ce en (bonne ?) société : « Un homme qui mange seul est toujours en mauvaise compagnie ! » Étant donné leurs spécificités, les professionnels du monde agroalimentaire, quant à eux, assument aussi quatre obligations : la santé (rester en forme), la sécurité (ne pas se rendre malade), la satisfaction (plaisir et convivialité) et le service rendu (facilité d'achat et d'usage).

Dans un environnement fluctuant et parfois dangereux, le cerveau bénéficie d'un formidable avantage : il est protégé par une puissante barrière, qui sélectionne très efficacement les nutriments dont il a besoin, et écarte sans concession tout ce qui pourrait lui être mauvais, toxique, inutile. En outre, il est prioritaire, c'est-à-dire qu'il capte sans vergogne ce dont il a besoin, au risque de priver les autres organes, voire de les affaiblir en les « cannibalisant ». En conséquence, la malnutrition, comme la sous-nutrition, atteint d'abord les organes, avant d'affecter le cerveau. Ce qui explique pourquoi l'attention du monde de la nutrition n'a été que peu portée sur lui jusqu'à une date récente, car la maladie et la mort étaient imputées à un autre organe. Quoi qu'il en soit, la qualité de vie, les années sans handicap reposent sur une bonne alimentation du cerveau, entre autres. Il est nourri (en nutriments et en oxygène, notamment) par des milliers de kilomètres de vaisseaux, dont l'une des vertus est aussi de le refroidir, car il « phosphore » en permanence. Vaisseaux qu'il s'agit de bien entretenir par une alimentation adéquate, eux aussi. Une bonne oxygénation, un peu d'exercice physique prolongent la fonction cérébrale, associés à un minimum d'optimisme, qui ajoute cinq années d'espérance de vie. *Tout réside dans le cerveau !*

Manger constitue un acte répété, chronique et chronophage, devant s'effectuer avec les bons rythmes ! Car l'être humain doit prendre soin d'être synchrone avec son environnement réel, qui n'est pas obligatoirement celui qu'il perçoit, tant sont nombreux les motifs de perturbations, existants ou qu'il génère.

Manger de tout pour ne manquer de rien ! Le sérieux de cet adage ne précise cependant ni quand ni à quelle vitesse. Or le choix du moment le plus pertinent reste de première importance. Ainsi, manger est un acte à réitérer, obligatoirement et rythmiquement (trois ou quatre fois par jour), mais sous quels délais optimaux ? D'autant que, d'une manière générale, l'influence du temps se manifeste le plus souvent sous la forme de rythme biologique. La cadence des repas compte autant que l'ordonnancement des aliments dans chacun d'entre eux, ou que leurs chronologies journalières, hebdomadaires. Par exemple, l'efficacité de leurs fibres est meilleure si les légumes sont dégustés avant les fruits ! Bien plus, impliquer le temps impose la prise en compte du facteur vitesse. Or on a tendance à manger trop vite, parfois trop, et certainement trop souvent. Ou même parfois trop lentement ! Ce qui agresse le rythme des processus naturels de notre biologie. À ce titre, le *fast-food* et le *slow-food* ne sont sans doute pas recommandables… Manger désordonné, en soi peu indiqué, dérègle les rythmes biologiques, ce qui est source de maladies. Mais pourquoi donc ?

La chronologie de la prise des aliments est fondamentale, sociale et culturelle. Malheureusement, la société contemporaine tend à fausser les rapports ancestraux à l'alimentation. En tuant, notamment, le facteur temps. En négligeant le naturel et la nature. C'est ce que nous verrons plus en détail. La désorganisation des rythmes, y compris ceux concernant l'alimentation, est source de nombreuses maladies, et inversement. Le levier le plus important pour vous maintenir en bonne santé, mais aussi le plus accessible et sans doute le plus agréable, est donc votre alimentation.

Ne pas tout mélanger ! L'alimentation est un art, la nutrition est une science (balbutiante !). Diététique et nutrition sont donc deux concepts assez différents. Sans omettre que l'homme, omnivore, doit consommer des produits d'origine animale. Or les animaux eux-mêmes sont soumis aux phénomènes chronobiologiques. Ce qui leur est donné à manger en élevage (quoi, comment et quand) influe sur la valeur nutritionnelle de ce qu'ils nous offrent à leur tour.

Sachez manger ! Ne soyez pas le mauvais mangeur qui se plaint de ses organes, comme le mauvais ouvrier incrimine ses outils. Tout comme le marteau n'est pas responsable du malencontreux coup sur l'index, ce n'est pas la faute de notre cœur, s'il flanche ; ni même obligatoirement aux orgies de gras-salé-sucré ! La chrono-alimentation, pour le cerveau, donne des indications de moments d'optimisation de consommation pour nombre de nutriments indispensables, limitant les risques de déficits ou de carences. Manger reste une obligation chronique, mais rythmée, scandée.

L'objectif de ce livre est de préciser quel est l'art de manger, quoi, à quelle vitesse, avec quoi, quand et à quel (bon) moment. Le développement durable appliqué à soi-même, c'est la chrono-alimentation, celle du cerveau au premier chef.

À l'âge de 18 ans, Flaubert écrivait à un ami : « L'avenir est ce qu'il y a de pire dans le présent. » Ce qui est inexact dans le monde de l'alimentation. Car, en ce domaine, les traditions sont des réformes qui ont réussi. En biologie, en nutrition, en alimentation encore plus, l'avenir est du présent qui se perpétue...

L'un des objectifs de ce livre est d'offrir des conseils pratiques. Vous y trouverez donc des tableaux, qui classent les aliments selon leur richesse en tel ou tel nutriment, notamment indispensable (vitamines, minéraux, oligoéléments, oméga-3 et oméga-6, acides aminés). D'autres selon leurs prix. Y seront associées des recommandations de quantités, de vitesses et de rythmes de consommation, de cuisson. Ainsi que des observations sur les associations et les exclusions, qu'il vaut mieux respecter. Vous saurez aussi déchiffrer efficacement les étiquettes. En effet, l'autorité européenne (Efsa, European Food Safety Agency) a décidé qu'il ne sera plus possible d'y inscrire n'importe quoi (en termes d'intérêt santé ou de prévention de maladies), mais seulement les allégations qu'elle a retenues. Vous constaterez que le cerveau est assez fréquemment impliqué. Preuve que les connaissances à son sujet se sont récemment accrues.

1

Le cerveau et l'art de manger

Nourrir le cerveau à pas cadencés

Manger, c'est la vie ; le rythme l'est aussi. Le dialogue entre le cerveau et les aliments est donc réciproque : il fait manger, suscite le plaisir, mais subit dans le même temps la qualité des aliments. Les horloges biologiques règlent les fonctions vitales, calées sur des informations et des signes divers. Les unes, sous l'égide du cerveau chef d'orchestre de lui-même et des organes, sont enfouies dans l'intimité de notre corps, alors que les autres sont environnementales. Or les rythmes de chaque partie reculée de notre organisme peuvent être très différents. Comme de nombreux organes bénéficient d'horloges biologiques, il importe que le cerveau les contrôle toutes, afin d'assurer l'harmonie de l'ensemble du corps. Il se met lui-même au diapason de la nature par la vision, tout au moins grâce à quelques cellules très spécialisées dans la rétine. Les rythmes sont multiples. À la minute, à la journée (pour les repas), d'où la cadence (infradienne) qui régule l'appétit, contribue à l'harmonie de la prise des repas, et assure la physiologie du corps (et de l'âme, notamment parce qu'il faut nourrir le cerveau) ; il faut soigner le corps pour que l'âme s'y plaise, professait saint François de Sales. Le rythme circadien est bien connu, ne serait-ce que par l'obligation de dormir (une mauvaise régulation du sommeil altère notamment la mémoire, et s'accompagne, entre autres, de l'obésité !) ; environ 10 à 20 % des gènes s'expriment de manière circadienne, avec des spécificités selon les tissus. D'autres rythmes sont supradiens, scandés à la décade (pour l'équilibre alimentaire), mensuels (bien connus des femmes, avec leurs cycles lunaires, pertinemment dénommé *periods* par les Anglo-Saxons), voire trimestriels (manger de saison est-il une obligation biologique ? Oui, car le respect total de la chonobiologie naturelle inclut aussi le rythme des saisons...) et parfois annuels, voire plus. Notre responsabilité est manifestement engagée si, outre la négligence des rythmes biologiques, la puissance de notre cerveau nous en suscite de nouveaux, altérant le fonctionnement de ceux qui nous sont plus naturels. Ce qu'il réalise, par exemple, quand il organise la vie sociale de la société, décide de certaines cultures et modes, notamment alimentaires (qui, par définition, sont faites pour être démodées ; et se succèdent sans vergogne), mais leur nocivité s'est probablement déjà exprimée ; avant même que la suivante ne survienne. En alimentation, plus qu'ailleurs, il ne faut pas confondre la diététique avec la « diète éthique », encore moins avec le « manger correct », et ses avatars divers, dont l'orthorexie, qui consiste à se faire du mal en se voulant du bien... pasteurisation des aliments, des esprits, du palais ; « mentipulation », plutôt que manipulation. Si les outils ont servi à prolonger la main, la révolution de ces dernières années est que l'ordinateur prolonge, quant à lui, le cerveau. Le cerveau fonctionnera-t-il plus que la main, tout au moins dans la future vie sociale ? Quoi qu'il en soit, il faut donc que son fonctionnement soit optimal, grâce à la nourriture, entre autres.

Toujours est-il que les aliments ont une fenêtre d'efficience à certains moments de la journée, en combinaison avec d'autres (concomitance qui fait que 1 + 1 est bien supérieur à 2, véritable synergie) ; par contre, l'évitement de quelques associations devrait être la norme, à d'autres moments. La chrono-alimentation exige donc des successions chronologiques, des délais, mais aussi des simultanéités, et parfois des exclusions ! Ce que, d'ailleurs, la sagesse populaire millénaire recommande, et que certaines religions imposent parfois. L'efficacité du médicament (et ses effets adverses) peut varier du simple au double (parfois encore plus), selon le moment de la journée où il est prescrit ; elle est aussi en relation avec les aliments qui sont absorbés simultanément. Si l'alimentation est la première médecine, l'heure de la prendre est de première importance. Pourquoi et comment tout cela ?

Anagramme

L'anagramme de « guérison » est « soigneur » ! Grâce aux bons aliments, à la diversité alimentaire. Incidemment, celui de « indolore » est « endolori ». Tout un programme !

Dix jours pour trouver l'équilibre alimentaire !

L'équilibre nutritionnel se détermine sur une bonne dizaine de jours. Cela représente le temps nécessaire pour manger les très nombreux aliments différents qui apportent la bonne quarantaine de substances indispensables, sans lesquelles la vie est impossible. En revanche, qualifier un repas d'équilibré signifie qu'il est harmonieux en termes de protéines, de graisses et de sucres, même s'il est pauvre en calories, alors qu'il est certainement riche en valeur nutritive. Toutefois, compte tenu de notre mode de vie, il est impossible de trouver en un seul repas tous les nutriments indispensables ; sauf excès considérable, incompatible avec la sveltesse. Un repas ne peut donc pas être complet, un aliment encore moins...

Signification du mot « complet » : simultanéité et non chronologie

Le mot « complet » est source de confusion, voire d'erreurs de prescription d'aliments. Le concept repose sur une obligation alimentaire : y puiser cette quarantaine de substances indispensables dont nous avons impérativement besoin. Parmi les plusieurs dizaines de milliers de molécules qui y sont présentes. Précision de vocabulaire : dans l'aliment, le nutriment constitue la fraction que nous allons digérer puis utiliser.

Les substances alimentaires indispensables

Une quarantaine de substances alimentaires nous est indispensable. Ce qualificatif signifie que nous ne savons pas les élaborer – ou en quantités beaucoup trop faibles – alors que nous en avons impérativement besoin. Il nous faut donc obligatoirement les trouver dans les aliments. Chacun les connaît bien : ce sont treize vitamines, une quinzaine de minéraux et oligoéléments, sept à neuf acides aminés indispensables (selon les âges de la vie, parmi les vingt et un qui constituent les protéines), deux oméga-3 et un oméga-6.

Un aliment complet doit donc contenir tous les nutriments indispensables, en quantités, en qualités et en proportions. Seul le lait de femme répond à cette définition. Et ce pendant les cinq premiers mois de la vie, pour le seul nourrisson. Au-delà, le lait ne suffit plus, et il faut diversifier. Pour l'enfant, l'adulte, le vieillard, dans toutes les conditions physiologiques et pathologiques, il convient d'absorber de nombreux aliments, chacun contenant quelques nutriments indispensables ; chaque classe a pour caractéristique d'être plus ou moins riche en tel ou tel nutriment. L'homme est omnivore, il doit donc manger de tout. Cela est une chance considérable, mais aussi une obligation, dont il lui est dangereux de s'affranchir avec des arguments (philosophiques, économiques, écologiques) autres que nutritionnels (voire les discours contre la viande, par exemple, qui ignorent le mot nutrition).

En revanche, source de confusion, un aliment complet, quant à lui, contient la majeure partie (en qualités et en quantités) des nutriments qu'il avait à l'état « naturel vivant ». Cependant, il ne peut receler seulement que quelques nutriments indispensables. Le pain ou le riz complet sont, certes, plus riches en nutriments que le pain blanc ou le riz poli, mais n'en sont pas pour autant la panacée alimentaire !

Une bonne vitesse pour manger

Quand on se nourrit, évidemment, le cerveau en est informé... Cependant, toutes les parties du cerveau ne travaillent pas de concert, cet organe recourt à des signaux objectifs issus de la prise alimentaire.

Notre cerveau frontal, celui de notre intelligence, de notre personnalité, perçoit sur-le-champ un comportement organisé, en l'occurrence celui de manger. D'autant qu'il contribue à le créer et à l'exécuter. Sauf maladie mentale, quand vous mangez, vous le savez ! Mais le cerveau n'informe pas directement et immédiatement la zone cérébrale responsable des sensations de faim, de rassasiement et de satiété. En bref, le cerveau qualifié de reptilien (celui qui assure la survie en contrôlant le sexe, l'alimentation et le sommeil) met un bon quart d'heure pour percevoir ce que notre cerveau humain frontal sait déjà.

En effet, physiologiquement, il faut au moins une quinzaine de minutes pour que votre cerveau sache que vous avez mangé quelque chose d'utile. Le temps que soient reçus et interprétés les multiples messages provenant de la bouche et du pharynx, de l'estomac, des intestins et du sang. Ces signaux sont électriques car nerveux, mais aussi chimiques, dès que les nutriments parviennent dans le sang. Pendant le premier quart d'heure, gloutonnement et bombance à tours de mâchoires sont possibles ; vous pouvez donc aisément absorber beaucoup plus d'aliments que nécessaire. En moins d'un quart d'heure on peut donc ingurgiter bien au-delà du besoin requis par le corps, exprimé par le signal de la faim ! Pour de strictes raisons de physiologie cérébrale, dans la fréquentation assidue du fast-food, tout semble faux, sur le plan culturel, comme nutritionnel et physiologique ! Le « food » est malheureusement trop souvent médiocre ; quant au « fast », il est absolument détestable ; certes, il signifie qu'on est rapidement servi, mais l'ambiance incite à manger vite… Quand les « cantines », qui devraient être des restaurants, veulent imposer des rotations rapides, cela devient socialement ridicule et médicalement dangereux, bien qu'économiquement rentable. Honoré de Balzac, dont les rondeurs sont bien connues, avec *Le Médecin de campagne* l'a parfaitement observé : « La cuisinière apportait chaque plat l'un après l'autre, coutume qui a l'inconvénient d'obliger les gourmands à manger considérablement, et de faire délaisser les meilleures choses par les gens sobres dont la faim s'est apaisée sur les premiers mets. » Donc : pas trop rapidement, mais pas trop lentement non plus !

Car la lenteur est tout aussi nocive que la précipitation. Il suffit d'observer un enfant pour le comprendre. Parfois, en cours de repas, bien qu'affamé, il est attiré pendant quelques minutes par un jeu. Revenu à table, il ne veut plus manger, il n'a plus faim : son cerveau a eu le temps d'être informé. Quant à vous, adulte, au restaurant, quand le service est lent, vous mangez le pain de la corbeille en attendant les entrées, tout en le beurrant voluptueusement. Puis arrive le plat dit « de résistance », qui vous résiste car vous n'avez plus faim : il s'est écoulé une bonne demi-heure depuis votre arrivée. Si vous aviez un appétit de loup quand vous l'avez commandé, vous l'absorberez tout de même. À contre-estomac, sinon à contrecœur. Soit dit en passant, si vous avalez l'aliment sans y prêter attention, sa charge émotionnelle est perdue, car il vous est impossible de revenir en arrière. Vous pouvez certes en reprendre, mais au risque d'absorber trop de calories. Vous êtes donc doublement perdant : ne pas manger de bons aliments, et perdre le plaisir de leur consommation. Le *slow-food*, quant à lui, peut vous priver de la diversité des diverses étapes du repas.

À la bonne heure

2 000 calories ingérées ont des conséquences différentes en fonction de l'horaire de la prise. Absorbées en matinée, elles provoquent une légère baisse de la masse grasse, associée à une diminution du poids. En revanche, ingérées en fin d'après-midi et en soirée, elles induisent une petite augmentation de sa masse grasse et un accroissement du poids. Il s'agit d'une véritable chrono-nutrition de la charge calorique. Cela demande à être approfondi dans les années à venir.

Êtes-vous complexé par les procès en sorcellerie contre les aliments qui occupent les médias, ou bien persuadé que vous avez accumulé le faramineux excès de quelques dizaines de grammes superfétatoires ? Si la réponse est positive, alors, vous mangez avec culpabilité, et généralement vite, pour rapidement vous décharger de cette coupable activité. Résultat inattendu, vous allez ingurgiter plus, et sans plaisir.

Manger vite fait grossir

D'une manière générale, et cela a été vérifié à tous les âges, chez les deux sexes et sur toutes les parcelles de la planète, face aux mêmes aliments, si vous mangez vite, vous absorberez environ 30 % de calories en plus que si vous le faites plus lentement.

Petit déjeuner et dîner : savoir attendre, ou pas

S'il ne faut pas aller trop vite, il faut aussi souvent savoir attendre. Ainsi, la chronobiologie concerne le petit déjeuner. Physiologiquement, il est très difficile d'avoir faim, au réveil et pendant la demi-heure qui le suit. Attendez donc un peu après le réveil, avant de petit déjeuner !

Cela s'explique facilement, sous un prisme anecdotique et finaliste : à l'époque de Cro-Magnon, il ne faisait pas bon d'être en hypoglycémie juste après avoir été réveillé par un prédateur canin ! Les malheureux qui l'étaient ont été dévorés, la sélection naturelle a permis aux autres de résister. Nous en sommes les heureux descendants. Mais il existe une explication beaucoup plus sérieuse, scientifique : des découvertes récentes montrent que la glycémie est haute au réveil, sous l'influence spécifique d'une hormone.

Conséquence actuelle : soit on prend le petit déjeuner au saut du lit par habitude culturelle, sans être affamé ; soit on ne prend rien, et la faim tenaille alors en arrivant au bureau ; ou en classe, s'il s'agit des enfants. Bonjour les hypoglycémies, les coups de pompe, le cerveau ralenti ! En réalité, le petit déjeuner doit être pris calmement et lentement, au moins une demi-heure après le réveil car, auparavant, nous n'avons physiologiquement pas faim. Il doit être substantiel, c'est-à-dire régulièrement composé de lait (plutôt que de thé ou de café, sauf à les accompagner d'un yaourt), d'une tranche de pain, complet si possible (ou encore aux cinq céréales, voire aux noix ; la baguette de tradition française est remarquable), tartinée d'une fine couche de beurre (le volume de deux noisettes), et éventuellement d'un soupçon de confiture ou de miel ; également, pourquoi pas, d'une tranche de rosbif ou de jambon, sinon d'une aile ou d'une cuisse de poulet (labellisé ou réellement fermier) ou un œuf. Un petit verre de jus de fruit pressé frais, strictement naturel sans aucun ajout, peut agrémenter le tout. Mieux : un fruit. Le nectar est à éviter, car c'est du jus de fruit dilué avec de l'eau sucrée ! Cette appellation est sympathique, la boisson l'est moins.

Pas d'impasse sur le petit déjeuner

Pour l'enfant comme pour l'adulte, il est dangereux de ne pas prendre de petit déjeuner ou bien de prendre une collation trop sommaire : sa santé cardio-vasculaire peut en souffrir. Faire l'impasse sur le petit déjeuner, de manière fréquente, augmente de 25 % le risque cardio-vasculaire, notamment avec hypertension et diabète !

Plus tard dans la journée, le cycle du sommeil est précédé par un bon rythme du dîner. *Il ne doit pas être trop léger, et ne pas se situer trop loin du coucher.* Il doit être pris environ une heure et demie avant le coucher. Sa composition doit être complémentaire de celle du déjeuner, en un peu plus léger. Mais pas allégée, car votre organisme (et surtout votre cerveau) doit affronter le jeûne de la nuit.

En effet, même en dormant, le cerveau exige beaucoup d'énergie, à chaque instant, sans aucune défaillance ! Il faut donc prendre des sucres « lents » au dîner. Pendant le sommeil, pour faire simple, le cerveau organise, classe et stocke les informations reçues pendant la journée. Les performances de l'imagerie médicale permettent de montrer que les régions cérébrales qui sont sollicitées par un apprentissage durant la journée le sont également pendant la nuit. Il se passe alors une sorte de classement du « fichier mémoire » associé à une « défragmentation » du « disque dur-cerveau ». Par conséquent, si le sommeil est bon, les acquisitions seront « imprimées », puis la restitution de ce qui a été appris sera excellente le lendemain, médiocre si le sommeil est léger ! Un mauvais sommeil dilapide l'effort intellectuel de la journée. Bien mieux, pendant le rêve, certaines régions cérébrales augmentent leur consommation de glucose de 30 %, beaucoup plus encore lors de cauchemars. Indépendamment de toute interprétation freudienne, évidemment ! Bref, si le dîner est absorbé longtemps avant le coucher, il est du meilleur goût de prendre, une heure avant de rejoindre Morphée, un petit morceau de pain, agrémenté de beurre, de jambon, d'œuf ou de tout ce qui vous fait plaisir.

Des repas rassasiants plutôt que le grignotage : la forme sans les formes

Les signaux qui déclenchent ou accompagnent la prise alimentaire (la sensation de faim) et ceux qui la terminent (la sensation de rassasiement, suivie de la satiété, qui constitue la période entre deux repas, pendant laquelle la faim ne s'exprime pas) sont d'abord déterminés par les « sous-produits » élaborés à partir des nutriments présents dans les aliments. Car ceux-ci sont formés lors de l'utilisation biochimique des multiples substances, en particulier celles d'origine alimentaire ; processus que l'on nomme métabolique. Leur nombre n'a d'égal que leur imprécision. Chaque « chapelle », chaque « écurie » de biochimistes (et de physiologistes, de nutritionnistes ou de cliniciens) prétend que son poulain contrôle les autres. Plusieurs types de stimuli métaboliques ont été ainsi promus.

Le premier fut les sucres, ou plus exactement l'un d'entre eux, le glucose. Car on a longtemps pensé que le signal d'alarme était son faible taux dans le sang (la faim est alors rythmée par la baisse de la glycémie). Puis les cliniciens se sont rendu compte que le stimulus est plutôt lié au degré d'utilisation du glucose, mesuré par sa différence de concentration entre les artères et les veines. Lorsque cette différence est forte, la faim apparaît. Il existe ainsi des récepteurs glucidiques au niveau du foie ; mais surtout dans le cerveau, plus précisément dans l'hypothalamus. Mais, autre classe de stimuli, il semble que la faim et la satiété soient également déclenchées par un mécanisme lié aux lipides (les graisses) ; il est très complexe et particulièrement subtil. En effet, on sait maintenant que la dégradation des lipides, ainsi que l'élévation de la concentration des acides gras libres dans le plasma sanguin (on les dit plasmatiques) réduisent la prise alimentaire. En revanche, le jeûne, avec sensation de faim intense, s'accompagne aussi d'une utilisation (par destruction) de lipides (lipolyse) accrue ; ce qui est fort logique : le corps puise son énergie dans ses réserves naturelles, les graisses. Troisième classe de stimuli : les protéines. Car les contrôleurs sont aussi les acides aminés, il est d'observation commune que les protéines exercent un pouvoir rassasiant particulièrement élevé. Bien plus, un seul acide aminé, la sérotonine, constitue l'un des neuromédiateurs de la satiété. Bref, tout compte, peu ou prou.

Après les signaux chimiques, qu'en est-il de ceux qui relèvent de la physique ? Les sensations gastriques ont toujours été populaires. Le rôle de l'impression de vacuité ou de plénitude gastrique est maintenant considéré comme accessoire, bien que le fameux « creux à l'estomac » ait la vie dure, voire la dent longue ! L'intestin alerte, lui aussi, l'organisme (et donc le cerveau) à l'aide de récepteurs à diverses molécules chimiques (appelés chémorécepteurs intestinaux), qui sont sensibles aux concentrations en acides aminés ou en glucides. Les récepteurs gastriques et intestinaux participent sûrement au contrôle du volume des repas, en informant les centres cérébraux sur la quantité et la nature des aliments ingérés. Depuis peu, les micro-organismes peuplant nos intestins sont aussi mis à contribution ; pour réguler la faim et la satiété, contrôler l'obésité (ainsi même que certains états mentaux). D'autant que l'on parle maintenant d'un « second cerveau », intestinal !

Trou normand

Le fameux trou normand n'accélère pas la vidange gastrique, ni même la digestion. En fait, son alcool anesthésie la sensation de plénitude, désagréable car exagérée ; ce qui permet de reprendre les agapes avec entrain !

Le mot « satiété » vient du latin *satis est* qui peut se traduire par : c'est assez, c'est même trop assez. Il exprime une sensation qui est elle-même innée. La satiété est en quelque sorte un état de non-faim. Avoir envie de s'arrêter de consommer signifie que l'on a mangé à satiété, incontestablement. Si la faim est innée, l'appétit est en revanche quelque chose de beaucoup plus élaboré, il s'édifie. Bossuet lui-même, grand prédicateur devant l'éternel, disait : « La vie est un mouvement alternatif qui va de l'appétit au dégoût et du dégoût à l'appétit. » Pour l'orateur ecclésiastique, le rassasiement se dénomme dégoût ! Comme si, arrêter de manger, constituait une horreur...

Une structure très particulière du cerveau, l'hypothalamus, joue un rôle dans la faim et la satiété. Mais de nombreuses régions cérébrales contribuent également au contrôle et à la régulation de ces centres (la plus importante est limbique). Elle met la prise alimentaire en connexion avec les autres influences comportementales, la sexualité, mais aussi la mémoire, l'apprentissage. Enfin, le comportement alimentaire peut être modulé par des neurotransmetteurs regroupés sous le terme générique de catécholamines. Ils ont une influence sur la faim et certains stimulent la prise alimentaire, tandis que d'autres l'inhibent. La sérotonine serait active sur les centres de la satiété. Des neuropeptides (les enképhalines) ont probablement aussi un effet qui n'est pas encore parfaitement élucidé. C'est un euphémisme.

Certaines substances pharmacologiques ont été très utilisées pour leur action anorexigène, c'est-à-dire coupe-faim, de même qu'un grand nombre de dérivés d'amphétamines qui donnent une sensation euphorique. Mais leur emploi n'est pas sans danger, puisqu'elles risquent de produire des effets secondaires désagréables, quand ils ne sont pas véritablement dangereux. Certains ont défrayé la chronique ces dernières années.

Faim et rassasiement

Il y a deux déterminants majeurs de la prise alimentaire, balancier permanent qui scande la vie : l'initiation (avec la faim), sa fin (dénommée rassasiement) ; la durée de la satiété définit l'intervalle entre les repas. Une énorme salade remplit l'estomac, mais n'empêche pas d'avoir faim quelques dizaines de minutes après ; un sandwich garni d'une belle tranche de fromage éloigne le risque de précocité du repas suivant, et donc écarte le redoutable grignotage. Tout cela est basé sur des régulations homéostatiques, le goût jouant son rôle.

Pour faire simple, par rapport à la faim et au rassasiement, notre cerveau présente une sorte de fonctionnement alternatif, à deux temps, car il est apte à recevoir deux messages, deux signaux ; émis par notre corps et transportés par le sang. Le premier l'informe que, quelque part, notre organisme manque de nutriments. Un circuit de neurones crée alors la sensation de faim, qui incite à manger. Dès les premiers aliments absorbés, l'émetteur du signal initial de manque envoie alors un autre message, signifiant qu'il commence à trouver son compte, ce que le cerveau traduit par le rassasiement, puis la satiété. Ainsi, notre corps ne peut être nourri que par l'alternance rythmée des repas. Au contraire, en grignotant, la faim et la satiété ne se manifestent jamais, ou mal. On n'a pratiquement pas faim, ni envie d'arrêter de se nourrir. Il devient alors possible de manger beaucoup plus que le corps n'en a besoin, d'où l'obésité. D'autant que les « aliments apéritifs » et les « snacks », c'est-à-dire toutes sortes de choses que l'on avale entre les repas ou à côté du goûter, sont trop souvent de mauvaise qualité nutritionnelle : ce sont des calories pratiquement vides de toutes vitamines, minéraux, oméga-3 ou oméga-6 et acides aminés indispensables. Ainsi, dans une bonne poignée de cacahuètes, il y a autant de calories que dans tout un repas, mais elles sont presque vides de nutriments indispensables ! L'image des veules héros (zéros ?) de feuilletons est redoutable. Ils boivent sans cesse et ouvrent le réfrigérateur avec une obstination qui s'apparente à un tic. Chacun mange quand il pense avoir une petite faim, c'est-à-dire pratiquement en permanence.

Aux États-Unis, les campagnes de publicité et l'information nutritionnelle ont fait baisser significativement la consommation de graisses saturées, les édulcorants ont remplacé le sucre… tout devrait donc aller mieux en termes de santé. Mais il n'en est rien, bien au contraire, car l'obésité continue à progresser, allègrement pourrait-on dire avec ironie ! À cause de qui, de quoi ? Du grignotage. Il génère une augmentation de l'apport calorique total. Le grignotage constitue une véritable injure aux rythmes biologiques, à notre corps, à son efficacité, à son plaisir, à sa plastique. D'aucuns vont jusqu'à affirmer qu'il s'agit d'une véritable pornographie nutritionnelle et sociale.

Observation de bon sens

Trop de télé produit de mauvais élèves. Car les performances scolaires sont inversement proportionnelles aux heures passées devant la télévision. Non pas, d'ailleurs, parce que les programmes sont abrutissants ; mais tout simplement parce que le temps passé devant le petit écran se fait au détriment de celui du travail, de la distraction et, surtout, du sommeil. Or, pendant que l'on dort, le cerveau enregistre, ordonne, classe ce qui a été appris pendant la journée. Double nocivité, l'excès de télé empêche l'enfant d'enregistrer.

Le temps passé devant la télé est corrélé avec le surpoids et l'obésité ; car, en la regardant, l'habitude se prend de s'empiffrer d'« aliments », de friandises. Facteur aggravant, la passivité devant l'écran diminue le métabolisme de base du corps, dans son ensemble (d'où une moindre dépense énergétique) ; les mouvements étant réduits au strict minimum, l'énergie dépensée est mince, puisque peu d'aliments sont brûlés. Le corps devient véritablement feignant. De plus, il est manifeste que la publicité modifie défavorablement les comportements alimentaires. Une étude montre que 85 % des enfants (garçons et filles de 9 à 16 ans) déclarent grignoter devant la télé. Or 24 % d'entre eux sont obèses, définis par le calcul de l'IMC, un chiffre obtenu en divisant le poids par la taille au carré. Statistiquement, chaque heure supplémentaire quotidienne passée devant la télé augmente de 12 % le risque d'obésité. Or ces enfants, américains, passent en moyenne 4,1 heures devant l'écran. En France, on n'en est pas loin : les adultes sont devant l'écran pendant plus de trois heures chaque jour ! Au contraire, le risque d'obésité est diminué de 10 % par heure supplémentaire journalière d'activité physique faible, de 20 % quand elle est de bonne intensité. Curieusement, mais c'est intéressant, il n'y a pas de relation entre le temps passé devant la télé et celui consacré à l'activité physique. Comme si les deux activités étaient totalement séparées, ce qui laisse beaucoup d'espoir pour la promotion de l'activité physique, sinon du sport, qui ne semble pas concurrent de la télé.

En revanche, il n'y a ni corrélation ni causalité entre l'obésité et le temps passé devant les jeux vidéo. Pour le moment. Car les mains sont occupées. Tout simplement. Le bon flipper des parents avait déjà du bon… Étant donné que l'effet néfaste de certaines publicités alimentaires constitue aussi un paramètre important, il convient de veiller à ce que les jeux vidéo n'en comptent pas, ce qui risque pourtant malheureusement d'arriver bientôt !

Conclusion et moralité : un hôpital américain vient de mettre au point une technique ahurissante pour distraire les obèses : une télé qui ne fonctionne qu'avec l'électricité produite par un vélo d'appartement. Elle ne peut être regardée qu'en pédalant. Ce qui occupe aussi les mains, empêchant de manger, et fait dépenser de l'énergie… jusqu'où ne faut-il pas aller ! Occuper les mains par autre chose que de la nourriture !

Télévision et durée de vie

Une étude publiée il y a quelque temps, dans un journal prestigieux, *JAMA*, montre que, après 25 ans, chaque heure passée devant la télévision réduit de vingt-deux minutes la durée de la vie. En fait, les problèmes débutent dès la troisième heure quotidienne.

L'organisme humain possède, en quelque sorte, de petits « compteurs » de calories et de nutriments qui lui permettent de prendre en compte ses dépenses de manière pratiquement mécanique ; il dispose aussi d'un compteur de plaisir qui est, quant à lui, beaucoup plus laxiste.

Quoi qu'il en soit, l'appétit, c'est aussi la survie. D'ailleurs, la simple évaluation de l'appétit est une donnée très utile. Dans une vaste étude récente israélienne, les personnes âgées qui annonçaient une amélioration de leur appétit au cours du suivi (ainsi que celles qui considéraient avoir bon appétit) avaient un moindre risque de décéder. En pratique clinique, une simple question sur l'appétit peut donc donner des informations importantes sur le risque de détérioration et de mortalité des sujets de plus de 70 ans.

Dans le rythme des repas, et le volume de chacun, l'homme se distingue de l'animal par un comportement curieux. En effet, son organisme anticipe ses besoins jusqu'au repas suivant : il prévoit l'exercice, les besoins de thermogenèse pour se réchauffer. Le rassasiement est donc largement conditionné par le vécu prévu, et non pas simplement par le vécu passé, même juste avant. Il est donc évident que cet apprentissage nécessite une motivation : celle du plaisir ; ou, pour voir la bouteille à moitié vide, du moindre désagrément. Il exige un processus, plus ou moins complexe, de mémorisation de l'aliment (par ses caractéristiques sensorielles), et des bénéfices de son ingestion, tels qu'ils ont été ressentis antérieurement. Toujours est-il que, même en alimentation programmée, le sujet a normalement faim à l'heure des repas. Maintenir le bon moment pour manger est une réalité.

Chez l'homme comme chez l'animal

Observation fondamentale, chez l'homme comme chez l'animal, les sujets mis en alimentation programmée adaptent rapidement la taille du repas à l'intervalle qui le *suit* (et non pas au temps qui le précède) !

Il est à noter qu'une prise alimentaire non motivée par la sensation de faim n'entraîne que peu la sensation de satiété (on dit qu'elle n'est pas satiétogène). Manger, mais sans raison physiologique, coupe donc mal la faim. Toutefois, tous les aliments n'exercent pas le même effet satiétogène. Par exemple, expérience réalisée, quatre heures après le déjeuner, la consommation de « snack » riche soit en protéines, soit en glucides, soit en graisses retarde la prise habituelle du dîner de respectivement soixante ou trente-cinq ou vingt-cinq minutes ; alors que la quantité d'énergie ingérée reste la même, quel que soit le type de snack ! En bref, les protéines sont de meilleurs coupe-faim, pendant un temps plus long. En moyenne, la consommation d'un « snack » augmente la ration calorique quotidienne de 15 %. Les auteurs de cette très intéressante étude concluent pudiquement que la prise de ce genre d'« aliment » pourrait avoir un effet délétère chez les personnes sujettes à la surcharge pondérale. Pour ne choquer personne, sans doute ?

Mais qu'en est-il actuellement du quatrième repas, c'est-à-dire du goûter ? Tout d'abord, il ne doit pas être assimilé à du grignotage. Pour les enfants, et les personnes âgées, il est pratiquement indispensable. Les premiers sont en pleine croissance et se dépensent en permanence, les seconds ont besoin d'approvisionner régulièrement leur organisme, d'autant que leurs repas sont fréquemment parcimonieux. En moyenne, en France, le goûter représente respectivement 11 et 8 % des apports énergétiques quotidiens chez les femmes et les hommes. Chez les « goûteurs » réguliers, la glycémie, la cholestérolémie et l'indice de corpulence sont plus faibles, mais leur activité physique est aussi plus importante, le plus souvent…

D'aucuns pourraient croire que multiplier les repas est bénéfique, en partant du principe que le travail de digestion brûle par lui-même beaucoup de calories, qui, de ce fait, ne sont donc pas stockées dans les contours adipeux. Et pourquoi pas proportionnellement plus au cours d'un petit repas que d'un gros. Malheureusement l'opération est vaine, car il a été montré que fractionner la ration en six repas ne permet d'économiser que seize minuscules calories, soit l'équivalent de moins d'un morceau de sucre ! En vérité, trois ou quatre repas sont donc actuellement la norme. Autrefois, les labeurs de l'été en nécessitaient au moins cinq au quotidien ; en revanche, pendant l'hiver, trois suffisaient amplement, sauf frimas sévères.

Le rythme alimentaire des nouveau-nés

Soit dit en passant, globalement, les nouveau-nés, nourris à la demande spontanée, ont un rythme de prise alimentaire de quatre-vingt-dix minutes, dans des conditions constantes d'environnement, de température et d'éclairage. Au terme du premier mois le rythme passe à trois heures, puis à six heures ; avec une préférence diurne qui se dessine peu à peu. À huit semaines, le nourrisson adopte spontanément et normalement un rythme de quatre repas diurnes, avec une amplitude des quantités consommées susceptible de beaucoup varier de l'un à l'autre.

Le chef à table : les rythmes alimentaires du cerveau

Fondamentalement, le comportement alimentaire dépend de facteurs physiologiques, chronobiologiques et psychologiques, dont la finalité est d'assurer la couverture des besoins de l'organisme grâce à une ration alimentaire équilibrée. Cette notion s'est d'ailleurs développée en même temps que le degré de civilisation. L'homme primitif n'avait que les produits de sa chasse, de sa pêche et de sa cueillette pour survivre avec plus ou moins de fortune. Par la suite, il a cultivé, sélectionné, élevé et promu des aliments plus abondants et plus variés, il a créé une cuisine et des mets plus attrayants, aux goûts plus subtils. La faim, l'appétit et la gastronomie, qui distingue l'homme de l'animal, parce qu'il a un cerveau frontal très développé... La vie est un équilibre entretenu, notamment en respectant les rythmes biologiques. Tout cela repose sur des organes des sens « affûtés », car ils se combinent ; le résultat de leur collaboration est bien plus que celui de leur simple addition, de leur juxtaposition !

S'alimenter remplit deux fonctions principales, qui sont largement contrôlées par le cerveau : le maintien de l'équilibre énergétique et les relations avec l'environnement, qui sont cycliques pour beaucoup d'entre elles. À cela, s'additionne le plaisir, indissociable de l'acte social. La conservation et le développement de la vie impliquent la satisfaction de besoins énergétiques, matériels, affectifs et moraux. Ce sont les nutriments qui fournissent un apport constant d'énergie et de matière à la cellule vivante, y compris aux neurones.

La physiologie de base et les mécanismes biochimiques fondamentaux sont globalement identiques dans toutes les cellules de notre corps. Mais les spécialisations fonctionnelles des différentes cellules – en particulier les neurones – leur font exprimer des potentialités particulières, ce qui implique des besoins spécifiques en certains nutriments, à des moments précis. Le cerveau est le fruit d'une extraordinaire construction de cellules. Pour travailler, cette énigmatique machinerie exige le concours d'enzymes, de récepteurs, de transporteurs, de transmetteurs ; c'est-à-dire, globalement, de protéines qui remplissent des missions particulières. Elles sont constituées d'acides aminés, dérivés des protéines alimentaires. À leur tour, pour agir, enzymes et protéines ont absolument besoin de vitamines et de minéraux. Les agents de transmission entre les neurones sont des substances formées, notamment pour certaines, d'acides aminés indispensables puisés dans les protéines alimentaires. Les neurones et les autres cellules du cerveau n'échappent pas à la règle : certaines carences alimentaires peuvent altérer le fonctionnement cérébral. Prenons trois échelles de temps, un peu arbitraires : la seconde, la semaine et... la vie.

Les mises en place des structures du cerveau sont génétiquement programmées, accordées sur une horloge rigoureuse. Si une étape est manquée, il est délicat, difficile, souvent impossible de la récupérer ultérieurement. La chronobiologie alimentaire, gouvernée par les gènes, ne repasse pas les plats !

Qu'en est-il du jeûne ? Il est peut-être dangereux pour le cerveau, car il le prive de la régularité d'approvisionnement en énergie. Mais de quoi parle-t-on exactement ? Certes d'une privation volontaire de nourriture. Quand elle est imposée, il est plutôt question de famine, jeûne impérieux, lors de malnutrition de populations, à l'occasion de guerres ou de catastrophes, par exemple ; mais alors les conditions sont très différentes. En pratique, il existe une multitude de jeûnes très différents les uns des autres. Qu'ils soient religieux, culturels, philosophiques, ou encore pour raison de santé. D'abord le jeûne qui ne concerne qu'un seul jour, de temps en temps, répété éventuellement de nombreuses fois dans l'année. Il ne crée pas de difficultés, à condition de bien boire. Ensuite le jeune de type carême, qui impose de supprimer toutes les viandes. Pas de problèmes non plus, car il autorise le lait, les produits laitiers, les œufs et même souvent les poissons. Seul le jeûne total, réitéré sur de nombreux jours, permanent, aboutit à la mort. Renouvelé, s'il ne concerne qu'une partie des vingt-quatre heures, il perturbe les rythmes nycthéméraux, le sommeil. Perturber la régularité de la prise alimentaire affecte les horloges biologiques, ce qui induit un risque de maladies, notamment cardio-vasculaires. L'infarctus ou l'AVC sont par ailleurs décalés dans la journée : au lieu de se présenter le matin, entre 5 et 8 heures, il survient l'après-midi, entre 3 et 4 heures L'anachorète, isolé au fond de sa grotte dans le désert, ne se nourrissant que parcimonieusement de sauterelles, relève du miracle, pour le moins.

Le jeûne dérègle

Le jeûne réitéré, jour après jour, dérègle les horloges biologiques, ce qui accroît entre autres le risque de maladie métabolique. Le seul jeûne physiologique est celui de la nuit de sommeil, il dure de six à huit heures. Étalée sur plusieurs jours, la seule restriction calorique peut recaler les horloges, alors que le jeûne intermittent la dérègle.

La flamme et la chaleur : cuire avant de manger

Le cerveau humain a compris que, cuire les aliments, était mieux pour le corps, et donc pour lui aussi. De ce fait, depuis des millénaires, notre organisme s'est organisé pour utiliser efficacement des aliments cuits. En conséquence, il existe un préalable chronologiquement indispensable, une séquence absolument obligatoire : le temps de la cuisson de nombre d'aliments, tout au moins eu égard à la physiologie de l'homme. Le crudivorisme sectaire n'est qu'une mauvaise plaisanterie. Par exemple, une pomme de terre crue est immangeable et de surcroît indigestible (sinon indigeste) ; le grain de blé est nettement plus assimilable quand il est cuit ; quant aux œufs, curieusement, les gober est une ineptie, comme nous allons le voir.

En vérité, après la fabrication de quelques outils par l'australopithèque, la domestication du feu par *Homo erectus* constitue le premier acte qui distingue résolument le cerveau de l'homme de celui des autres primates. Elle signe une intelligence particulière au sein du monde vivant. Elle modifie les conditions de vie matérielle et culturelle. Le feu eut évidemment un impact social capital, en initiant la réunion autour du foyer – des millénaires plus tard, ce mot désigne toujours la communauté de base, la famille. Il devenait possible de se réchauffer tout en éloignant les animaux dangereux. Mais ce feu précieux améliora grandement aussi la ration alimentaire, en permettant de rabattre le gibier avec des torches, de rôtir la viande et de cuire les végétaux, notamment ceux qui ne sont digestes que cuits, tels les tubercules. Plus tard, il assura l'élaboration des conserves. Au Paléolithique supérieur, le feu facilita la fabrication des outils et permit d'améliorer leur qualité, surtout pour la chasse.

La flamme maîtrisée permit au cerveau aventurier d'explorer les grottes éclairées par un foyer portatif, et donc d'élargir le domaine et la perception de l'espace, en ouvrant le monde souterrain, jusque-là inaccessible, même à l'imagination humaine. Avec la maîtrise du feu, l'homme s'est affranchi de l'obscurité et a pu remanier le rythme de ses journées. Pour la première fois, il modifia sa cadence circadienne ; le cerveau – et son rythme – ne fut plus totalement contrôlé par la nature.

Et même, un peu, celui de ses repas. Pouvant vaquer la nuit et au fond des grottes obscures, il a remanié sa chronobiologie ancestrale, animale. La tombée de la nuit ne limita plus ses travaux, il organisa son temps, doubla presque la durée de ses activités en hiver. Cette évolution eut des répercussions sur le plan physiologique, car les cycles de sommeil sont en partie liés à la luminosité. Ne passant pas le plus clair de son temps à courir après les biftecks sur pied pour s'en nourrir ensuite, son cerveau eut le loisir de les préparer, de les apprêter, de les cuisiner… et d'en parler autour du foyer. D'autant que le feu donnait goût et efficacité aux aliments. La domestication du feu coïncide sans doute avec une première spécialisation des tâches : il est possible que certains membres du groupe, notamment les enfants, aient été astreints à son entretien.

Œuf cuit : tout bon. Gobé : ineptie

L'œuf cuit : tout bon. Gobé : à moitié faux ! L'œuf doit être cuit pour que ses précieux nutriments deviennent biodisponibles à l'homme, c'est-à-dire qu'ils soient captés par ses intestins lors de la digestion, transférés dans son sang et utilisés par ses organes. Concernant les protéines, il est facile de comprendre pourquoi. En effet, pour faire simple, comme cela sera expliqué plus précisément un peu plus loin dans ce livre, elles sont constituées d'enchaînements, parfois gigantesques, de maillons dénommés acides aminés. Ces structures sont repliées sur elles-mêmes pour réduire l'encombrement ; elles occupent donc, pour certaines, des formes globulaires, ressemblant à des pelotes de laine. Pendant le temps de transit intestinal d'une protéine crue, « réglementaire », « biologiquement syndical », seule la partie externe de la pelote parvient à être attaquée par les sucs digestifs, dénomination ancienne des enzymes. Tandis que le reste est englouti dans les toilettes. En revanche, la cuisson « dénature » la protéine. Ce qualificatif percutant signifie simplement qu'elle lui fait perdre sa structure de pelote, en la déroulant en quelque sorte. Pendant la digestion, toutes les parties de la protéine peuvent alors être attaquées et assimilées. C'est ainsi que la cuisson accroît donc considérablement la qualité nutritionnelle de la protéine d'œuf.

Mais la cuisson améliore également la captation de ses vitamines et oligoéléments. Par exemple, l'œuf contient d'importantes quantités de l'une d'entre elles, la biotine, ou vitamine B8. En contradiction apparente avec cette réalité, les carences en ce micronutriment sont principalement observées chez les consommateurs d'œufs… crus. Il peut sembler paradoxal de constater un déficit en un nutriment chez les consommateurs d'un aliment qui en est précisément fort riche ! La raison en est que la vitamine est protégée, donc neutralisée, par une substance dénommée avidine. Or seul le chauffage permet de séparer ce couple nutritionnellement inutile, en libérant la vitamine, qui devient alors biodisponible. D'une manière générale, la dénaturation des protéines de l'œuf libère les vitamines et oligoéléments qui y sont enserrés, ce qui les rend accessibles, et par conséquent biodisponibles. Mollets, à la coque (mais avec le blanc bien blanc et solidifié), en omelette, brouillés, comme vous voulez ; mais ne faites pas l'œuf, ne les gobez pas !

Quoique l'exception confirme la règle ! À ce jour de début décembre 2015, il n'y a plus que deux personnes au monde à être nées avant 1900. La plus âgée est américaine, la plus jeune de quatre mois est italienne. Celle-ci donne plusieurs explications à sa longévité. Dont le fait de ne pas vivre avec un homme violent (son mari l'était, elle en est divorcée depuis… soixante-dix-sept ans), et d'ingurgiter trois œufs crus tous les jours depuis l'âge de 20 ans. Ce qui lui fait environ cent mille œufs digérés. La génétique doit y être tout de même pour beaucoup : sa petite sœur est décédée prématurément à l'âge de 107 ans.

Dans le même sens, d'une manière générale, le tartare n'est pas obligatoirement une bonne idée, car les protéines crues ne sont pas au mieux de leur capacité d'assimilation par les intestins. En revanche, le carpaccio devient plus sympathique, grâce au citron ou au vinaigre, dont l'acidité dénature (les « cuit », en quelque sorte) les protéines ; c'est-à-dire les rend digestibles. Il en est de même de la marinade, sous l'action du vinaigre. Le faisandage des viandes équivaut, dans une certaine mesure, à un début de cuisson. La fermentation des choux aboutit à un résultat similaire : la choucroute. Le chauffage (qui dénature donc) améliore également les protéines du lait, plus particulièrement celles du lactosérum, dont il accroît la digestibilité de façon spectaculaire. Le lait caillé est-il un lait qui aurait, d'une certaine manière, « cuit » ? Quant aux protéines du fromage très affiné, elles sont largement transformées en acides aminés libres, d'où une digestibilité accrue et une efficacité augmentée ; c'est pourquoi il est vivement recommandé chez celles et ceux dont la digestion est mauvaise, et aux seniors.

Globalement, pour maintes raisons, la majorité des protéines ne devraient pas être mangées crues. Il faut donc les apprêter, les cuire ; éventuellement leur faire subir des traitements (souvent devenus industriels) ; bien que ceux-ci risquent par ailleurs de provoquer la perte d'une petite partie de leur qualité nutritionnelle. Mais, heureusement, le bénéfice persiste.

En outre, le chauffage présente l'avantage d'entraîner de profondes modifications des caractéristiques de texture du produit, bien souvent fort goûteuses. Même pour les protéines végétales. C'est ainsi que la cuisson du pain amplifie l'efficacité nutritionnelle de la mie d'un bon tiers, grâce à la dénaturation des protéines de la farine. Seules les protéines du sorgho et du riz font exception : après cuisson, elles sont un peu moins digestibles.

Cuire assainit et rend digeste

Sur un plan alimentaire, la cuisson présente d'autres qualités. Bien évidemment, elle assainit, en annihilant les micro-organismes – toxiques par eux-mêmes ou produisant des toxines. Mais il n'y a pas que cela. Car la cuisson détruit nombre de substances antinutritionnelles que beaucoup d'aliments renferment, tout au moins quand ils sont à l'état brut. Tout d'abord, elle élimine les influences délétères (sur le plan digestif) de nombreuses fractions protidiques et glucidiques complexes. Il s'agit de lectines et de facteurs antidigestifs présents dans de nombreux produits animaux et végétaux. Ces lectines sont notamment abondantes dans le soja, le haricot blanc, le haricot de Lima, le pois, la fève, la pomme de terre et le germe de blé. Ces substances, dont certaines sont véritablement toxiques, peuvent perturber les mécanismes de l'absorption, en se fixant par exemple sur les cellules qui tapissent l'intestin.

Ensuite, la dénaturation entraîne l'inactivation de protéines particulières que sont les enzymes dangereuses pour l'homme, or elles accompagnent de nombreux produits agricoles bruts. C'est pourquoi, malheureusement, le crudivorisme forcené s'avère le plus souvent une lourde erreur. L'homme, animal prédateur, mieux que n'importe quelle autre forme de vie, a appris à déjouer les défenses naturelles que certaines plantes ont mises en place au cours des millénaires ; hélas fréquemment à ses dépens, mais au mieux pour nous aujourd'hui. C'est ainsi qu'il a su éliminer l'acide cyanidrique du manioc par le trempage. Il a éradiqué une redoutable carence, provoquant la pellagre (déficit en vitamine B3, niacine dite PP sigle de : protégeant [contre la] pellagre), en détruisant les antiniacines du maïs par son broyage avec de la chaux. Sans le savoir, il a inactivé les antiprotéases du blé et la solanine de la pomme de terre par la cuisson. Cuire fut donc un gigantesque progrès à quadruple titre : conservation, meilleure digestibilité, destruction de substances antinutritionnelles, stérilisation, si besoin. Mais la cuisson peut générer, parfois, des substances potentiellement toxiques, tout au moins à très forte dose.

En conséquence, depuis Cro-Magnon, l'homme a, de surcroît, développé des défenses contre les sous-produits de la cuisson. La situation peut sembler cornélienne : il faut cuire nombre d'aliments pour qu'ils aient du goût et soient digestes, mais, dans le même temps, cette opération engendre des substances nouvelles, dont certaines peuvent s'avérer toxiques. Pour compliquer encore les choses, et inciter à l'ascèse, le foie de l'homme a la capacité de transformer certaines substances, presque anodines, en des poisons pour lui-même. Certes la cuisson sur le feu génère – entre autres – des HAP (sigle pour « hydrocarbures aromatiques polycycliques », substances défrayant la chronique à chaque marée noire, entre autres). Mais ne vous affolez pas au regard des incantations et ruminations de marchands de terreurs alimentaires : ces substances sont partiellement neutralisées par d'autres molécules présentes dans les légumes (en particulier les crucifères) et les yaourts... La grillade des viandes au barbecue (BBQ) en génère de petites quantités, ce qui ne manque pas de faire hurler certains toxicologues rigoristes et précautionneux. Leur affirmation est ridicule quand ils vitupèrent, tout en arborant une cigarette à la bouche. En effet, une seule suffit à dégager autant de ces substances que 40 kilos de viande grillée au barbecue ! À ce propos, le feu du barbecue entretenu avec des ceps de vigne relèverait, pour certains inquiets, de la préméditation criminelle, car ils sont généralement traités. Leur combustion génère donc de redoutables dérivés de produits phytosanitaires, y compris la très célèbre bouillie bordelaise de certains agriculteurs adeptes du biologiques. La poésie va à l'encontre de la sécurité alimentaire, sauf à sélectionner des bois non traités. En pratique, le principal danger du barbecue réside dans l'utilisation maladroite (sinon homicide) des pics des brochettes. Avec le laisser-aller des mayonnaises au soleil, polluées par des doigts mal lavés au sortir de toilettes. Les micro-organismes délétères s'y multiplient avec enthousiasme, sous l'effet de la chaleur, bénéficiant d'un milieu nutritionnel exceptionnellement riche pour eux, comme pour nous d'ailleurs.

Faut il obligatoirement éplucher la pomme de terre ?

Car cuire ne résout pas tout ! La célébrissime pomme de terre, qui nourrit et sauve une bonne partie de l'humanité, contient tout de même des toxiques dans sa peau. Ce faisant, il n'est pas recommandé de consommer celle-ci, tout au moins gloutonnement. Certaines variétés peuvent contenir de plus grandes quantités de toxiques. Il a été montré au Pakistan que des humains s'empoisonnent copieusement en mangeant les pommes de terre, entières et frites. D'ailleurs quelques esprits ont incriminé l'huile de la friture... n'acceptant sans doute pas que Parmentier soit insulté. Affaire à suivre.

Les végétaux contiennent de nombreuses molécules toxiques, tels les gluco-alcaloïdes (pomme de terre, tomate, aubergine, poivron, piment), les glycosides cyanogènes (manioc amer, sorgho, noyaux de fruits), les glucosinolates (choux), les toxines du lathyrisme (pois chiche), la vicine et la convicine (fève, féverole). Les hommes ont appris à « faire avec » ; pour profiter de ces aliments, ils les ont traités en inventant des procédés de détoxification (sans en comprendre évidemment les mécanismes !). Ainsi, les toxiques du manioc sont éliminés par fermentation (rouissage), l'élimination du stachyose s'effectue par trempage des légumes secs (haricots), pour éviter les flatulences. La conservation de la pomme de terre à l'abri de la lumière évite la présence excessive de solanine, qui s'élabore au début de la germination. Cuire et préparer rendirent donc accessibles nombre d'aliments.

L'ordonnancement des repas, comme la juxtaposition et la chronologie de prise des aliments, a certainement été « inventé » pour réduire les risques délétères incontournables et optimiser la valeur nutritionnelle.

Parfois, cependant, ne pas cuire peut se révéler un avantage considérable. Néanmoins, il ne faut en aucun cas généraliser. Par exemple, les Esquimaux ne cuisent pas le foie de renne, d'ours ou de phoque, qu'ils consomment donc cru, avec la plus grande délectation. Choix génial : la vitamine C est très rare dans les aliments d'origine animale, si ce n'est dans le cerveau (un peu), la surrénale (beaucoup, mais elle est toute petite) et le foie ! Or cette vitamine est fragile à la chaleur. Manger le foie cru assure un exceptionnel approvisionnement pour ces populations privées de fruits, notamment exotiques. Foie qui contient d'innombrables vitamines et minéraux dont la vitamine A, si importante pour la vision. Hippocrate lui-même prescrivait déjà le foie de veau cru à ceux dont la vision nocturne s'affaiblissait.

Le cerveau doit apprendre le plaisir de manger et l'entretenir

Vous voilà prévenus, par le célèbre Brillat-Savarin : « La bonne chère est bien loin de nuire à la santé, et, toutes choses égales, les gourmands vivent plus longtemps que les autres. » Pour l'être humain, manger s'apprend, comme s'inculquent la lecture et l'écriture ; et même, dans une bonne mesure, la marche. Manger équilibré n'est pas inné. Or enregistrer des connaissances (alimentaires en l'occurrence) consiste – pendant la petite enfance, après il est trop tard – à organiser des circuits de neurones, dans le cerveau.

Pour l'enfant, « manger » est le mot le plus important après « papa » et « maman ». Il détermine toute sa vie ; au point que chacun finit par devenir – métaphore – ce qu'il mange, dans une certaine mesure. Bien que l'alimentation réponde d'abord à la nécessité physiologique de maintenir l'équilibre énergétique et structural de l'organisme, nous mangeons également par besoin de satisfaire nos désirs, comme on comble une passion amoureuse. Manger plus que nécessaire, de manière désarticulée, en cassant les rythmes, trouver dans l'aliment ou la boisson le plaisir, la consolation, l'oubli, l'évasion ou la communication avec l'autre, ou au contraire refuser de s'alimenter pour protester contre une injustice, tous ces comportements sont affectifs, psychosensoriels et symboliques. Instinctifs sinon irrationnels, ils n'en sont pas moins adaptés et ciblés. Manger végétarien, végétalien, *slow*, *fast*, préhistorique, fourchette, autant de modes qui ne sont pas nécessairement neutres ou bénéfiques pour la santé, ce sont aussi des affirmations d'une manière de vivre.

Toutefois, incontournable dans l'acte de manger, l'acceptation gustative passe par les cinq sens, donc par le cerveau qui les gère et les interprète ; toutefois, il doit être organisé pour les goûter, et y trouver du plaisir. Prosaïquement, la perception de l'aliment repose sur la forme et l'aspect, l'odeur, la saveur, la texture. Le goût repose sur trois actes fondateurs : sensation (bonne ou pas), jugement (bon ou pas), décision (avale ou pas). Avant le goût (buccal), il y a le toucher, on tâte (ce qui signifiait la même chose autrefois). Il reste *taste* en anglais ! Le goût impose d'incorporer (et de détruire) contrairement aux autres perceptions sensorielles : vision, toucher, odorat. Et sans doute d'avaler, mais pas obligatoirement comme le font les œnologues. En tout état de cause, quand c'est mauvais, on ne déglutit pas. La rétine constitue un tissu prépondérant dans notre vie : chaque jour, près de 80 % de notre activité cérébrale dépendent de signaux visuels. Ce faisant, en cas de conflit multisensoriel portant sur le corps, c'est l'illusion visuelle qui l'emporte sur toutes les autres modalités sensorielles… Ce qui est éminemment valable dans l'alimentation, comme nous allons le voir.

Il est utile de noter que la langue constitue l'organe le plus innervé du corps (voir l'homonculus sensoriel, représentation de telle ou telle partie de notre corps sur le cerveau, décrivant la surface que son activité nécessite. Illustration bien connue : la main occupe une étendue énorme). L'image perçue par la langue produit une image cérébrale bénéficiant d'une résolution cinq fois plus précise que celle obtenue par les stimulations de la peau !

Si tu n'aimes pas, n'en dégoûte pas les autres

Le dégoût est encore plus contagieux que le plaisir. La contagion émotionnelle est très puissante. On apprend à aimer pendant longtemps, il faut quelques secondes pour détester définitivement. Cela reste vrai pour les aliments.

Symphonie chronobiologique, orchestration parfaitement rythmée, feu d'artifice des sensations : la vue crée l'émotion et l'extase, le goût suscite le plaisir, l'odorat conforte la mémoire aux souvenirs agréables, l'ouïe fait frissonner de délice, le toucher sublime la sensualité. Regarder plutôt que voir, écouter plutôt qu'entendre, humer plutôt que sentir, goûter plutôt que... En intégrant les perceptions tactiles, celles engendrées par l'aliment savoureux envahissant voluptueusement la bouche. Tout s'élabore selon Charles Baudelaire : « Les parfums, les couleurs et les sons se répondent. » Toutefois, le succès de l'utilisation des sens repose sur leur apprentissage. Amélie Nothomb, dans *Les Catilinaires*, s'étonne : « Il y a des gens assez bêtes pour employer l'expression "être aveuglé par ses sens". Ont-ils songé à la cécité de ceux que les sens n'éclairent pas ? »

Les perceptions sensorielles sont très inégales par leur nature, leur autonomie et leur modalité d'acquisition. Nous avons très peu de liberté par rapport aux sensations de la langue (salé, sucré, amer, acide ; sans oublier l'umami d'origine japonaise). Il semble que notre cerveau ait été imprégné comme par un sceau, c'est-à-dire qu'il ait été organisé, dans le sein de notre mère, où nous avons avalé force liquide amniotique, lequel est sucré. Quand la future maman enceinte reçoit une perfusion de glucose, son fœtus déglutit avec une fréquence accrue ; il esquisse même parfois un sourire ! Cela a été très sérieusement démontré grâce à l'imagerie médicale. Ces sensations de base de la langue sont « innées », elles se retrouvent dans toutes les cultures humaines, mais aussi dans d'autres espèces : le fait de déposer une goutte de solution sucrée sur la langue du nouveau-né l'attire, de manière identique, qu'il soit crocodile, souris ou humain. Le chien, pourtant carnivore, apprécie la récompense donnée sous forme d'un morceau de sucre ; tout comme le lion, le lama, la panthère ou l'éléphant, ainsi que le savent bien les dompteurs dans les cirques. Pour tous, une solution amère fait par contre détourner la tête, réaction indiscutablement innée, ou au moins déjà déterminée à la naissance (explication finaliste : beaucoup de végétaux toxiques sont amers).

En revanche, toutes les autres perceptions sont largement acquises, c'est-à-dire apprises et par conséquent culturelles. D'ailleurs, le nourrisson présente des réactions favorables aux aliments que sa mère a consommés en fin de grossesse ou durant l'allaitement.

Les perceptions sensorielles, ça s'apprend

Certaines perceptions sont plus ou moins innées, comme celles de la langue : nous sommes « animalement » faits pour aimer le goût du sucré ; alors que toutes les autres perceptions, de tous les organes des sens, sont apprises, acquises. Elles doivent donc avoir été enseignées. Sinon, un véritable handicap des sens, associé à une infirmité culturelle (basée sur une palette restreinte d'aliments), induit une mauvaise qualité de vie, une santé déficiente, une intelligence légèrement amoindrie.

Les apprentissages sensoriels doivent être faits par le nourrisson puis l'enfant, à certaines périodes bien précises de leur existence. En effet, comme tout ce qui vit, le cerveau s'élabore selon une chronobiologie bien déterminée, inexorablement gouvernée par les gènes. Tous les organes des sens doivent acquérir un minimum d'organisation, basée sur des mécanismes biologiques. Cela constitue le socle fonctionnel indispensable pour que la partie spécifiquement humaine du cerveau, frontale, profite de la culture toute la vie durant, puisqu'elle aura appris à apprendre. L'animal est gouverné par une sorte de logiciel, parfois très complexe, mais dont il ne peut guère s'écarter, la nature représente pour lui toute sa culture. Tandis que pour l'être humain, après l'obligatoire apprentissage (y compris l'alimentation), c'est l'éducation qui lui permet d'acquérir une culture.

Les enfants ne mangent volontiers que ce qu'ils connaissent, ils redoutent ce qui leur est inconnu. Conservateurs, ils aiment se sentir en sécurité : ce comportement s'appelle la néophobie, la peur du nouveau. L'éducation doit donc se faire avec délicatesse. En effet, réminiscence du mammifère survivant dans un milieu hostile, notre cerveau retient mieux un danger, ou un dégoût, qu'un plaisir. Des enquêtes poussées, initiées par des limiers de la nutrition, ont démontré que les aversions alimentaires observées chez des septuagénaires provenaient de situations conflictuelles qu'ils avaient eues avec certains aliments avant l'âge de 12 ans, dont ils ne se souvenaient généralement pas ! Il est long d'apprendre à aimer, alors qu'on apprend à détester définitivement en une fois ! Ce qui est bien normal, car presque tout fut dangereux pour les petits humains (et préhumains) depuis des dizaines de milliers d'années. Et avant, pour les formes de vie, notamment les primates, qui les ont précédés.

Le meilleur antidote se trouve dans la présentation répétée de l'aliment, qui induit la familiarité, pour n'être finalement qu'une somme d'expériences positives. Ainsi, inutile de vouloir tenter avancer l'heure car, petit à petit, le goût *de* l'aliment se transforme en goût *pour* l'aliment. De plus, les enfants sélectionnent instinctivement les aliments qui les rassasient le mieux, car étant les plus énergétiques. C'est sans doute pourquoi, entre autres, ils n'apprécient pas de prime abord les légumes (au contraire des fruits, qui sont sucrés). Pour leur apprendre à aimer les endives ou les épinards, il faut les accompagner de pommes de terre. En d'autres termes, il faut les rendre « bourratifs ». Apprendre à manger consiste à organiser, dans le cerveau de l'enfant, un véritable conditionnement. Sinon, devenu adulte, il sera un véritable handicapé sensoriel.

Libre de choisir

Celui qui consomme un aliment parce qu'il n'en a pas connu d'autres développe des attitudes différentes de son congénère, qui en préfère un, parmi ceux qui lui sont présentés. Lui seulement a le choix, et par conséquent la liberté. Le droit à manger est indissociable du droit à choisir !

La cause et la conséquence de la santé du cerveau dans sa dimension intellectuelle résident dans l'appréciation du beau et du bon. Avec la culture alimentaire, les goûts s'affinent, se complexifient. La palette des aliments s'élargit, augmentée de la diversité des préparations.

Manger sans plaisir favorise l'obésité ! Pour rester mince, rien ne vaut le plaisir ressenti en mangeant ! Les personnes en surpoids seraient en effet victimes d'un déficit d'activation des centres cérébraux du plaisir et augmenteraient leur prise alimentaire pour combler ce manque, selon un médecin texan. Grâce à des techniques d'imagerie cérébrale, il a suivi la réponse du circuit de récompense de jeunes femmes en train de siroter un milk-shake au chocolat. Cette zone du cerveau sécrète de la dopamine, neurotransmetteur provoquant une sensation de plaisir, en proportions de la quantité d'aliments ingérés (l'un des moyens pour l'organisme de signifier la satiété). Chez certaines jeunes filles, cette molécule était sous-sécrétée et les récepteurs de la dopamine présents en moins grande quantité. Or ce sont elles qui avaient l'indice de masse corporelle le plus élevé au terme d'un an d'expérience, c'étaient donc les plus grosses.

Manger s'apprend

De même qu'il faut apprendre à marcher, à lire et à écrire, il faut impérativement apprendre à manger. C'est-à-dire connaître l'existence des lettres (les nutriments) pour former des mots (les aliments) et créer des phrases (les repas) ; sans oublier les règles élémentaires de la grammaire : le plat de résistance se situe après les entrées, et avant les fromages et dessert, pour des raisons physiologiques et chronobiologiques, et pas seulement culturelles. Enfilez donc les perles culinaires. Herman Hesse, dans sa *Lettre à un jeune artiste*, reconnaît : « L'effort personnel pour assimiler ce qui peut être appris est un devoir aussi élémentaire dans le domaine de l'art que dans celui de la vie courante. Il faut que l'enfant apprenne à manger, à être propre, il faut lui enseigner la lecture et l'écriture. L'étude de tout ce qui est susceptible d'être enseigné ne fait pas obstacle au développement de l'individu, elle le favorise et l'enrichit, au contraire. » Mais que font donc ces apprentissages dans la structure cérébrale, dans l'organisation des neurones ?

Au moment de la naissance, le cerveau est envahi par une sorte de gigantesque court-circuit : chaque neurone communique avec plusieurs centaines de milliers de ses voisins, ce qui est tout à fait excessif, sans efficacité, voire générateur de désordres. C'est pourquoi les mouvements des nourrissons sont totalement non coordonnés ; car, entre autres, leurs muscles reçoivent simultanément des ordres et des contre-ordres. Mais, fort heureusement, l'apprentissage sélectionne des chaînes de neurones : de ce fait, une multitude de points de communication inutiles sont éliminés, alors que ceux qui ont la caractéristique d'être fonctionnels sont préservés. Apprendre, c'est stabiliser certaines combinaisons de communication préétablies entre les neurones. C'est aussi en éliminer beaucoup d'autres. Par exemple, un neurone qui a bénéficié d'un « apprentissage », participant à une action logique et coordonnée, n'est plus en contact qu'avec cent mille à deux cent mille confrères ; alors qu'initialement il communiquait inefficacement avec dix fois plus d'entre eux. Cette organisation doit obligatoirement s'effectuer à certains moments de l'existence, sinon les structures qui auraient dû enregistrer (mémoriser) dégénèrent, pour disparaître à tout jamais.

Le cerveau est programmé pour apprendre

Tout apprentissage permet à l'expérience de sélectionner certains points de communication, de préférence à d'autres. Si les neurones ne sont pas stimulés, ils disparaissent faute d'occupation, et cela pour toujours. Les malheureux petits Roumains découverts il y a quelques années dans de sinistres asiles étaient privés de multitudes de neurones, faute de nourriture, de stimulations sensorielles et sociales.

Les découvertes récentes laissent entrevoir des espoirs : le cerveau adulte contient encore des cellules souches. Cela permet de penser que les réparations sont possibles. Mais seulement dans une petite région cérébrale donnée. En tout état de cause, il ne sera jamais possible que la région défaillante au goût puisse être prise en charge par celle dédiée à la vision. Impossible de faire du goût avec de la vision !

Le bon sens des sens

Organiser les circuits de neurones dans le cerveau ? Quelques splendides exemples expérimentaux concernant la vision permettent d'illustrer l'obligation d'organisation de ce que certains appellent le « cerveau-machine ». Ils ont d'ailleurs valu à ses auteurs, David Hubel et Torsten Wiesel, le prix Nobel en 1981. J'ai largement décrit certaines de leurs expériences dans mes livres précédents.

Dans un premier temps, selon une chronologie bien précise, à des moments déterminés, les circuits de neurones doivent s'organiser : il s'agit d'apprendre l'existence des goûts des aliments et la façon de les cuisiner, en mettant en place, dans le cerveau, les chaînes de neurones qui participent aux perceptions sensorielles, et en organisant celles qui les évaluent, les estiment et les mémorisent. Dans un deuxième temps, la culture et l'éducation artistique doivent surajouter leur empreinte pour permettre d'apprécier les saveurs par ces plaisirs finement diversifiés.

Toute la vie, il faut ensuite actionner les alliances entre les petites cellules grises ; leur manque de souffle et leur épuisement précèdent de peu leur mort. Le cerveau, comme le muscle, doit travailler. Comme lui, il doit évidemment être aussi nourri. Après l'apprentissage, réalisé à un moment donné de la vie, il faut encore ensuite absolument stabiliser ces combinaisons de communications par leur utilisation. Seuls seront maintenus les circuits neuronaux qui auront appris, les autres disparaîtront. Cette organisation s'appelle l'épigenèse. C'est pourquoi, contrairement à une pile célèbre, le cerveau ne s'use que si l'on ne s'en sert pas. Il convient d'apprendre, puis d'entretenir sa culture.

Ainsi, il règne, au moins outre-Atlantique, une « malnutrition pléthorique », définition curieuse, qui signifie une dramatique contradiction : d'une part les consommateurs trouvent à leur disposition quatre mille produits alimentaires dans les grandes et les moyennes surfaces ; mais, d'autre part, en pratique, ils ne choisissent que les aliments sucrés. Les exemples sont nombreux. Par exemple, jusqu'à une date peu lointaine, aux États-Unis, une jeune maman n'achetait pour son bébé que des petits pots insidieusement sucrés. En effet, le réel « pur poisson » ou « pur bœuf » ou encore « pur haricot », qu'elle testait avant de le donner à son enfant, était pour elle insipide, par manque d'éducation alimentaire. Elle ne pouvait donc imaginer nourrir son enfant et lui faire plaisir avec un aliment sans intérêt pour elle. Pour l'inciter à acheter, l'industriel ajoutait du sucre ! De ce fait, ce qui était affiché « pur… » contenait 20 % de sucres. Cela est maintenant interdit, les dégâts sanitaires ayant été considérables, l'obésité au rendez-vous ; surtout si le biberon était rempli d'un soda sucré. Suivez mon regard…

La vision dominante : au plaisir des yeux

Notre perception du monde extérieur provient à 80 % des yeux ; c'est dire l'importance d'une vision sans défauts. Ne serait-ce que par l'effet du nombre des récepteurs : cent trente-cinq millions dans la rétine, contre six millions pour l'odorat, sept cent mille pour le toucher et trente mille pour l'ouïe. La vision occupe une place fondamentale : l'univers sensoriel de l'homme est essentiellement visuel. Brillat-Savarin lui-même avait inclus le cerveau et la vision dans la gastronomie :

« Effectivement, à la suite d'un repas bien entendu, le corps et l'âme jouissent d'un bien-être particulier. Au physique, en même temps que le cerveau se rafraîchit, la physionomie s'épanouit, le coloris s'élève, les yeux brillent, une douce chaleur se répand dans tous les membres. Au moral, l'esprit s'aiguise, l'imagination s'échauffe, les bons mots naissent et circulent. »

Chronologiquement, la vision est le premier des sens mis en activité. Le coup d'œil est crucial, en arrivant au restaurant, en se mettant à table. Quand le lieu est accueillant, la décoration et l'aménagement contribueront à l'évaluation du repas à venir, l'humeur est déjà bonne et favorable. L'éclairage participe à l'appréciation des plats : trop important et trop cru, il tue les nuances ; trop faible, il empêche de les saisir. Mais il convient surtout que les mets soient eux-mêmes beaux à voir : ce qui est beau se devrait d'être bon. Quelques touches de couleur agrémentent merveilleusement une salade ! Dans l'assiette, la complémentarité des couleurs se doit d'accompagner celle des aliments. On tend donc à privilégier certains plaisirs, ceux de la vision, ne serait-ce que parce qu'ils sont parmi les premiers à être perceptibles, au détriment de ceux du goût. La vision compte pour beaucoup dans l'identification. Les yeux ont tendance à prendre un plaisir particulier, jusqu'à table, précurseur de la joie du goût. Le sommet de la recherche visuelle est par exemple atteint dans le frugal repas japonais traditionnel, où chaque mets constitue d'abord un enchantement pour les yeux, à l'égal de celui d'une œuvre d'art. Toutefois, la coloration et le décorum ne doivent pas prendre le pas sur la nutrition !

Comme s'il existait une hiérarchie ou une priorité, les informations visuelles semblent donc prédominer sur les renseignements gustatifs et olfactifs comme facteurs déterminants dans la perception… de l'odeur par exemple. Apparemment, de nombreuses personnes réagissent davantage à la couleur des denrées alimentaires qu'à leur odeur, quand elles effectuent une identification et un choix. Cette habitude peut d'ailleurs aboutir à une perception erronée. En effet, à partir d'informations strictement visuelles, chacun extrapole inconsciemment. Ainsi, un bonbon au cassis se doit d'être violet. L'intensité de la saveur attribuée au citron des pâtisseries augmente avec la concentration du colorant jaune. Un sirop vaguement translucide n'aura jamais réellement le bon goût de fraise, de grenadine ni de menthe, il doit être franchement rouge ou vert ; mais en revanche il convient de ne pas se laisser abuser par ces couleurs bleuâtres, qui sont censées témoigner d'un exotisme de bon aloi. L'odeur du saucisson est perçue comme plus caractéristique lorsque les rondelles sont présentées irrégulières et ovales avec leur peau, que lorsqu'elles sont redécoupées pour les réduire à un même diamètre ! Une pomme verte est présumée astringente et acidulée, tandis que jaune ou rouge elle sera imaginée sucrée. Ces réflexes sont sources de déceptions avec certains fruits standardisés : ils n'ont pas le goût de leur aspect. Par ailleurs les couleurs sont « judicieusement » sélectionnées, en fonction des modes, l'aspect doit être irréprochable, la couleur homogène. Que sont donc devenues les pommes reinettes, tachées, piquetées, ridées, mais succulentes ? Or l'incantation obsédante qu'un fruit de qualité se doit d'être beau n'est pas une garantie alimentaire. Bref, quand l'œil identifie un objet, il lui attribue une couleur et un goût. S'il y a discordance, le cerveau sonne le tocsin et l'estomac conteste, et parfois rejette.

La vision participe au plaisir de manger

Les yeux anticipent le goût et l'arôme de l'aliment. S'il y a contradiction, c'est jugé mauvais. Mieux, la vue sublime les arômes, le goût. Une tasse de chocolat est meilleure quand elle est servie dans une tasse orange. Dans ce cas précis, la couleur met en valeur les arômes du cacao. La couleur du vin exerce une influence totale ; les yeux fermés il est quasiment impossible pour un expert de déterminer s'il est blanc ou rouge, ou autre...

Seuls l'apprentissage et l'éducation permettent la satisfaction de l'œil qui admire un beau tableau. Or le repas se doit d'être lui aussi un petit chef-d'œuvre visuel. Outre le fait qu'elles personnalisent les formes, les couleurs possèdent un symbolisme important : le vin est blanc ou rouge, non pas jaune (ou doré) ou violet ; car le blanc (du lait) est pur et le rouge est sang ; en effet les alchimistes de la pensée et de la couleur ne connaissaient que le blanc, le noir et le rouge. Georges Perec (*La Vie mode d'emploi*) l'a pressenti : « Plusieurs expériences le convainquirent que la couleur blanche, par sa neutralité, par son “vide” et par sa lumière, était celle qui ferait le mieux ressortir le goût des aliments. C'est à partir de cette donnée qu'il réorganisa de fond en comble la salle à manger. » Une viande semble d'autant meilleure pour la santé qu'elle est plus rouge : cette vieille sagesse populaire repose sur une réalité chimique : le rouge est témoin de la présence de fer. La luminosité de la viande intervient aussi, humide et hachée, elle devient scintillante. Par conséquent, il faut se méfier des ampoules colorées de certains étalages qui colorent artificiellement une viande triste et terne...

Loin des yeux, loin du ventre. La tentation par les yeux est considérable. En conséquence, quand vous souhaitez manger moins, commencez tout simplement par ne pas laisser les plats appétissants sur la table après le service ! Cela a été sérieusement démontré par une équipe de chercheurs de Cornell University. L'étude s'appelle : « Servir ici, manger ailleurs. » Le fait de servir les assiettes dans la cuisine, plutôt que de mettre le plat sur la table de la salle à manger et de l'y laisser, réduit le nombre de fois où l'on se ressert. Quand les plats sont hors de la table, les hôtes mangent 20 % de calories en moins. Et jusqu'à 29 % pour les hommes. Ils proposent même d'utiliser cette stratégie, ce subterfuge, mais à l'envers. Pour aider à accroître la consommation des aliments les plus insuffisamment consommés, comme les fruits et les légumes. S'ils sont laissés à la vue des convives, ceux-ci auront tendance à se servir, voire à se resservir, plutôt que d'aller chercher un gâteau dans le réfrigérateur. Observation qui a été reprise dans nombre de bureaux, où le patron, si ce n'est le DRH, laisse en permanence à disposition des corbeilles de fruits et légumes. Pour tenter de répondre aux recommandations des autorités de santé.

La bonne langue : y compris avec le goût du gras, le sucré maintient en enfance, l'amer conduit à la sagesse

La gustation est bien évidemment l'une des perceptions sensorielles les plus importantes dans le choix de la nourriture, comme dans le plaisir qu'elle procure. La culture, la tradition et l'habitude lui ont donné une importance considérable, d'ailleurs excessive car le « goût » des aliments tel qu'il est perçu par un « organe », la langue, ne représente qu'une petite partie de l'ensemble de leurs caractéristiques sensorielles.

« Avoir du goût » ne signifie pas seulement savoir goûter la nourriture, mais aussi être apte à réellement apprécier les beautés et les défauts d'une œuvre d'art, qu'elle soit matérielle ou spirituelle. Être « dégoûté » témoigne de l'aversion non seulement pour un aliment mais plus généralement pour quelqu'un ou quelque chose. D'ailleurs, dans le langage courant, le mot goût est ambigu : il désigne autant la modalité sensorielle, la sensation, que la saveur de l'aliment. Il s'applique simultanément à l'homme et à la matière. Comme l'exprime Blaise Cendrars, dans *Bourlinguer* : « Mieux que les fleurs des champs, les papilles gustatives de la langue et dégustatives du palais chantent la gloire de Dieu, et la cuisine des hommes qui fume sur toute la surface de la terre, ce miracle quotidien et qui se renouvelle sans cesse, ce mystère d'où a jailli toute la civilisation humaine. »

La nature a prévu une grande redondance, afin de préserver le plaisir gustatif, quoi qu'il arrive. Rien que pour la langue, pas moins de six nerfs crâniens sont mis à contribution, sur le total de douze que nous possédons. Deux participent activement à l'olfaction. Aux quatre saveurs classiques perçues par la langue, le salé, le sucré, l'acide et l'amer, s'ajoute l'umami, depuis que les Japonais se sont attelés à la tâche ; il correspond au goût de la viande, du glutamate, pour faire bref. Mais voilà qu'une équipe française a découvert que pourrait exister le goût du gras ! Avec des perceptions différentes selon la nature des acides gras, un oméga-3 (l'ALA) étant le plus efficace. Dans un but finaliste, cela peut se comprendre : cette substance est indispensable au bon fonctionnement du cerveau, entre autres. Bien mieux, ou pire, au choix, la déficience alimentaire en oméga-3 induit un mauvais fonctionnement du système nerveux, donc des nerfs, de ce fait les messages gustatifs sont moins bien transmis au cerveau, qui interprète et intègre avec moins d'efficacité. La présence d'oméga-3 induit un véritable cercle vertueux. J'ai montré que la déficience alimentaire en oméga-3 induit une réduction du goût du sucré chez les animaux ; en d'autres termes, il faut leur donner des boissons beaucoup plus sucrées pour qu'ils éprouvent le même plaisir. Tout cela signifie que la structure des récepteurs sensoriels n'est pas au mieux de sa forme (au sens propre et au sens figuré) et donc la fonction s'en trouve altérée.

L'importance du goût dans la santé

Un groupe de malades souffrant de la même maladie, un cancer de la région buccale en l'occurrence, a été étudié. Constatation : chez les opérés, un certain nombre d'entre eux avait perdu le goût et se trouvaient en moins bonne santé que ceux qui l'avaient gardé. Pourquoi ? Parce qu'ils mangeaient peu, sans intérêt et sans appétit, trouvant insipides les aliments qu'ils avaient pourtant l'habitude de consommer. Avant leur maladie, ils se délectaient de divers fromages, d'œufs sur le plat accompagnés de pain ; malades, ils ne les demandaient pas. Réduisant ainsi la diversité de leur alimentation, ils se sont carencés, ce qui n'a pas manqué d'aggraver leur maladie.

En pratique, ce goût du gras est-il spécifique ou bien est-il la conséquence de l'onctuosité ? Attardons-nous un peu sur ce sujet, car la démonstration est récente, et peut-être révolutionnaire. Chez les animaux d'expérimentation, la préférence pour les lipides ne semble pas être totalement imputable à leur onctuosité (phénomène plutôt physique, dénommé palatabilité intrinsèque) puisque les animaux préfèrent nettement l'huile végétale à une fausse graisse, que vous retrouvez d'ailleurs sur les étiquettes sous le qualificatif d'agent texturant, comme la gomme de xanthane. Chez des rats conditionnés pour éviter un mélange de saccharose et d'huile de maïs, l'aversion n'existe plus si l'huile de maïs est remplacée par de l'huile de paraffine pourtant de texture similaire, mais non digeste, comme le savent les stakhanovistes du régime minceur, à leurs dépens d'ailleurs. La nature chimique de l'huile est donc au moins autant impliquée que sa texture. Enfin, l'attrait pour des lipides est maintenu au cours de tests réalisés sur des périodes extrêmement courtes (0,5-5 minutes), ce qui minimise l'impact des signaux alimentaires généraux, après déglutition, voire pendant la digestion. Avaler de l'onctueux est plaisant, digérer les graisses est source de plaisir ! L'obésité altérerait la perception des lipides ! Tout au moins, pour le moment, chez la souris.

Les lipides, c'est vraiment bon pour le métabolisme

Point particulier nouveau, la haute palatabilité des lipides s'associe à un « bien-être » métabolique, dû en partie au fait que les lipides sont rapidement absorbés, et tout aussi vite métabolisés, notamment en énergie, produite ou stockée. De plus, les lipides, de par la nature de leurs acides gras, bénéficient d'un goût particulier, qui s'ajouterait aux autres.

La perception gustative est provoquée par les diverses substances de l'aliment qui ont chacune un goût, une saveur, capable d'exciter nos organes des sens. On les appelle les corps sapides. Sapide trouve son origine dans le latin *sapidus*, il veut dire : qui a du goût.

Pendant des millénaires, la recherche de la nourriture fut la principale activité de survie. Le goût de la nourriture n'était pas encore réellement apprécié, sauf lorsqu'il était associé à un désagrément. Signal d'alerte, il permettait le rejet d'un aliment mauvais, dangereux. Mais, bien vite, la qualité de la nourriture s'imposa, l'alimentation se mêlant au plaisir. C'est d'ailleurs ce plaisir qui conduit à l'excès, qui devient finalement source de déplaisir. En effet, l'intensité du plaisir n'est pas en relation linéaire avec la quantité de l'aliment qui en est sa source. Le plaisir croît avec l'intensité du stimulus jusqu'à un maximum, pour ensuite décroître puis se transformer finalement en aversion pour les trop fortes stimulations. Cette courbe s'applique aux quatre sensations : le sucré, l'acide, le salé et l'amer. Le sommet est atteint à de faibles intensités pour le salé et l'amer, qui deviennent donc rapidement désagréables. Cela vaut, à un moindre degré pour l'acide. En revanche, pour le sucré, le plaisir reste fort jusqu'à d'importantes quantités, avant d'atteindre la phase déplaisante. D'où sans doute notre propension, à aller vers le sucre, cet aliment fondamental, essence énergétique qui fait fonctionner nos cellules, y compris cérébrales. L'homme est fait pour goûter le sucré ! À la fin d'un repas plantureux tous les goûts sont épuisés et saturés, sauf celui du sucré : il est donc possible de continuer à manger des desserts… sucrés. C'est sans doute pour cela que cette place leur a été affectée dans l'ordonnancement des repas. À une époque pendant laquelle l'autorité sociale organisait l'ordonnancement des repas pour qu'ils soient copieux et plaisants du début à la fin ; le temps ou l'embonpoint était le bienvenu, que l'on appellerait maintenant le « mal-en-point ».

Dès la préhistoire...

Depuis fort longtemps, l'homme cuisinait épicé ! Tout au moins il y a dix mille ans. On a trouvé dans des restes fossilisés des quantités importantes de plantes sans aucune valeur nutritive, mais dotés d'un goût prononcé. Il s'agit de l'herbe à ail (*Alliara petiolato*), sur trois sites, en Allemagne et au Danemark. Les premiers agriculteurs ne mangeaient pas uniquement pour se nourrir, mais aussi par plaisir goûteux. La cuisine préhistorique utilisait déjà les épices ! Sans doute pour préserver les aliments, mais aussi pour rendre gustatif des choses à peu près immangeables, néanmoins utiles pour la santé.

La saveur amère n'est hélas pas toujours appréciée à sa juste valeur ! Surtout par les enfants, auxquels il est parfois difficile de faire avaler certains médicaments ou quelques excellents aliments. Accepter la disparition du goût amer relève tout simplement de la passivité « criminelle ». Il a en effet été montré, dans des écoles françaises, que la capacité d'appréciation du goût amer par les élèves (celui, par exemple, des véritables endives, appelées chicons) s'accompagne de – légèrement – meilleures performances scolaires ; non pas que manger amer rende plus intelligent, mais parce que l'apprentissage du goût amer s'est accompagné d'un enrichissement intellectuel global, au niveau du vocabulaire comme de celui de la curiosité et de la recherche.

Les substances goûteuses doivent percuter les points exquis en temps et en heure. Comment les atteindre ? Comment percevons-nous le goût des aliments ? Nous détenons environ cinq cent mille récepteurs gustatifs, regroupés en sept à huit mille formations anatomiques compactes, qui sont précisément les bourgeons du goût ; il s'agit de structures nerveuses en forme d'oignon, formées d'une vingtaine de cellules. Ces récepteurs sont principalement situés sur la face supérieure de la langue, mais aussi sur la muqueuse du palais, de l'arrière-bouche, de l'épiglotte et, pour quelques-uns, du pharynx.

Les sommets de ces bourgeons affleurent la surface, en formant une petite dépression, à travers laquelle passent les terminaisons nerveuses. Exception notable dans le système nerveux de l'homme, les cellules nerveuses de ces bourgeons se renouvellent environ tous les dix jours. Alors que les neurones du cerveau auxquels ils transmettent leurs impressions, ceux qui interprètent et stockent toutes les informations, sont définitivement en place dès avant la naissance, et organisés peu après.

Spécificité de la langue : les bourgeons sont visibles à l'œil nu. Bien mieux, pour chaque saveur, il existe des récepteurs différents, situés sur des zones distinctes de la langue. La sensibilité salée se retrouve sur presque tout le territoire de la langue ; alors que la perception de l'acide ne s'étend que sur ses bords. En revanche, la sensation du sucré est plus grande sur les bords et la pointe de la langue : de ce fait nous apprécions mieux une glace en léchant ou en suçant la boule. Si la sucette se goûte avec la partie antérieure de la langue, la bière s'apprécie avec la partie plutôt postérieure. Pourquoi ? Parce que la sensibilité de l'amer se situe sur le « dos » de la langue, là où les papilles (dénommées caliciformes) forment le « V » lingual. Boire au goulot n'est donc pas rédhibitoire, car ces papilles sont encore stimulées, d'autant que les bières sont peu sucrées, le bout de la langue peut, dans une certaine mesure, être négligé, un peu, et un temps. Comment déguster son potage ? En portant simplement à ses lèvres la pointe de la cuillère ou son bord latéral ? Le dos de la cuillère cache une partie des papilles gustatives de la langue ; mais ne présenter que la pointe exige un mouvement quelque peu acrobatique du bras, fatal pour le maladroit, qui ne pourra éviter des dégoulinades redoutables pour l'intégrité des vêtements. Le bol est donc encore le meilleur moyen…

En altitude, la saveur salée est plus intense. De ce fait, les restaurateurs salent moins, et par conséquent il est bien inutile d'utiliser copieusement la salière mise à disposition (pour les bienheureux des premières classes) ou de vider la totalité du sachet. Incidemment, il a été publié dans la revue ultrasérieuse *Nature* que les convives salent moins quand la salière n'a qu'un seul trou, et de 4,9 mm^2. Cela a été fait en Australie, ils ignorent donc que, par convention, un seul trou est réservé au poivre. L'alternative culturelle est donc de plusieurs trous totalisant cette surface !

Le nez : avoir la truffe

L'odorat complète la vision : « Après le premier plat, il attaqua l'omelette, qui était ronde, ventrue et cuite à point. Au premier coup de la cuiller, la panse laissa échapper un jus lié qui flattait à la fois la vue et l'odorat ; le plat paraissait plein », écrivait Brillat-Savarin. Alors que sur le plan de la physiologie, il en va un peu différemment : l'olfaction et la gustation constituent les deux sens que l'on qualifie de chimiques ; mais la première est au moins dix mille fois plus sensible que la seconde. Avec les arômes et les odeurs, la contagion des plaisirs se répand, incluant un partage et une fusion. En vérité, sentir fait ressentir ; car l'odorat provoque une émotion. Les sensations générées par les aliments, désignées globalement par le mot de « goût » sont d'origines multiples et variées, alors qu'elles ont curieusement pour facteur principal l'odorat. Guy de Maupassant, dans *Contes et nouvelles* n'écrit-il pas : « La bouche qui nourrit le corps avec des aliments matériels répand aussi la parole et la pensée. La chair se restaure par elle, en même temps que se communique l'idée. L'odorat, qui donne aux poumons l'air vital, donne au cerveau tous les parfums du monde : l'odeur des fleurs, des bois, des arbres, de la mer » ?

Le mot odeur est ambigu, ou plutôt général, dans la mesure où il désigne tout autant le stimulus que la sensation. D'aucuns estiment que l'affaiblissement de l'odorat va de pair avec l'avancement de la civilisation. Le nez est jugé d'importance secondaire. Étant donné le tout petit nombre d'odeurs que la majorité des personnes est capable d'identifier, et le nombre encore plus restreint de ceux qui savent les nommer, on ne peut qu'être inquiet. Le vocabulaire, la culture, le goût et la santé travaillent de concert. Ceux qui ont perdu l'odorat (ils souffrent médicalement d'anosmie) disent souvent qu'ils ont perdu le goût de la vie. Ils ne sont pas rares, car, observation malheureuse, 5 % des chocs à la tête sont suivis d'anosmie ! Les chocs occipitaux sont plus dangereux pour l'odorat que les chocs frontaux… Le chiffre est probablement plus important, car le déficit olfactif est perçu par l'accidenté comme secondaire, tout au moins par rapport aux autres conséquences de l'accident ; bien pire, il n'est parfois même pas détecté. Comment le nez parle-t-il au cerveau ? Car il le fait, et beaucoup. Les deux hémisphères du cerveau sont capables de reconnaître les odeurs, mais seul le gauche (pour la majorité des personnes) est apte à les nommer ; conjonction et synergie de la sensorialité et du vocabulaire ; en effet les aires cérébrales du langage sont situées à gauche.

L'odorat constitue la sensorialité qui est largement associée aux comportements, et à ses diverses manifestations, d'attrait ou de répulsion. Les prédateurs, par exemple, dépendent directement de la sensibilité de leur odorat pour trouver leur nourriture, c'est-à-dire tout simplement pour vivre ! Pour les espèces végétariennes, l'arôme des fruits, le parfum des fleurs ou la senteur des herbes constituent une gigantesque gamme de signaux parmi lesquels le granivore, le fructivore ou l'herbivore doit se repérer efficacement. L'odeur oriente l'animal vers la nourriture, puis l'incite à la consommer, et finalement lui donne les signaux de rassasiement et de satiété.

À sa naissance, le bébé possède un attrait pour le liquide amniotique, sans doute est-ce le résultat de l'expérience olfactive qu'il a vécue avant sa naissance, car les récepteurs olfactifs sont formés bien longtemps avant le terme de la grossesse, et précèdent même l'ouverture des narines. D'ailleurs, on a vérifié expérimentalement que, consommés par la mère pendant sa grossesse, le cumin, l'anis ou l'ail sont appréciés ultérieurement par le nouveau-né. Il conserve la préférence pour son liquide amniotique pendant plusieurs jours, même s'il est nourri avec une formule lactée. En revanche, rapidement, il préférera le lait maternel, s'il a la chance d'être nourri au sein.

Point absolument fondamental, la perception de l'odeur sollicite considérablement la mémoire. En effet, sans elle, toute perception serait une expérience nouvelle. Pour les animaux qui se dirigent selon les odeurs, cette vérité majeure est encore plus évidente.

Le système olfactif humain est capable de discriminer des milliers de molécules odorantes différentes, ce qui est considérable, bien qu'il soit regrettable qu'il ne soit pas aussi performant que celui d'autres mammifères comme le chien ou le rat. Le répertoire est remarquablement vaste, excité par des molécules appartenant à des classes chimiques très variées. Les odorants sont des molécules de petite taille suffisamment volatiles pour atteindre l'épithélium olfactif situé au sommet de la cavité nasale. La première étape de la détection olfactive implique des interactions biochimiques entre les molécules odorantes et des récepteurs protéiques localisés dans les neurones olfactifs. Pour faire pompeux, deux voies de stimulation du système olfactif sont distinctes. L'une est orthonasal : les molécules odorantes atteignent l'épithélium olfactif via le nez lors de l'inspiration. L'autre est rétronasale : les odorants passent par l'arrière-gorge, avant d'atteindre la cavité nasale lors de l'expiration ; cette voie est empruntée par les molécules libérées dans la cavité buccale lors de la mastication d'un aliment ou d'une boisson, la mastication exhalant des arômes qui enrichissent le goût.

Plus précisément, que se passe-t-il ? En flairant, nous aspirons par le nez une portion de l'air qui environne l'aliment. Celui-ci est chargé en molécules odorantes. La perception recueillie par les récepteurs olfactifs est assez différente de celle obtenue lorsque le même aliment est placé dans la bouche où, sous l'effet de la mastication, source de réactions chimiques, il monte en température, permettant à certains composés odoriférants de naître et de s'exprimer. Parfois, nous trouvons que l'aliment n'a pas le goût de son odeur : ce phénomène est dû au fait que de nouveaux parfums, les arômes, se créent ou se révèlent dans la bouche lors de la mastication, ils gagnent le nez par la voie rétronasale, et oblitèrent complètement le parfum initial. L'hydromel présente l'odeur du miel ; dans la bouche il prend le goût de la cire, alors que bien évidemment ce goût est une réalité inconnue, car nul ne s'est amusé à manger de l'encaustique ! En fait, dans la bouche, il dégage les arômes de la cire…

Ce processus est inopérant quand le nez est bouché. Le rhume rend les aliments fades, voire sans aucun goût ; ainsi les framboises sont alors strictement insipides, car leur goût est celui de leur parfum. Bouchez-vous le nez en mangeant : le plaisir s'éloigne.

En fait, la composition du gaz remplissant la cavité buccale se trouve modifiée, par rapport à celle de l'air qui environne le même produit lorsqu'il n'est pas mis dans la bouche. Ces deux atmosphères gazeuses, quand elles atteignent les récepteurs olfactifs, soit lors du flairage, soit par voie rétronasale, produite lors de la mastication, donnent naissance à deux perceptions différentes : l'odeur dans le premier cas et l'arôme dans le second. Pour désigner l'ensemble des composés organiques volatils responsables de la perception, on parle d'arôme, alors que dans le cas des odeurs, c'est de parfum dont il est question. Les arômes, ceux des aromates, ne sont pas des odeurs. Somme toute, un parfum et un arôme sont tous deux des éléments volatils. Mais le premier est inspiré, tandis que le second est ingéré. Dans leur immense majorité, les arômes n'apportent aucune contribution nutritive à l'aliment dans lequel ils se trouvent. Certains jouent un rôle privilégié, car ils représentent à eux seuls la note olfactive du mets ; d'autres subliment les saveurs sucrées ou les perceptions olfactives.

Les parfumeurs définissaient leurs parfums à partir de sept familles fondamentales ; ils viennent d'en ajouter une huitième : les odeurs gourmandes, celles de l'alimentation, que l'on a envie de croquer… Modes et métaphores, quand vous nous tenez.

Des neurones olfactifs

Chez l'homme, dans chacune des cavités nasales, sont présents environ six millions de neurones. Ils se projettent dans l'un des deux bulbes olfactifs, situés dans le cerveau. Les neurones olfactifs ont une structure particulière : ce sont des cellules bipolaires effilées, dont une partie (qualifiée de dendritique) se termine par de nombreux cils baignant dans le mucus nasal. Leurs membranes biologiques contiennent les récepteurs olfactifs, associés à la complexe machinerie de transduction du signal olfactif. Le signal chimique véhiculé par la molécule odorante est ainsi transformé en un signal biochimique, puis, finalement, en signal électrique, qui est un influx nerveux. Valse à trois temps.

Les récepteurs olfactifs ont été découverts par Linda Buck et Richard Axel en 1991, ce qui leur valut le prix Nobel de médecine et de physiologie en 2004. Chez l'homme, il existe environ 340 gènes, il y en a 1 201 chez le rat, 872 chez le chien. Le chimpanzé en compte 411. Le chromosome Y en semblant dépourvu, il faudrait en conclure qu'il n'existe donc pas de dimorphisme sexuel au niveau de la génétique ; hommes et femmes étant égaux à la naissance pour la perception des odeurs. Il semble que les choses changent ensuite… Ce système permet de discriminer des myriades d'odorants, y compris de nouvelles molécules. Il est vraisemblable que lors de l'acquisition de la station debout, la bipédie (éloignant le sol source de nombreuses odeurs) nous aurait fait perdre de l'importance à l'odorat au profit de la vision.

Sentir : le bol d'odeurs. Les combinaisons des récepteurs permettent une immensité de sensations, de détections de spécificités. Bien plus, les combinaisons de stimuli – simultanées, mais aussi en décalage dans le temps – peuvent induire soit des exacerbations, soit au contraire des masquages. Ce que les grands chefs manient avec une immense dextérité. Voilà sans doute pourquoi un bon fromage se doit d'être accompagné d'un vin rouge, alors que le poisson préfère le vin blanc et la bière, le foie gras s'associe au vin sucré.

L'arôme de la fraise est constitué de plus de 50 molécules odoriférantes, mais l'une prédomine : l'éthyl-butyrate. Ne vous étonnez plus de la différence de goût entre une confiture bas de gamme et la richesse gastronomique d'une autre, élaborée avec des fruits de qualité. Et, chez tout un chacun, tout ce petit monde des récepteurs ne vieillit pas à la même vitesse. Heureusement, une fraction de la perte est compensée par la mémoire (à condition qu'elle ne flanche pas), qui repose sur l'expérience.

C'est la dose qui fait le poison ! Pour les odeurs comme pour tout ! En effet, selon sa concentration, une même molécule pure peut exhaler des notes olfactives distinctes. Par exemple l'indole, odeur de jasmin à faible concentration, se « transmute » en une odeur fécale à forte concentration. Le décanal démasque une odeur plaisante, fraîche, d'orange ou de citron à faible concentration ; mais à forte concentration, il sent la bougie et la graisse, odeur désagréable.

Bien plus, chaque substance peut activer des récepteurs différents, selon sa teneur dans l'aliment. Pour certaines, les différences génétiques de perception sont notables. Ainsi, l'androstane (l'ennemi privilégié de beaucoup de déodorants) n'est pas senti par 40 % de la population. Pour 15 %, il s'agit d'une odeur agréable, fruitée. Pour les autres, elle est immonde : urine et sueur ! Sur une poêle, le chauffage d'huile de colza génère une odeur de poisson, qui n'est repérée que par une fraction de la population. Heureux le chef qui bénéficie de cette discrimination, car il peut immédiatement discerner si l'un de ses petits cuisiniers stagiaires a utilisé de l'huile de colza au lieu d'une autre, pour cuire les steaks.

Les autres perceptions influencent le plaisir des odeurs et arômes ! Par exemple, l'effet de la couleur est gigantesque. Il n'y a qu'à se souvenir d'une expérience réalisée sur des œnologues et des dégustateurs. Ils évaluent un vin rouge avec des arômes de fruits rouges et des couleurs sombres. Le vin blanc l'est avec des fruits blancs et des couleurs claires. Un vin blanc coloré en rouge avec un colorant inodore et sans saveur leur fait décrire ce vin avec des fruits rouges et des couleurs sombres ! Les yeux fermés, ils sont généralement incapables de dire si le vin est rouge ou blanc. La sucrosité est modulée par la couleur. Compte tenu des mécanismes biologiques, il n'est pas incongru d'affirmer qu'épaissir un mets diminue un peu la perception de son goût.

En fait, les perturbations de l'odorat signent le risque de maladie, celle de Parkinson en particulier. Pour des raisons chronologiques inconnues, son altération précède de plusieurs années le diagnostic. La maladie déclarée, ils deviennent courants. Au cours d'un suivi de huit ans, après ajustement sur l'âge et les autres facteurs de confusion, le risque de développer une maladie de Parkinson est cinq fois plus élevé chez les sujets dont l'odorat était altéré dans les quatre premières années de suivi comparé aux autres personnes dont la fonction olfactive était restée intacte.

Interférence entre olfaction et gustation

Il existe des interrelations entre les divers organes des sens. Ainsi, un liquide sucré aromatisé à la vanille est jugé plus sucré qu'une solution de sucre pure, preuve de l'interférence entre l'olfaction et la gustation.

Enfin, découverte récente d'importance, des bactéries buccales influencent notre goût ! Il existe un curieux effet gustatif perçu seulement vingt à trente secondes après l'ingestion de certains aliments, comme les vins. Ce sont les bactéries anaérobies présentes dans notre bouche qui produisent cet effet qualifié de rétroaromatique, et bien connu des œnologues et autres amateurs du bien manger et du bien boire. Certains raisins, mais aussi l'oignon et le poivron, ont en commun des composés sulfurés inodores, qui deviennent toutefois odorants sous l'effet d'une bactérie anaérobie vivant dans notre bouche, la *Fusobacterium nucleatum*. Ces composés volatils appelés thiols sont ensuite captés par la salive qui module ainsi la saveur des aliments.

Le toucher pour toucher, le sens du contact

Tous les organes des sens n'existent que par le cerveau. Le toucher n'échappe pas à la règle. Grâce à l'extraordinaire étendue du sens du toucher, la sensibilité tactile participe également au plaisir de la table. Les mains collaborent aux joies culinaires, pour piquer, appuyer, couper, ou parfois directement prendre. La mâchoire, quant à elle, tâte, cisaille et broie ou mastique ; mais elle crée et transmet aussi des informations tactiles essentielles. Hector Bianciotti, dans *Comme la trace de l'oiseau dans l'air*, le reconnaît : « Il distinguait, et avec quelle compétence ! les plus subtiles nuances d'une préparation, appréciant également la texture du bois de la table, ou du tissu de la nappe, la taille de la serviette, le galbe d'une coupe. »

La sensation tactile dépend de la température : une soupe est estimée plus épaisse quand elle est froide, indépendamment du fait que la texture et la fluidité diminuent quand la chaleur baisse. Certains voudraient que nous ressuscitions la subtile émotion physique du sculpteur qui travaille voluptueusement la terre de ses mains. Ils proposent tout simplement de supprimer fourchettes, couteaux et cuillères, pour inaugurer un plaisir nouveau de la table : toucher à pleine main pour apprécier la température, le grain, la consistance, déchirer à belles dents. Le triste succès de certains restaurants rapides est partiellement dû au fait que l'on y mange avec les doigts. Tâter la consistance du sandwich procure une joie intense qui aide à apaiser la faim, le porter goulûment à la bouche est une sensation primitive qui consiste à donner bestialement satisfaction à son corps.

Le toucher fait-il partie des plaisirs de l'alimentation ? Évidemment ! L'expérience multiséculaire a sélectionné des verres différents selon les régions, ils participent à l'expression optimale du bouquet, des arômes ; un excellent saint-émilion issu d'une tétra-brick et versé sans précaution dans un gobelet en carton n'aura jamais la même richesse de goût que celui qui est servi avec cérémonie par le maître de maison dans un verre (en cristal ?) ; le champagne proposé dans une coupe en plastique désarçonne la main de l'amateur et perturbe les lèvres avant même que le précieux liquide n'atteigne la bouche. Le foie gras servi dans une assiette en carton ? De la confiture pour les cochons.

La tendreté est une sensation tactile. Sa valeur, considérable, peut être définie comme la facilité avec laquelle l'aliment se laisse mastiquer, après que le couteau a eu plus ou moins d'aisance à la couper, et la fourchette à s'y planter. La texture est aussi formidablement importante ; elle définit la structure du produit et son comportement mécanique ; par ailleurs, sa perception ne sollicite pas un système sensoriel particulier. La reconnaissance de la texture présente une composante tactile dépendant de l'état de surface du produit alimentaire perçu initialement, puis à un moment quelconque de sa transformation dans la bouche. De plus, la dureté d'un aliment évolue considérablement entre le moment où le produit est mis en bouche et celui où il est avalé. Ces modifications sont en elles-mêmes une source de plaisir alimentaire.

En fait, la perception tactile est une alliée de la perception auditive : le craquant est autant constitué de la résistance en bouche que de ce qui est entendu, directement par transmission osseuse et par l'air aussi. D'ailleurs des expériences amusantes ont été réalisées : les sonorités du craquement de la dégustation d'une belle pomme ont été enregistrées, puis plus ou moins déformées, pour être enfin émises dans le casque d'une personne qui croque une pomme. Il la trouve alors mauvaise. Car la déformation perturbe tout, y compris la sensation de résistance en bouche et sous la dent. Tout est lié ! Le craquant de la pomme, du biscuit, de la biscotte, de la croûte de pain, de la salade est donc un phénomène complexe. D'autant que le craquant est inhérent à la texture du produit…

Sensations en bouche

L'astringence d'un aliment, d'un vin en particulier, est largement une sensation… tactile. Elle est principalement la conséquence de la précipitation des tanins avec des protéines présentes dans la salive (surtout celles qui sont riches en un acide aminé particulier, la proline).

Le toucher, la consistance et le goût peuvent s'allier pour créer de nouvelles sensations. « J'ai un faible pour le travesti alimentaire, les champignons, ce végétal déguisé en viande, la cervelle de mouton, cette viande déguisée en pulpe de fruit, l'avocat à la chair grasse comme beurre, et plus que tout j'affectionne le poisson, cette fausse chair qui n'est rien, comme on dit, sans la sauce », reconnaît Michel Tournier (*Les Météores*). La cervelle est particulièrement onctueuse, car grasse. Eugène Sue, quant à lui « savoure ce poisson avec sensualité » (*Le Juif errant*).

En fait, l'étymologie du mot manger est tout à fait significative. Aux époques héroïques de la physiologie balbutiante, la digestion se résumait au traitement buccal des aliments : « manger » se disait *mangier*, et dérivait du latin populaire *manducare*, mâcher, d'où dérive aussi mandibule… La mastication mérite donc à elle seule une attention particulière.

Mâcher et avoir la dent

Rythmes chronobiologiques, socles de la chrono-alimentation : certes le repas, mais aussi la mastication. Pendant notre vie nous prenons environ cent mille repas ; ce qui représente un cumul de plus de cinq ans, par conséquent quelques années à plein temps consacrées à mastiquer ; théoriquement assis devant sa table, car bien le faire demande de manger assis. Mastication : un rythme exceptionnel, conscient ou pas, un peu comme la respiration, dont la force peut varier considérablement. Un chimpanzé passe environ cinq heures par jour à mâcher, son successeur chasseur-cueilleur sans doute deux à trois heures ; mais une vache beaucoup plus. Nous : infiniment moins, ce qui n'est pas assez. La mastication n'est pas l'apanage de tous les mammifères : le chat, le chien avalent pratiquement « tout rond, tout cru » ; il est vrai que, pour broyer et arracher, la puissance de leurs mâchoires est plus de dix fois supérieure à la nôtre.

Il faut le répéter : la bouche est – entre autres – un véritable organe sensoriel. Point de grande importance : la mastication induit des modifications métaboliques et digestives. De plus, des phases réflexes, conçues dans le cerveau, préparent le tube digestif à l'arrivée du bol alimentaire, c'est-à-dire des aliments correctement triturés.

Or, depuis quelques décennies, la fonction masticatrice est véritablement sinistrée. Pour certains, mâcher, c'est fatigant ! Sauf, curieusement, avec un chewing-gum. En conséquence, ils deviennent aisément obèses. Devant un plat de pâtes, ceux qui mâchent environ quinze fois avant d'avaler (et posent les couverts après chaque bouchée) absorbent finalement 35 % de calories en moins, en vingt-neuf minutes que les boulimiques expéditifs qui ingèrent leur portion en dix minutes. La séquence masticatoire débute avec l'introduction d'un morceau de nourriture dans la bouche et finit avec la déglutition du bol alimentaire, après le travail des incisives, des canines et des molaires ; une alimentation normalement diversifiée doit les impliquer toutes. Incidemment, remarque finaliste, il nous faut manger selon ce que sont nos dents (et notre système intestinal digestif), c'est-à-dire omnivores.

Un exemple de commande rythmée

Ce sont des circuits de neurones oscillants qui commandent la mastication ; et d'ailleurs aussi la respiration et la marche, quand elle est automatique, entre autres.

La finalité de la mastication est de fabriquer un bol qui sera aisément dégluti, sans effort, sans douleur, et bien évidemment sans risque de fausse route. L'efficacité des aliments, mesurée par la biodisponibilité de leurs nutriments, est variable selon le degré de mastication ; elle est donc fonction de l'état dentaire. Malheureusement, contre-exemple commun, l'alimentation dite « moderne », c'est-à-dire actuelle, propose à grand renfort de publicité une nourriture rapidement assimilable, à l'adresse d'un consommateur présumé être pressé. Le monde agroalimentaire a inondé le marché de produits faciles à mâcher, dans certains cas quasiment prémâchés ! La tendance est de faire avaler du mou et du semi-liquide, donc de remplir l'estomac, sans permettre de prendre le temps d'apprécier ce qui est porté en bouche. Regrettable en soi-même, et dangereux pour la santé.

Pour faire durer le plaisir, outre la mastication, il faut tenir compte de tous les paramètres qui influent sur le rassasiement puis la satiété, conséquence de plus ou moins de mastication. Il s'agit d'abord de la texture (le jus d'orange, préparé avec trois fruits, est moins rassasiant qu'une seule orange mangée nature ; c'est aussi un peu la même chose entre pomme et compote de pommes). Les mastiqueurs de chewing-gum ne sont pas rassasiés ! Comptent aussi le volume, l'attention portée aux aliments (être à l'écoute des aliments, plutôt que de regarder à table la télé), leur consistance, leur degré de fragmentation, leur indice glycémique (qui sera exposé au chapitre consacré aux sucres, glucides, pour définir leurs qualités nutritionnelles), bref leur structure physique, le niveau de gélatilinisation, la présence de fibres.

Mastiquer est bon pour le cerveau

Le temps passé à la mastication permet au cerveau d'être informé, et donc de créer le signal de la satiété. De plus, mastiquer est bon pour la circulation sanguine cérébrale ! Car il existe une relation entre la mastication, l'activité neuronale, la mémoire ; ainsi que, dans une certaine mesure la prévention de la démence. Toutefois, n'allez pas croire que vos neurones assoupis vont ressusciter dès lors que vous vous mettrez à mâcher frénétiquement ! Ce contributeur est sans doute modeste pour maintenir les fonctions cérébrales, mais pourquoi le négliger ? Inversement, les déments ont des problèmes de santé par dérégulation de l'alimentation, et réduction de la mastication. Quand vous mangez en culpabilisant, vous avez tendance à le faire vite pour vous débarrasser de cette corvée, et donc sans mastiquer. Ce qui est mauvais pour la santé.

Mastiquer, grâce à la salivation, c'est véritablement commencer à digérer. Diderot est presque poétique : « La mastication prépare les aliments à la digestion : la salive hâte cette préparation. La fontaine de la salive ce sont les glandes parotides, maxillaires, sublinguales, et autres. Les aliments mis en une espèce de bouillie sont portés vers le gosier par la langue qui s'élève, et les pousse. La langue est le balai de la bouche ; le larynx est porté en haut et en avant. L'épiglotte rencontre la langue et s'incline ; en s'inclinant elle ferme le larynx, et les aliments passent sur elle, tandis que les voiles du palais bouchent les narines. Le pharynx serré comme par un sphincter accélère les aliments en s'élevant. Les amygdales pressées rendent leur suc, et les aliments suivent l'œsophage qui se rend à l'estomac. » Vous avez bien lu : « fontaine » ! En effet, la sécrétion de salive est d'environ 100 millilitres par jour, mais cette moyenne quotidienne cache des différences énormes selon les moments, car le flux est multiplié par dix pendant la mastication. Les particules obtenues sont lubrifiées, ramollies par les sécrétions salivaires, certains de leurs éléments sont déjà partiellement digérés. En effet, la salive contient des enzymes qui commencent la digestion.

Respectez vos dents

L'innervation dentaire contribue à doper les neurones impliqués dans le signal gustatif. La supprimer n'est sans doute pas anodin ! N'abusez donc pas de la dévitalisation, car elle n'est pas sans conséquences.

Point important, broyer la nourriture en fines particules accroît les surfaces accessibles lors de la digestion dans les intestins, et donc son efficacité biologique. De plus, dans de nombreux aliments issus du règne végétal, les nutriments sont protégés par des parois cellulaires, très solides, bien que fréquemment invisibles à l'œil nu. Le broiement assuré par les molaires et prémolaires casse les parois cellulaires, libérant les micronutriments. C'est parfois spectaculaire, comme vous le montre l'exemple suivant, un peu scatologique. Après avoir englouti une poignée de grains entiers de maïs doux, cuit, observez donc le contenu de la froideur alphabétique des WC. Vous y constatez la présence des mêmes grains entiers. Car les enzymes digestives sont incapables d'attaquer l'enveloppe. Il en est de même avec les fameuses graines de lin : très petites, elles s'insèrent entre les dents, ne sont pas éclatées et sont finalement avalées telles quelles : elles ne servent donc pratiquement à rien sur le plan nutritionnel. En revanche, quand elles sont cuites, extrudées, la paroi est détruite, et le précieux contenu (notamment en oméga-3) devient totalement biodisponible. Quant aux bonnes lentilles (vertes du Puy ?) ; situation cornélienne : elles sont bien digérées car cuites, quoique peu mastiquées, car petites… Mâcher la viande augmente son efficacité biologique ! En rendant rapidement accessibles non seulement les acides aminés de ses protéines, mais aussi les vitamines et oligoéléments qui y sont enserrés. Une longue mastication exerce donc une influence prioritaire sur la biodisponibilité des nutriments contenus dans les aliments. D'autant qu'elle est modulée par les interactions avec d'autres nutriments, qui ne peuvent s'exercer que si les aliments sont détruits par la mastication, véritable cercle vertueux. L'accessibilité aux contenus des aliments dépend donc de l'effort masticatoire, de sa qualité, et même tout simplement de son existence.

Nitrates et glandes salivaires

Incroyable ! Par l'intermédiaire de la salive, les nitrates sont bons pour la santé ! En effet, 30 % des nitrates qui sont ingérés avec les aliments, ou produits dans le corps, sont ensuite réabsorbés (à partir du sang) par les glandes salivaires, pour se retrouver de nouveau dans la salive ! Les bactéries normalement présentes dans la cavité buccale (si vous ne les avez pas tuées par l'usage intempestif de bains de bouche) les transforment en nitrites ; puis, ensuite, l'acidité de l'estomac les convertit en NO, ce qui est excellent pour lutter contre toutes sortes de micro-organismes toxiques. C'est un peu la même chose d'ailleurs sur la peau, dans les liquides des articulations et le vagin…

Enfin, la mastication donne le temps aux arômes de se démasquer, de se développer, de se combiner, bref elle est source de plaisir intense. Il faudrait donc que vous privilégiiez les recettes qui ont « de la mâche », dont le contenu ne s'avale pas tout rond, obligeant à prendre le temps de la dégustation. Pourquoi donc être masochiste en mangeant mou et vite ? Ce qui est un peu contraire à une époque qui affectionne le « zapping ».

Quoiqu'une mode soit apparue : le *slow-food*. Dommage qu'elle soit souvent comprise comme une béate lenteur, sorte de défi aux fast-foods. Ce qui n'est pas suffisant. Le plaisir de manger et son bénéfice santé obligent donc à bien mastiquer, à prendre du temps pour manger, plaisir justifié pour d'autres motifs il y a quelques pages. Il est même possible de classer les aliments selon leur indice masticatoire ! Ce qui reste tout de même un peu simpliste. Parmi quarante-deux aliments courants, le calamar tient le pompon, suivi du porc, des moules et du chou cru ; le pire étant la confiture. Œufs, yaourts, pommes de terre et bananes ne font qu'un score médiocre, ce qui n'est pas surprenant pour ces aliments relativement mous.

Finalement, broyer et triturer avec les dents est nécessaire à la croissance de l'enfant puis au maintien d'une bonne santé, tout au long de sa vie. La mastication exhale les saveurs en permettant un contact plus long avec les papilles gustatives de la langue, elle favorise l'activité des glandes salivaires qui prépare le bol alimentaire, et constitue la première étape de la digestion. Les dents n'ont pas uniquement un rôle esthétique, relationnel : ce sont des outils coupants et broyeurs. Comme pour tous les bons outils, il faut veiller à les entretenir et à les nettoyer régulièrement, pour les préserver.

Indispensables lipides

Le beurre et la crème fraîche sont indispensables au plaisir des repas ! En effet, de nombreux arômes sont des lipides, c'est-à-dire des graisses. Ils se dissolvent donc prioritairement dans celles-ci. Lors de la cuisine, ou pendant la mastication, ils se libèrent, et vont donc se réfugier dans la crème fraîche et le beurre. Ce qui amplifie leur perception, car ils s'y concentrent. À cela s'ajoute l'onctuosité. Voilà pourquoi la grande cuisine en use avec talent.

N'oubliez pas de nourrir vos dents ! Qu'en est-il de la calcification des dents ? Observation médico-gastronomique, il a été montré que la consommation de fromages à la fin des repas accroît le calcium de la plaque et donc diminue le risque de carie. D'autant que la synergie avec le phosphore a un effet cario-statique. La caséine du lait évite la réduction de l'émail en réduisant la déminéralisation. Ces mécanismes s'ajoutent au fait que mastiquer du fromage stimule le flux salivaire, qui, étant basique (sur le plan de la chimie, du pH donc), neutralise les acides formés dans la plaque, ce qui diminue le débit et la concentration de sucre. Or vous avez 365 fromages officiels à votre disposition !

Parmi les multiples régimes qui fleurissent, à côté du *slow-food*, qui devrait donc impliquer une bonne mastication, surgit le « régime fourchette ». Plutôt que de manger avec ses doigts (ce que prône, d'ailleurs, un autre régime). Avantage minimal : manger à la fourchette oblige à manger par plus petites bouchées, donc plus lentement...

Mais insistons un instant sur l'organisation du cerveau, la mise en place de circuits de neurones, c'est-à-dire l'*apprentissage de l'enfant*. Dès que l'ensemble des dents de lait a poussé, c'est-à-dire en général vers 2 ans, l'enfant peut mâcher la viande. Un refus absolu du cher petit peut parfois être la conséquence d'un mauvais contact dento-dentaire, qui provoque des glissements. De toute façon, une alimentation un peu dure contribue aux bons contacts entre les dents et participe au développement harmonieux de la dentition : carotte crue, viande, pomme, vrai pain, pâtes *al dente*, tous sont de rigueur. Manger trop mou ne muscle pas la mâchoire, et ne conforte pas les dents dans leurs alvéoles. La façon dont certains se nourrissent actuellement mène tout droit vers l'orthodontiste. Mastiquer muscle donc la mâchoire, rendant la mandibule plus efficace ; et, dans le même temps, cela affermit la dentition : les petits-fils de Cro-Magnon l'avaient déjà compris, le plus vieux chewing-gum du monde, découvert par un archéologue suédois, est un morceau de résine de bouleau vieux de neuf mille ans, qui porte encore les traces des dents de son consommateur !

La réhabilitation de la formidable fonction masticatrice des dents s'avère nécessaire aux yeux de nombreux spécialistes, pédiatres, dentistes, gérontologues ; dans un monde où l'on ne mâche plus et où l'on consomme de plus en plus mou, de plus en plus sucré, de plus en plus insipide. La mastication est une fonction qui doit s'éduquer très tôt ; elle s'apprend, pour devenir quasiment réflexe, contrairement à la succion qui est innée. Maintenue tout au long de la vie, elle contribue à apprécier la diversité des mets, à amplifier le goût, à entretenir le plaisir de manger ; quand cette joie est perdue ou même affaiblie, notamment chez un grand nombre de personnes âgées, la dénutrition peut s'accélérer gravement.

Les dents font écouter la volupté

Parmi les divers organes des sens, l'audition apparaît sans doute comme celui qui serait le moins directement impliqué dans les processus de la prise alimentaire. Cependant, l'ouïe intervient de manière non négligeable ; grâce notamment au premier outil de la gastronomie, la dent, qui laisse entendre au moins trois sensations voisines, mais distinctes. D'abord le croustillant, composant fondamental des produits céréaliers, et bien évidemment du pain, car croustiller c'est d'abord manger de la croûte. Ensuite le croquant, avec ses sons plus graves : les oignons en saumure et les cornichons se doivent de l'être, plus encore le succulent fromage de tête qu'ils accompagnent ; il en est de même de la blanquette de veau. Sans oublier le fromage de tête... voire certains composants de la tête de veau, qu'elle soit agrémentée à la sauce gribiche, ravigote ou vinaigrette, ou avec l'une des six autres recettes proposées par Alexandre Dumas. Sans oublier la « tête de veau en tortue » des Belges, accompagnée de sauce tomate, relevée au madère, avec des frites, évidemment. Peut-être celle de Chateaubriand : « À Sainte-Foix, on étalait une certaine tête de veau marinée pendant cinq nuits, cuite dans le vin de madère et rembourrée de choses exquises. » Épicurien, bien que l'écrivant dans les *Mémoires d'outre-tombe*, il ajoutait : « De jeunes paysannes très jolies servaient à table. » Sans négliger l'apostrophe célèbre de Jules Romains, dans *Knock* : « Est-ce ce que ça ne vous grattouille pas davantage quand vous avez mangé de la tête de veau ? » ; et la réponse tout aussi célèbre : « Je n'en mange jamais, mais il me semble que si j'en mangeais, effectivement, ça me grattouillerait plus. » Pure médisance, car aucune allergie n'a été décrite avec ce succulent mets... dont la valeur nutritionnelle est remarquable.

Enfin le croquant, celui que l'on attend d'une belle pomme ; mais certainement pas d'une fraise, encore moins d'une banane. Les belles salades fraîches, tout comme les concombres, ne sont agréables que croquants sous la dent, les biscuits qui étoffent l'apéritif sont mauvais s'ils ne le sont pas. Pour les apprécier, il convient que s'associent la vue pour la forme et la couleur, le goût pour le salé, l'odeur pour le fromage éventuel, le toucher à la main ou en bouche pour le croquant et la friabilité, l'ouïe pour le « craquant ». L'amateur de bière écoute l'agréable chuintement subtil de sa mousse. Le crépitement de la friture informe que l'huile est chaude à point nommé : l'oreille fait alors office de thermomètre. L'affineur ne sonne-t-il pas les fromages avec le manche de la sonde, après en avoir extrait une carotte pour le goûter. Le sonneur de tonneaux est capable d'apprécier, outre le remplissage de la barrique, la qualité du vin à la simple sonorité qu'il perçoit. Frapper une pastèque ou un melon étalonne leur mûrissement et leur teneur en sucre. La percussion de l'huître indique sa qualité et de sa fraîcheur.

En relation avec le goût, les bruits et les sons ont deux origines principales : soit ils sont directement liés à l'aliment lui-même, soit ils proviennent de l'environnement (pour agrémenter ou perturber le repas). L'ouïe perçoit la musique introduite par les instruments culinaires. On salive en claquant de la langue. La cloche de l'école génère un véritable réflexe de Pavlov : elle fait abondamment saliver, annonçant le repas tant attendu. Plus subtilement, les multiples petits bruits d'un restaurant gastronomique mettent l'eau à la bouche.

Synchronie appréciable, la musique d'ambiance masque, édulcore la peur du silence, qui signe l'isolement ; elle protège et isole, au restaurant, les conversations particulières ; elle entoure les rêveries amoureuses. Une musique évocatrice comme une conversation animée, fût-elle gastronomique, aiguisent le plaisir de la bonne chère. Entendre et parler, ou plutôt écouter et bavarder sont les accessoires et les parures du repas. Sans aller jusqu'à suivre ceux qui prétendent que la gastronomie est moins l'art de bien manger que de bien parler de ce que l'on mange. Et tous les joueurs de Trivial Pursuit savent qu'à une question piège : « Quel est le sens le plus affaibli après un bon repas ? » Il faut répondre… l'audition !

Ne pas mélanger les plaisirs : une musique douce peut être appréciable pendant le repas, tant qu'elle n'empêche pas de saisir le craquant subtil de la croûte qui crisse aussi sous la dent. Le brouhaha empêche d'apprécier le pain grillé qui accompagne le foie gras ! Un environnement assourdissant est gênant.

Où se situe le plaisir d'écouter la musique ? Dans des cellules cérébrales qui sont activées par la nourriture ou par l'activité sexuelle, car elles le sont également par la musique… Cela est vu en imagerie médicale. L'onctueux est délicieux, sublime. Or il s'agit d'une perception tactile, une véritable sensation physique, à laquelle s'associe un peu de chimie quand cet onctueux constitue la conséquence de la présence de graisses, qui, non seulement ont leur propre goût, mais concentrent de nombreux arômes qui viennent s'y dissoudre ! Le crémeux est tellement agréable que de multiples recettes culinaires, et encore plus souvent des plats inventés par l'industrie agroalimentaire, le créent non plus avec des graisses (végétales ou animales comme celles du lait, du beurre) mais avec des extraits d'algues, voire des substances encore plus exotiques. Encore que le bec fin ne se laisse sans doute pas tromper.

L'ambiance des repas, ça compte

Les guides ne fournissent pas le nombre de décibels des restaurants qu'ils accrochent sur leurs cimaises. Quand donc se décideront-ils à le faire ?
La température ambiante exerce aussi une influence ! Mangez au calme, dans une ambiance tempérée. Vos organes des sens sont au mieux de leur forme aux environs de 20 °C ; des écarts trop grands diminuent leur sensibilité. Si le restaurant affiche dix degrés de trop ou de moins, vous êtes en droit de demander une réduction de 50 % sur l'addition !

Spontané mais risqué

Le seul nutriment pour lequel un instinct soit démontré est le sel. Il existe un attrait spécifique pour le sel, sorte de réflexe, boucle physiologique, pour assurer l'équilibre hydrominéral. Pendant la grossesse, une forte consommation en sel de la future mère induit, chez son enfant après sa naissance, un niveau de consommation spontané supérieur à la moyenne, il y restera fixé, hélas ! En revanche, un enfant qui aura été habitué à consommer beaucoup de sel (après sa naissance) pourra revenir à une consommation inférieure ultérieurement. Il y a du sodium dans le glutamate, dans le bicarbonate et encore dans d'autres substances. Mais, curieusement, il y a des industries qui suppriment le glutamate au prétexte de l'authenticité, mais qui le remplacent par des arômes… fixés sur du sel, qui représente parfois 85 % de la masse de l'arôme ! Le glutamate est en fait plus un « camoufleur » de goût qu'un exhausteur de goût ! 10 à 20 % de la population consomment plus de 12 grammes de sel par jour. En fait, ce ne sont pas systématiquement des gens qui rajoutent du sel, mais ceux qui se bâfrent. Les forts consommateurs de sel sont de « simples » gros mangeurs. Culturellement, nombre d'aliments sont pour nous strictement immangeables s'ils ne sont pas salés. Alors que dans un autre pays latin, en Italie, on mange fréquemment moins salé, y compris le pain ; en Toscane il existe des pains traditionnels sans sel.

Le goût assure la santé : santé mentale par profit des plaisirs spécifiques qu'il prodigue, santé physique par choix judicieux de la variété des aliments. Les aliments jugés insipides – par ignorance notamment – ne tentent pas : ils sont délaissés, voire rejetés. Le corps est alors privé des nutriments précieux qu'ils peuvent contenir, et dont il a besoin. Le subtil équilibre des aliments indispensables ne peut s'obtenir que si les sens, commandés par le cerveau, les recherchent pour s'en délecter. Sinon le cerveau n'est plus approvisionné en certaines molécules nécessaires à son fonctionnement, et, par voie de conséquence, l'efficacité du corps n'est pas optimale.

Les choix d'aliments traditionnels, dans une région donnée, n'étant pas innombrables, il faut les préserver. Car la question actuelle, dans de nombreux pays, n'est plus de se procurer suffisamment d'aliments, comme cela le fut pour l'humanité pendant des millénaires, mais de les choisir et de les aimer dans leur diversité : la gestion de la pléthore (déséquilibrée) nécessite impérativement une éducation scientifique minimale, mais aussi un apprentissage sensoriel. Sinon, la sélection sera restreinte aux perceptions innées du sucré (celles de la langue) tandis que les autres, culturelles, seront ignorées ; ratage pour la santé, échec pour l'intelligence, déroute pour la culture : l'homme est alors ravalé au rang du mammifère animal. Or 40 % des aliments pour enfants contiennent du sucre ou du jus de fruit, ils constituent un véritable danger sanitaire et culturel. Formant une génération de dépravés de la papille, avec le mou et le sucré. Car un homme qui ne sait pas apprécier la variété des aliments, non seulement ne satisfait pas aux besoins de son corps, mais il n'est pas réellement libre. Il est handicapé du corps et de l'esprit, invalide des sens, retardé culturel ; le succès lui échappe, alors que celui-ci réside dans le prolongement de la nature, c'est-à-dire la cuisine : le corps en profite, les sens en jouissent, le cerveau triomphe. Mais la réussite de l'adulte est le strict résultat de l'éducation et de l'apprentissage préalable de l'enfant. Il faut encore le répéter !

Il y a manifestement du bon à se faire du bien ! Un exemple spectaculaire est donné avec le chocolat. II est paré de nombreuses vertus, du fait de la présence d'un grand nombre de substances réputées avoir une influence sur le psychisme, pourtant présentes en trop petites quantités pour offrir un effet pharmacologique. Sont-elles directement efficaces par elles-mêmes ? Non ! Des chercheurs ont composé des capsules avec tout ce qu'il y a de psychoactif dans le chocolat, les ont données à des volontaires, qui n'y ont trouvé aucun bénéfice. Alors que les mêmes molécules, dans des proportions identiques, mais dans du chocolat nature, étaient efficaces. En fait que se passe-t-il ? Manger du chocolat procure du plaisir, opération qui fait sécréter au cerveau des substances naturelles dénommées endorphines (en fait des morphines naturelles), qui font que l'on se trouve en pleine forme. Le même mécanisme préside au fait que le jogger doit se livrer à sa passion de manière régulière, sinon, il n'est pas en forme mentalement. Il existe une sorte d'addiction au plaisir indirect. Le sadomasochisme expérimental est même allé encore plus loin. De jeunes couples, anglais en l'occurrence (légitimes, la morale est sauve), ont été soumis à l'épreuve du baiser fougueux et à la prise de quelques morceaux de chocolat. Résultat étonnant ; le plaisir donné par le chocolat est plus intense et dure quatre fois plus longtemps. Cela étant mesuré objectivement par l'imagerie médicale. Quel résultat aurait été trouvé avec des couples illégitimes ? Encore mieux, mais menée de manière beaucoup moins scientifique, une enquête auprès de femmes. Avec une question : préférez-vous faire l'amour ou manger du chocolat ? Réponse désespérante pour les hommes : à 60 %, elles préfèrent le chocolat ; avec comme explication que l'on ne risque pas d'être déçu !

Des récepteurs du goût inattendus

Aussi surprenant que cela puisse paraître, il existe des récepteurs du goût situés… dans les intestins ! Leur rôle reste encore à élucider.

Pour terminer ce chapitre, voulez-vous peut-être une illustration artistique que l'exercice physique aide le cerveau à mieux fonctionner, encore plus longtemps : la sculpture conserve mieux que la peinture.

Des chercheurs de l'Université de Géorgie aux États-Unis ont comparé la longévité de 144 sculpteurs et de 262 peintres européens ayant vécu entre le XVe et la fin du XIXe siècle. Globalement, les peintres vivaient moins longtemps (63,6 ans en moyenne) que les sculpteurs sur pierre (67,4 ans). De plus, 60 % des peintres décédaient avant l'âge de 70 ans et seuls 13 % d'entre eux atteignaient les 80 ans. L'espérance de vie des sculpteurs était nettement plus favorable puisqu'ils étaient seulement 48 % à mourir avant 70 ans et 21 % passaient les 80 ans. L'origine géographique des artistes n'expliquait pas cette différence, pas plus que l'alimentation ou la classe sociale, ou l'exposition à des matériaux toxiques comme les solvants et les métaux lourds contenus dans les peintures (Watteau est mort empoisonné par le plomb, car il suçait outrageusement ses pinceaux). L'explication pourrait être en relation avec l'exercice physique plus intense déployé par les sculpteurs sur pierre, qui exerce un effet favorable sur le système immunitaire, ainsi que sur la mortalité liée aux maladies cardio-vasculaires et infectieuses. Qui plus est, l'activité physique améliore le flux sanguin dans le cerveau, affine l'oxygénation du cerveau, et donc optimise son fonctionnement et sa longévité. D'autant que, en particulier, les antibiotiques n'existaient pas à cette époque. Illustre exemple de la bonne synchronie du muscle et du cerveau : Michel-Ange, qui vécut jusqu'à 89 ans, exploit pour cette époque.

L'exercice physique améliore la mémoire !

Entre autres parce qu'il augmente jusqu'à 2 % le volume d'une petite région du cerveau cruciale dans les processus de mémorisation, l'hippocampe. Qui, par ailleurs se réduit de 1 à 2 % en vieillissant. Mais aussi parce qu'il améliore la circulation du sang dans tout le cerveau, assurant une vie meilleure pour les neurones, donc plus longue.

2

Que manger pour nourrir le cerveau ?

Tout particulièrement pour le cerveau, nombre d'aliments doivent être hiérarchisés en fonction de leurs contenus en nutriments, afin de sélectionner ceux dont l'efficacité est la meilleure. En prenant en compte leurs moments privilégiés d'absorption dans le nycthémère, leurs successions, leurs combinaisons, leurs exclusions ; également la vitesse à laquelle il faudrait les manger. Cadences, tempo, périodicité, synchronie et cohérence sont alors les mots d'ordre. Sous la baguette du chef de chœur, constitué de quelques neurones dans le cerveau, et de ses acolytes ; mis en harmonie avec l'environnement, véritable diapason. Commençons par examiner les nutriments, macro et micro ; gouvernés par plusieurs facteurs chronologiques et, dans une certaine mesure, chronobiologiques.

Apparier ou dissocier les aliments

En termes d'efficacité nutritionnelle, dans le cadre de la très importante chronologie de la prise des aliments, il existe des associations qui se révèlent délicieuses pour les papilles. Outre les moments propices, les rythmes et les vitesses, pour consommer les aliments et chacun des leurs nutriments, qu'en est-il des interactions entre eux, des synchronies avantageuses ou non ? Vaste sujet ! Chrono-alimentation d'assemblages ou d'ostracisme ? Certaines alliances sont-elles favorables, obligatoires ; ou au contraire à exclure ? La prise de médicaments, si fréquente, peut-elle exercer des interférences, et inversement ? Le rythme des saisons change-t-il les données ?

À l'image des médicaments (pour lesquels les choses sont relativement bien connues), deux types bien différents d'interactions alimentaires peuvent se manifester (elles sont encore relativement mal connues). D'abord celles d'ordre cinétique, impliquant des mécanismes au niveau digestif (transformations gastro-intestinales, résorption, fonctionnement hépatique ; un aliment affectant alors l'absorption, la distribution, le métabolisme ou l'excrétion d'un autre). Ensuite les interdépendances sur les lieux d'utilisation, les organes en particulier ; deux aliments pouvant y exercer des actions antagonistes, additives ou encore synergiques. Sachant que ces trois types d'interactions peuvent être majorées (ou parfois minorées) par un état physiologique ou pathologique préalable.

Vis-à-vis de tout aliment ou de ses nutriments, le métabolisme (en particulier celui des intestins et du foie) connaît-il des variations temporelles, liées à divers stades aux rythmes biologiques ? Oui, car sont d'abord concernées les capacités digestives enzymatiques, ensuite les aptitudes d'assimilation et d'absorption *via* les cellules intestinales (dénommées entérocytes), enfin le potentiel de métabolisme (qualifié de secondaire) par les enzymes hépatiques (transaminases, transférases, cytochromes, etc.). D'autre part, la sensibilité des innombrables récepteurs aux nutriments varie au cours de la journée. Ce phénomène est dénommé chronesthésie. Dans l'organisme, le devenir métabolique d'un nutriment sera donc différent en fonction de l'heure de la prise de l'aliment qui le contient. Incidemment, cela induit des applications pratiques, en d'autres termes des prescriptions diététiques, et pose la question de la pertinence de nombre de supplémentations micronutritionnelles, voire de l'efficacité de l'utilisation des compléments alimentaires.

Après le passage de la barrière intestinale, transitant par la veine porte, les aliments arrivent au foie. Dans cet organe, une machinerie complexe assure le stockage des composés nutritifs et permet la neutralisation des fractions alimentaires non utilisables, désamorçant la toxicité, s'il en est, et permettant leur élimination, en particulier dans les urines. En effet, au cours d'un repas, nous ne consommons pas moins de quatre mille à cinq mille substances, qualifiées de xénobiotiques car étrangères à notre corps ; il nous faut les annihiler et les transformer en formulations chimiques qui permettent de les excréter. Contrairement à ce qu'affirment nombre de marchands de peur, la substance étrangère est la règle dans notre alimentation.

Les bonnes associations

Bien souvent, pour savoir combiner les aliments, il suffit d'observer nos traditions alimentaires et de chercher à comprendre pourquoi nos ancêtres ont fait de bons choix dans les associations d'aliments (et l'élimination de certains), pour tenter de les expliquer scientifiquement. En conséquence, la science justifie maintenant pourquoi l'ordonnancement des repas est judicieux, alors qu'il a été choisi empiriquement par nos prédécesseurs.

En fait, nombre de nutriments (dans un même aliment, ou bien dans deux aliments absorbés simultanément) s'entraident pour mieux être captés par notre organisme, afin d'être plus efficaces dans nos organes, dont évidemment le cerveau. Leur biodisponibilité s'en trouve accrue. C'est très exactement ce qu'exprime le mot de synergie : ils agissent de concert, mais la somme est supérieure à la simple addition. C'est la raison pour laquelle les nutriments sont plus actifs dans les aliments que dans des gélules, c'est aussi pourquoi plusieurs types d'aliments doivent être pris au cours du même repas. Examinons quelques exemples spectaculaires.

La synergie des nutriments

Un nutriment indispensable (vitamine, minéral, oligoélément, oméga-3, acide aminé) est plus efficace lorsqu'il est absorbé en qualité de constituant d'un aliment, que quand il est seul (on appelle cela, doctement, l'effet matrice de l'aliment). Bien plus, quelques nutriments en association s'épaulent, pour être alors chacun plus efficace. C'est la synergie. Il faut donc manger des aliments. La juxtaposition des compléments alimentaires, sauf dans certaines occasions, est donc partiellement illusoire.

LA VITAMINE C DES FRUITS

Dans un comprimé ou bien dans un fruit (donc, selon le cas, une vitamine de synthèse ou bien naturelle), l'acide ascorbique (c'est-à-dire la vitamine C) est identique sur le plan de la chimie (ce qui n'est pas le cas de toutes les vitamines ; pour certaines, la synthèse chimique élabore corollairement nombre de molécules qui ne sont pas strictement identiques à la vitamine naturelle). Or, pour obtenir la même efficacité, il en faut soit 50 milligrammes dans le fruit, soit 100 milligrammes dans la gélule. Outre la diversité des composants de chaque aliment, d'autres aliments pris presque simultanément peuvent accroître notablement la biodisponibilité de la vitamine. C'est ainsi que seulement 25 à 30 milligrammes suffisent si le fruit accompagne une viande, grâce à son fer !

LE FER ET LA VITAMINE C

Ensuite, donc, la vitamine et l'oligoélément s'épaulent dans leur captation au niveau des intestins. Puis chacun se retrouve dans le sang en quantité beaucoup plus importante que s'il était seul. Faire suivre les épinards d'un jus d'orange accroît la captation du fer, qui peut ainsi passer de 3 % jusqu'à 6 % ; il en est de même avec les protéines de la viande. Accompagner la viande de légumes, et les faire suivre d'un fruit, relève simplement de l'efficacité nutritionnelle. À vrai dire, le fer du steak, du jambon ou du boudin noir (il est qualifié d'héminique, du fait de sa « présentation » particulière) est lui-même beaucoup plus efficace que celui des végétaux, que ce soit avec ou sans fruits. Le raisonnement devient formidablement utile avec les aliments moins riches en fer héminique, comme les volailles, ou pauvres en fer de qualité, tel nombre de poissons. Par ailleurs, la vitamine C augmente aussi la biodisponibilité du sélénium, ce qui est logique, car tous deux travaillent physiologiquement de concert ; les fruits doivent donc suivre les poissons, et parfois les accompagner.

LE SÉLÉNIUM ET SES ALLIÉS

Le déficit de sélénium entraîne une accélération des processus du vieillissement, phénomène qui concerne tout l'organisme, notamment l'opacité du cristallin, le cerveau, les rides ou l'athérosclérose. Cet oligoélément se trouve dans de nombreux végétaux, en particulier les fruits secs ; mais aussi et surtout dans les viandes, encore mieux dans les poissons (où sa biodisponibilité est la plus grande). Le sélénium agit comme oligoélément déterminant dans la nature d'acides aminés participant à l'identité d'enzymes détruisant les radicaux libres, qui détruisent à petit feu les organes, surtout le cerveau. Il est efficace de lui associer la vitamine E, le cuivre, le manganèse et le zinc, eux aussi impliqués dans des enzymes de protection contre les oxydations délétères. Allez vite consulter les tables de ce chapitre pour savoir quoi manger, et comment.

LE ZINC

L'absorption intestinale du zinc est de l'ordre de 35 % pour un repas très riche en protéines animales, elle n'est plus que de 20 à 30 % pour un menu français standard, et peut descendre à 15 % pour une alimentation basée sur les produits végétaux et pauvre en viande. Cet oligoélément se trouve principalement dans les viandes (et fruits de mer), ainsi que dans les produits laitiers, où il est excellent, grâce au lactose qui augmente sa biodisponibilité. Il en est de même du calcium, plus disponible dans le lait et les produits laitiers, que dans les autres aliments qui en contiennent. Si vous en mangez trop peu, vous pouvez recevoir le conseil de prendre des compléments alimentaires, dont toutefois l'efficacité nécessite que vous mangiez de la viande.

LE BÊTA-CAROTÈNE

Qu'en est-il de l'huile et du bêta-carotène ? Cette molécule sert principalement de précurseur à la vitamine A, mais elle assume, à titre personnel, des rôles particuliers. Cette provitamine (dénomination signifiant qu'elle constitue le précurseur de la vitamine, sans en être une par elle-même) est abondante dans de nombreux fruits et légumes, parfois en quantité importante. Or l'adjonction d'huile multiplie par deux le transfert du bêta-carotène dans l'organisme. Les carottes râpées à la vinaigrette sont donc, du moins sur le plan nutritionnel, beaucoup plus intéressantes que les carottes à la croque. D'autant que certaines huiles végétales sont, de surcroît, incontournables. Cette combinaison doit être particulièrement prise en compte quand les années s'accumulent, car la transformation, dans le foie, du bêta-carotène en vitamine A, est divisée par environ huit entre 50 et 70 ans.

LES FIBRES

Comme vous le savez déjà, il faut savoir ordonnancer les aliments au cours du repas. Pour optimiser l'efficacité de toutes, il est judicieux d'associer des fibres de diverses origines à chacun des repas : les légumes et les fruits doivent accompagner les viandes et les laitages, mais aussi les féculents. Il est illusoire et malvenu de consommer beaucoup de légumes à l'un des repas, et aucun au suivant. D'autant que les fibres de chacune des grandes classes d'aliments n'ont pas exactement le même effet. Successions efficaces et pertinentes, celles des légumes calment bien la faim pendant les deux ou trois heures qui suivent les repas. En revanche, l'effet satiétogène des fruits est moins rapide, mais plus prolongé. Pour optimiser l'action des fibres sur la sensation de faim, afin de ressentir rapidement la satiété, tout en restant rassasié le plus longtemps possible après le repas, mieux vaut commencer par les légumes et finir avec les fruits. L'habitude culturelle fonde donc sa justification et sa source dans une physiologie toute simple.

Quel intérêt pour les combinaisons (génératrices de synergies) de protéines végétales ? Rappelez-vous que les céréales et les légumes secs (lentilles, haricots, fèves) constituent deux classes d'aliments dont les protéines sont incomplètes. Chacune contient en quantité trop faible un acide aminé indispensable particulier : il s'agit de la lysine pour les céréales, et de la méthionine pour les légumes secs. Leurs associations, au cours d'un même repas, offre à notre organisme un mélange de protéines fournissant tous les acides aminés dans les bonnes proportions. Il est donc optimal de fédérer (dans le même repas, sinon dans la même préparation, ce que font nombre de spécialités traditionnelles) la viande (terrestre, aérienne ou maritime) avec plusieurs familles de légumes. Cela sera détaillé plus loin dans ce livre, dans le chapitre consacré aux protéines.

LES BONNES ALLIANCES ENTRE LES GLUCIDES ET LES HUILES (ET GRAISSES)

L'intérêt de l'amidon, celui des céréales, est d'être digéré lentement, ce qui permet d'approvisionner l'organisme sans à-coups – processus absolument fondamental pour le cerveau. Ce sucre complexe, qualifié de lent, offre l'avantage d'un indice glycémique bas. La simultanéité avec d'autres classes de nutriments (lipides et protéines) peut modifier son indice glycémique (cela sera décrit plus tard dans ce chapitre). Ainsi, ralentir les glucides des pommes de terre en robe des champs par du beurre ou du fromage constitue une idée aussi intéressante tant sur le plan culinaire que nutritionnel ; freiner les glucides des pâtes ne peut être que propice : c'est précisément le rôle de l'ajout d'un filet d'huile, ou encore d'un peu de fromage râpé. Le beurre sur le pain doit être béni ! La présence de fibres augmente encore l'efficacité ! En quelque sorte, l'idéal serait donc une salade composée, avec une vinaigrette, morceaux de fromage, riz ou pomme de terre, jambon, cubes de rosbif ou rondelles d'œufs ! Un peu de jambon dans les légumes secs est également excellent ; ou, encore mieux, du petit salé aux lentilles, succulente recette traditionnelle ! Que Raymond Queneau (*Les Enfants du limon*) ne reconnaît que partiellement, car il remplace les lentilles par du chou : « Qu'est-ce qu'il aurait envie de s'ingurgiter aujourd'hui ? Du confit d'oie ou du petit salé aux choux, du caneton ou du cassoulet, de la bouillabaisse ou du boudin de campagne. Mais le mets choisi, où manger le meilleur ? » Sachant qu'Émile Zola (*Le Ventre de Paris*) voit tout d'un point de vue culinaire : « Il rendit le déjeuner par un souper, à une heure du matin, dans sa chambre. Il servit du boudin froid, des ronds de saucisson, un morceau de petit salé, des cornichons et de la graisse d'oie. » Jean-Paul Sartre, quant à lui, préfère le cassoulet : « Nous nous sommes offert un dispendieux déjeuner (hors-d'œuvre, truite, cassoulet, foie gras, fromage et fruit avec un vin du pays). » Simone de Beauvoir, qui fut à la même table, écrit exactement la même chose, sauf que, pour elle, le repas est « énorme » plutôt que « dispendieux » !

Moralité : la diversité (mais sans excès), au cours d'un même repas constitue le secret de l'efficacité !

Fréquentations à surveiller : aliments et médicaments

La chronopharmacologie organise une discipline qui examine l'influence du moment d'ingestion des médicaments sur leur efficacité ; pour chercher d'une part à maximiser les effets thérapeutiques, et d'autre part à minimiser les effets secondaires (obligatoires pour un médicament véritablement actif). Ce vaste sujet n'entre pas dans le cadre de ce livre. En revanche, certains aliments exercent un effet sur l'efficacité de quelques médicaments. De quoi s'agit-il ? Prenons quelques exemples.

PAMPLEMOUSSE ET MÉDICAMENTS : DANGER !

L'Afssaps (devenue en 2012 ANSM, Agence nationale de sécurité du médicament et des produits de santé) a publié une mise au point sur les interactions possibles entre médicaments et aliments. Selon elle, six aliments sont à surveiller. D'abord, et surtout, le jus de pamplemousse. Ce qui est connu de relativement longue date, mais n'est pas encore suffisamment pris en compte, alors même que l'association de l'agrume et de certains produits pharmaceutiques a provoqué des accidents. Ce fruit amplifie beaucoup l'absorption de certains médicaments, notamment ceux utilisés pour faire baisser le cholestérol (les statines). Il interagit avec les immunosuppresseurs (ce qui pose de graves problèmes chez les greffés), laissant craindre des atteintes musculaires et rénales. La recommandation est de limiter la consommation du jus de pamplemousse à moins d'un quart de litre par jour, absorbé au moins deux heures avant la prise de ces médicaments. Des flavonoïdes particuliers, la naringine du pamplemousse et l'hespéridine de l'orange, sont responsables de ces interactions. Les jus de pomme et d'orange pourraient se voir imposer les mêmes restrictions. La prudence s'impose également avec les médicaments prescrits pour les allergies, les cancers, les attaques cardiaques et l'hypertension. En pratique, d'une manière générale, les agrumes (citron, pamplemousse, orange) doivent être évités avec les anti-inflammatoires, dont l'aspirine, pour éviter de majorer les brûlures d'estomac et les éventuels reflux acides. Du reste, un cas a été décrit en France d'une femme ayant fait une hémorragie massive, à la suite de la prise associée d'un médicament antivitamine K et de jus de pamplemousse en très grande quantité.

VITAMINE K ET ANTICOAGULANTS

Les médicaments destinés à modifier (dans le sens de la diminution, presque toujours) la coagulation sanguine (anticoagulants en l'occurrence) font mauvais ménage avec les aliments riches en vitamine K qui minimisent l'efficacité des traitements oraux et exposent donc à un risque de thrombose. Il s'agit des choux, des brocolis, des épinards, des avocats, du persil, de la laitue et des produits tripiers. La recommandation de l'Afssaps est de ne pas dépasser une portion quotidienne ; d'une manière générale, rares sont les personnes qui le font. Aucun risque avec les produits tripiers et le persil ; car l'un n'est plus dégusté que rarement (à raison d'une demi-tranche de foie de veau, par an et par habitant en France). Pour l'autre, il ne fait que saupoudrer la salade, plus ou moins parcimonieusement.

ALCOOL ET ANTIDÉPRESSEURS

L'alcool est à éviter en association avec tous les médicaments de type anxiolytiques, neuroleptiques et antidépresseurs (ce que ne manque pas, en général, de recommander le médecin ou le psychiatre), avec les analgésiques et nombre d'antitussifs (à base de codéine ou de tramadol). Concernant certains antiallergiques, l'alcool accentue la somnolence. Par ailleurs, associé aux anti-inflammatoires ou à l'aspirine, il peut, lui aussi, induire des reflux et des brûlures d'estomac. L'éviction totale est de mise. Restons donc sobres !

CAFÉINE ET ANTIBIOTIQUES

La caféine doit être proscrite sous certains traitements antibiotiques comme l'énoxacine, la ciprofloxacine et la norfloxacine. Ces derniers perturbent son élimination risquant ainsi de causer un surdosage avec tous les désagréments qui s'y rapportent (palpitations, sueurs, tremblements, etc.). Elle est aussi déconseillée avec les antiasthmatiques à base de théophylline.

RÉGLISSE ET PRESSION ARTÉRIELLE

La réglisse (dont le nom anglais est *liquorice*) augmente la pression artérielle ; ce qui est toujours mauvais pour le cerveau, comme cela a été observé chez les avides d'antésite, qui était largement utilisée pour préparer des boissons rafraîchissantes. Elle est donc à limiter en cas d'hypertension. Quoiqu'elle fût considérée comme composant de l'élixir de longue vie par les Chinois anciens, et même par Hippocrate ! À ne pas confondre avec la badiane, anis étoilé, qui en a modérément le goût, sans les propriétés (préparation d'antivirus H1N1, dont il a beaucoup été question). Attention aux faux « pastis », fabriqués avec de la réglisse, et non pas avec le célèbre végétal dénommé anis étoilé !

Si certaines de ces interactions sont connues depuis plusieurs années, il semble toujours utile de les rappeler. *Quid* des plantes médicinales ? Le mystère est encore relativement opaque.

Il ne faut pas oublier que le fonctionnement du système circadien peut être restauré, préservé ou au contraire détérioré par des médicaments, selon le moment d'administration et la dose. Exemple préoccupant : un cancer peut se développer deux à trois fois plus vite quand le système circadien est perturbé, par les décalages horaires fréquents, par dysfonction du « pacemaker » cérébral, et par mutation du gène de l'horloge cellulaire.

Avantage à privilégier, la progression du cancer est ralentie quand le rythme circadien est renforcé par une alimentation très régulière, prise à heure fixe et programmée, ce qui devrait être aisé pour tout un chacun. Il le serait aussi par des molécules qui ciblent les protéines de l'horloge biologique des cellules cancéreuses (ce qui relève pour le moment de la recherche). Or, outre la fatigue, l'un des effets indésirables de la chimiothérapie anticancéreuse est de couper la faim ; ce contre quoi il faut lutter avec énergie : les repas pris de manière décousue aggravent la désynchronisation de l'horloge biologique, et donc la maladie. À l'inverse, il est parfois utile de casser l'horloge pour que le médicament soit plus efficace (le cisplatine, en l'occurrence) !

Quelques mauvais couples…

Globalement, à cause d'une synchronie défavorable d'absorption de nutriments, certaines interactions alimentaires peuvent s'avérer redoutables pour la santé, par exemple en suscitant des déficits éventuels. La présence de l'un peut parfois empêcher l'autre d'être capté, d'être utilisé, donc de manifester son utilité.

FER ET CALCIUM EN CONCURRENCE

A *minima*, deux nutriments peuvent se faire de l'ombre. Ainsi le calcium et le fer se concurrencent-ils lors de la digestion ; étant donné qu'il y a quantitativement beaucoup plus de calcium dans les aliments, ce mécanisme s'opère généralement au détriment du fer, pourtant si important pour le cerveau. La sagesse consiste donc à éviter de manger de la viande et du lait en même temps – prescription de l'Ancien Testament. Ne pas faire cuire le veau dans le lait de sa mère. Bombance de fromages n'est peut-être pas recommandable après une parcimonieuse portion de viande blanche.

PHYTATES ET OXALTES

Quelques substances (présentes dans les aliments) desservent nombre de nutriments, en particulier les oligoéléments. Il s'agit notamment des phytates et des oxalates. Ils « neutralisent » les oligoéléments, en les enserrant, en quelque sorte, dans une construction moléculaire qui les rend inabsorbables dans les intestins. On dit qu'ils sont chélatés. Certes, le pain complet (comme les autres céréales complètes) contient de plus grandes quantités d'oligoéléments que la baguette blanche classique ; mais leur biodisponibilité est entravée par la présence simultanée de phytates. L'association de l'oseille, riche en oxalate, comme quelques légumes verts riches en phytates, n'est pas recommandable avec un produit laitier, car elle diminue l'absorption du calcium et du magnésium. Le zinc est également « neutralisé » par les acides citrique, oxalique, phytique. Un foie de veau à l'oseille n'est donc pas une bonne idée chronobiologique, même si elle peut l'être sur le plan gastronomique. Incidemment, les végétaliens ne prenant aucun produit d'origine animale développent des déficits, ne serait-ce que parce que le calcium et le zinc végétal sont moins bien assimilés.

FER ET ACIDES DE FRUITS ET LÉGUMES

Pire, un nutriment peut en altérer un autre ! Le fer et les acides (ascorbique des fruits et de quelques légumes, citrique des citrons) ont tendance à détruire la vitamine B12, qui est une construction moléculaire complexe et fragile. Il est donc déconseillé d'associer le foie aux agrumes, de manger l'huître avec trop de citron ou de vinaigre, ou même du jus de tomate (quelle idée antigastronomique !). D'ailleurs, à l'origine, les quelques gouttes de citron (ou de vinaigre) déposées sur l'huître avaient pour but de vérifier qu'elle était bien vivante, en se rétractant un peu, témoignage de sa fraîcheur, sinon de sa qualité. Attention aux brocolis, quoiqu'une bonne fraction de leur vitamine C soit détruite par la cuisson ; ce qui réduit partiellement les interactions éventuelles.

FOLATES À PROTÉGER

La biodisponibilité des folates est très variable selon les aliments, en raison notamment de l'inhibition exercée par certains composants acides, comme ceux du jus d'orange ou de la tomate, sur le système nécessaire à l'absorption de la vitamine. Il ne faut donc pas mélanger n'importe quels aliments ! Cette biodisponibilité se situe en moyenne entre 50 et 70 %. Ces folates sont en revanche bien protégés, même en milieu acide, par les antioxydants, dont la vitamine C.

CHOUX ET CRUCIFÈRES

Après transfert des nutriments dans la circulation générale, les interactions peuvent se manifester sur les lieux mêmes d'utilisation. Ainsi, les choux et crucifères, d'une manière générale, comme les préparations les impliquant (chou-fleur, céleri, choucroute, potées, etc.) possèdent des substances goitrogènes, certes à très faible dose. Toutefois, une nourriture exclusive à base de choux (souvent dans les régions pauvres, pendant les guerres) provoque une hypothyroïdie et l'apparition d'un goitre. Surtout si le sel n'est pas iodé. Donc, si vous êtes « fana de crucifères », dégustez une bonne douzaine d'huîtres avant une choucroute ; mieux, sélectionnez de temps en temps une choucroute de la mer, substituant les poissons et fruits de mer aux charcuteries. Jules Verne ne fait-il pas dire à l'un de ses personnages (*Les Cinq Cents Millions de la Bégum*) : « Je me demande même, ajouta-t-il, comment les peuples qui n'ont ni saucisses, ni choucroute, ni bière, peuvent tolérer l'existence ! » Avec modération, tout de même ! Car Benoîte Groult nous révèle son inattendue gourmandise : « Vers dix heures, dîner *at home* : paloignon gratinée, œufs brouillés, pointes d'asperges, choucroute garnie, desserts variés. Mais ce matin, bouillon de légumes ! »

TABAC ET ALIMENTS

Enfumer les sens et les nutriments ? On le sait : fumer tout court n'est pas bon et fumer en mangeant l'est encore moins. Évidemment. D'abord pour des motifs sensoriels : les odeurs et les arômes sont occultés par la fumée. Ensuite pour des raisons médicales : la nicotine accélère le transit et diminue l'absorption intestinale des nutriments Observez que les fumeurs sont fréquemment minces en conséquence d'une malabsorption des nutriments. À l'arrêt du tabagisme, ils grossissent, et deviennent constipés, car le péristaltisme de l'intestin reste diminué.

La nature, les saisons et les aliments

Une bonne gestion alimentaire des saisons ne consiste pas à copier ce qu'il se fait de mieux, selon les climats, et dans d'autres régions du globe. Manger méditerranéen l'été et esquimau l'hiver ne suffit pas ! En fait, les aliments de saison doivent être cueillis bien mûrs, quand il s'agit des végétaux. C'est-à-dire à l'optimum de leurs valeurs nutritionnelles, vitaminiques et minérales. Or, dès qu'ils proviennent de pays exotiques ou lointains, il faut les récolter avant la maturité, afin de pouvoir les conserver, les transporter puis les distribuer. Opérations qui réduisent leurs teneurs en nutriments. Qui plus est, celles-ci diminuent avec le temps de conservation, surtout si la température est élevée. C'est d'ailleurs pourquoi les conserves appertisées peuvent finalement s'avérer plus riches que les mêmes produits frais, car le procédé détruit certes un peu certaines vitamines, mais elles étaient en concentration maximale au moment de leur mise en boîte ; alors que le même aliment « frais » en est, dès le départ, moins riche.

Si les traitements thermiques (pasteurisation, stérilisation, traitement UHT) n'ont pas d'impact sur les vitamines liposolubles (celles qui sont dissoutes dans les graisses), ils peuvent par contre détruire une *petite* partie des vitamines hydrosolubles (celles qui se dissolvent dans l'eau). La perte est légère avec la pasteurisation (10 %) et plus conséquente avec la stérilisation (20 à 30 %). Quelques aliments de grande consommation, dont notamment le lait, sont habituellement restaurés en vitamines après leurs traitements.

Les aliments les plus fragiles sont les meilleurs pour le cerveau !

Une telle affirmation semble provocante, mais elle constitue pourtant une vérité aisément explicable. En effet, la pollution, par contamination bactérienne notamment, altère les aliments, surtout les meilleurs. En conséquence, ceux qui constituent des mines de nutriments (comme les œufs, les produits laitiers, les produits tripiers, les viandes, les charcuteries) sont par définition très fragiles. S'ils favorisent la croissance et l'harmonie de notre corps, y compris le cerveau, ils permettent tout autant la multiplication rapide des micro-organismes toxiques ou générateurs de toxines. Salmonelle, *Listeria*, *E. coli* et d'autres encore, voilà de redoutables ennemis à combattre, en contrôlant soigneusement la qualité sanitaire des aliments, mais en aucun cas en les supprimant, sous prétexte d'un hypothétique risque de contamination ou de pollution. Le principe de précaution n'a pas lieu d'être !

Le risque de contamination bactérienne

Le steak haché est extrêmement fragile. Parce qu'il constitue un excellent milieu de culture pour tout ce qui peut l'infester, y compris quelques hôtes indésirables pour l'homme. Quand le steak est entier, les nutriments sont difficilement accessibles du fait des structures biologiques qui le compartimentent au niveau microscopique ; la contamination bactérienne est donc lente. Quand il est haché, les structures sont détruites, tout est immédiatement et rapidement mis à disposition des micro-organismes.

Curieusement, dans le même esprit, la technologie peut fragiliser. Pourquoi la recongélation est souvent interdite ? Parce que la congélation solidifie l'eau de l'aliment, ce qui augmente son volume – processus qui fait éclater les cellules constituant le tissu vivant. Lors de la décongélation, une sorte de bouillie se produit, pour la plus grande joie de tout ce qui veut pousser. Ce riche aliment est donc alors fragilisé.

Au goût comme sur le plan nutritionnel, le consommé est meilleur que le bouillon, mais il est moins robuste. Le bouillon de légumes résiste assez bien à la conservation au frais, car la variété de ses nutriments n'est pas assez grande pour permettre la croissance rapide de micro-organismes. En revanche le consommé risque d'être infesté en quelques heures, car l'eau de cuisson du pot-au-feu ou du jarret de veau est riche, en termes nutritifs. Il en est de même avec le bouillon gras du petit salé, même dégraissé. Les nutriments des viandes se combinent à ceux des légumes pour créer un milieu nutritif excellent pour l'homme, comme pour les micro-organismes. Il ne faut jamais oublier que la contamination est d'autant plus facile que l'aliment est plus riche...

Pour ce qui concerne les huiles, surprise, même la première pression présente des limites ! La pression du fruit ou de la graine, afin d'en extraire son huile de consommation, met en présence des substances qui, chimiquement, ont tendance à se détruire les unes les autres, tels certains oligoéléments vis-à-vis des bonnes graisses. Alors que dans le végétal vivant, ils ne se côtoient pas. Car certains d'entre eux favorisent les attaques radicalaires (les fameuses peroxydations) des acides gras indispensables – oméga-3 et oméga-6 –, sous l'effet combiné de la lumière, d'une modeste température et de l'oxygène de l'air... ce qui aboutit précisément au rancissement. Voilà pourquoi l'huile de noix, parmi les meilleures avec celle de colza (notamment pour le cerveau et le cœur), est si fragile : il faut la conserver en petites bouteilles, à l'abri de la lumière, bien bouchée, au froid.

Le seul comportement pratique recommandable est d'exiger que les aliments soient sains, non souillés. La sécurité alimentaire est fondamentale. Mais elle n'a d'intérêt que pour des aliments dignes de ce nom, c'est-à-dire pourvus d'une bonne valeur nutritionnelle.

Une bonne maîtrise de l'hygiène alimentaire évite nombre de maladies, outre qu'elle nourrit mieux. Ainsi, la fréquence des cancers de l'estomac a été divisée par quatre depuis un demi-siècle pour la bonne raison que les pullulations microbiennes ont été considérablement réduites, grâce à la chaîne du froid en particulier. Dans le monde, les infections bactériologiques (notamment par le fameux *Helicobacter pylori*) ainsi que les contaminations par les moisissures et les parasites, représentent la deuxième cause de cancer ! Incidemment, l'hygiène et la température du réfrigérateur font partie de… l'hygiène corporelle. Une montée de température de cinq degrés pendant quelques minutes (facilement atteinte lors d'ouvertures intempestives) multiplie par deux (et parfois beaucoup plus) la croissance de certains germes ; un accroissement de dix degrés la multiplie par quatre. Ainsi, l'« illustre » *Listeria* peut passer en moins de huit jours de quelques unités à plusieurs milliers en cas de stockage à 10 °C. Une alimentation variée, certes, mais pas avariée !

Par sécurité alimentaire, peur des polluants, manque de temps ou fainéantise, ne mangerons-nous un jour que des capsules et comprimés ? Comme le voudraient nombre de détracteurs de notre alimentation, pessimistes morbides mais très intéressés, car ils vendent précisément ces capsules et autres gélules. Vision apocalyptique, dantesque, heureusement strictement impossible, ne serait-ce que sur le plan du volume à ingérer. En effet nous devons manger chaque jour environ 300 grammes d'aliments (poids sec, c'est-à-dire déshydraté). Les aliments les plus énergétiques, les graisses, sont consommés à hauteur d'environ 80 grammes. Ce qui ferait une enfilade de capsules pour le moins fastidieuse à déglutir, et cela prendrait un bon bout de temps. En comparaison, le gavage des oies deviendrait une promenade gastronomique trop courte. Incidemment, les cinq fruits et légumes recommandés représentent tout de même (consommés nature) environ 400 grammes quotidiens.

Les graisses : huiler le cerveau

Les lipides, *alias* graisses, s'enchâssent dans le corps humain ; depuis la structure la plus simple, jusqu'à la plus complexe : le cerveau. C'est-à-dire de la membrane biologique jusqu'à l'organisme complet. Ensuite, et surtout, ils s'emboîtent entre le mangé et le mangeur. Importent donc non seulement celui qui les ingère mais aussi ce qui est dans l'assiette. Constatation d'importance considérable : ce qu'a mangé l'animal, en particulier en termes de graisses, chronologie préalable obligatoire, conditionne la valeur nutritionnelle des morceaux qu'il offre à l'homme qui le consomme. Il s'agit le plus souvent de viande ; aérienne, terrestre et marine, c'est dire.

Car, dans l'alimentation des animaux, la nature des lipides sélectionnés (graisses et huiles) induit des modifications parfois considérables de la valeur nutritionnelle de ce que nous consommons à notre tour. Étant donné l'impact, positif ou négatif, c'est selon, des graisses alimentaires sur la santé, l'alimentation animale peut être du plus haut intérêt en termes de santé publique, principalement au niveau de la prévention de certains aspects des maladies cardio-vasculaires, vasculaires cérébrales ; ou au contraire le pire ennemi, responsable de nombreuses pathologies, par exemple le cancer et les maladies cardio-vasculaires. C'est pourquoi le contrôle de la nature des acides gras constitutifs des graisses représente un enjeu majeur pour tout ce qui concerne les viandes issues d'animaux terrestres et aquatiques et des volatiles, du lait, des laitages et des œufs. Vaste problème !

Le cerveau a besoin de bon gras

Considérable est la conséquence de la qualité du gras mangé sur les structures et les fonctions du cerveau, à travers la richesse en oméga-3. Cet organe se distingue par le fait qu'il est l'organe le plus gras de notre corps (immédiatement après le tissu adipeux), sans qu'aucun lipide – aucun gras, donc – ait pour essence de constituer une réserve énergétique. Tout y est au contraire structure membranaire, des neurones en particulier ; mais ces cellules grises ne pèsent que 300 à 400 grammes, dans un cerveau de 1,4 kilo.

Les lipides et les graisses : bonnets blancs et blancs bonnets pour le cerveau

À tous les moments de la vie, humaine et animale, pour tous les organes, mais selon des rythmes différents, les graisses sont essentielles dans l'alimentation. Graisses dont le synonyme est lipides, précision qu'il n'est pas inutile de rappeler. Il faut le marteler : certaines d'entre elles sont indispensables à l'organisme en développement, puis contribuent obligatoirement à son bon fonctionnement. Le cerveau est le premier concerné. Elles recèlent aussi de notables sources de saveur, et donc de plaisirs. Par définition scientifique, comme dans le langage courant, les huiles sont des corps gras liquides, alors que les graisses sont solides. Mais cela dépend de l'endroit où l'on vit, une substance fluide en Afrique ou en Asie peut se présenter sous forme solide sous les latitudes hexagonales. Les graisses sont donc animales (saindoux du porc, suif du bœuf ou du mouton) ou végétales (coprah). Les huiles sont principalement végétales, mais il arrive qu'elles soient d'origine animale, comme celles de poisson. Récemment, le législateur s'est donc trouvé dans l'obligation d'y fourrer son nez. Oyez bonnes gens ! Par définition réglementaire, une huile est un corps gras qui est liquide à partir de 15 °C. Sachez-le bien ! Or, d'une manière générale, les matières grasses riches en acides gras insaturés sont plutôt liquides à température ambiante, celles riches en saturés sont plutôt solides, car les acides gras définissent l'identité de la majorité des lipides.

Contrairement aux idées reçues

Pour ce qui concerne les graisses, la distinction entre animal et végétal n'infère pas, *a priori*, un intérêt nutritionnel différent. Il se trouve du bon, de l'excellent et du moins bon dans le règne végétal, comme dans le règne animal.

Malheureusement, un vieux poncif manichéen est encore systématiquement rabâché : le danger se tapit dans les graisses animales ; alors que les végétales sont parées de toutes les vertus ! Le prétendu danger apocalyptique à éviter : consommer du gras animal, l'objectif dogmatique simpliste étant de l'éliminer le plus possible. La précaution serait de le bouder, au minimum. Or tout cela est faux ! Un poisson – animal, n'est-ce pas ? – est d'autant meilleur pour la santé du consommateur qu'il est plus gras, c'est-à-dire qu'il contient de plus grandes quantités d'oméga-3. L'huile de chair de poisson constitua un médicament remboursé par la Sécurité sociale. Car, véritable scandale, il ne l'est plus depuis peu. Ne cherchez donc pas l'erreur, l'incompétence ou la provocation, mais au contraire la stricte vérité, quand un nutritionniste ose affirmer : pour le poisson, plus c'est gras, meilleur c'est ! Toutefois, le gras de l'animal constitue bien souvent le reflet plus ou moins fidèle de celui qu'il a trouvé dans sa nourriture…

Ce qui est vrai (et devient préoccupant) pour les poissons d'élevage ; comme nous allons le voir dans quelques pages.

Les pierres et les briques de la vie

Première constatation : la vie, surtout cérébrale, est strictement impossible sans graisses ! Car, globalement, elles interviennent prioritairement à tous les niveaux : elles fournissent de l'énergie (presque partout, sauf dans le cerveau), participent fondamentalement à l'architecture des structures biologiques, constituent les précurseurs d'hormones ; pour n'évoquer que leurs rôles majeurs. Sur un autre plan, la vie serait triste en l'absence de graisses, car bien des mets et des cuisines y puisent leurs goûts ! En effet, à titre d'exemple, la saveur des protéines est essentiellement celle des graisses qui les accompagnent, tout simplement. Que sont donc ces graisses ?

Acides gras, socle de toutes les structures vivantes

Les corps gras sont principalement constitués de constructions moléculaires très simples, dénommées triglycérides et phospholipides, elles-mêmes formées d'acides gras. « Acide » et « gras » : deux mots *a priori* antipathiques ; suspicion qu'il est urgent de rectifier, car ils constituent, entre autres, le socle de toutes les structures vivantes et la principale réserve d'énergie des animaux (et, bien entendu, des humains !).

La nature de ces acides gras confère précisément à chaque corps gras ses caractéristiques physiques, chimiques, biologiques ; et bien évidemment nutritionnelles. Saturé signifie que les acides gras saturés sont majoritaires ; mono-insaturé répond à la domination des acides mono-insaturés (principalement l'acide oléique, gloire de l'huile d'olive) ; poly-insaturé exprime que les acides gras poly-insaturés sont présents en quantités utiles, mais pas obligatoirement majoritaire, quant à eux.

D'autant que, parmi les acides gras poly-insaturés, deux sont reconnus comme indispensables depuis quelques décennies ; s'y est ajouté récemment un troisième. C'est-à-dire que l'organisme des mammifères, donc celui de l'homme, ne sait absolument pas les synthétiser, ni même d'ailleurs les transformer l'un en l'autre ; alors qu'il en a un besoin absolu. Leur origine alimentaire est par conséquent obligatoire. Avant leur identification chimique, ils ont été regroupés sous le vocable de « vitamine F ». Ils portent les noms d'acide linoléique et d'acide alpha-linolénique (dont le sigle, ALA, est largement utilisé plutôt que ce nom qui écorche la bouche), chacun constitue le chef de famille baptisé oméga-6 pour l'une et oméga-3 pour l'autre. Notez bien que cet ALA est quantitativement très insuffisant dans notre alimentation actuelle (vous consommez moins de la moitié de ce qui est recommandé), c'est pourquoi l'huile de la vinaigrette (de colza ou de noix) ne devra jamais être exclue d'aucune habitude alimentaire.

L'ALA dans vos huiles

Lin	54 %
Cameline	27-35 %
Chanvre	14-18 %
Noix	9-15 %
Colza	8-10 %

Sur le plan nutritionnel, la famille oméga-3 est constituée de quatre éléments principaux ; comme les trois mousquetaires, qui étaient quatre. Elle a donc pour chef de file l'ALA, *stricto sensu* indispensable, précurseur immédiat de l'acide stéaridonique, qui promeut l'huile de pépin de cassis en héros, spécialité dijonnaise, en tant que sous-produit de liqueurs diverses. Après lui, dans la chaîne métabolique et chimique, se trouve l'acide timnodonique (alias EPA, acronyme anglo-saxon d'acide eicosapentaénoïque) ; il participe à la célébrité des huiles de poisson dans le cadre de la prévention et du traitement de maladies cardiovasculaires, entre autres. Comme sa dénomination ne l'indique pas clairement, il a été découvert dans le thon. Il eût été plus simple et plus explicatif de le dénommer « acide thonique », car… tonique. Le dernier de la chaîne, le plus important, porte le nom d'acide cervonique (*alias* DHA, son appellation scientifique étant acide docosahexaénoïque, essayez de placer ce mot dans un concours d'élocution ou une bonne partie de Scrabble !), car le cerveau représente la structure du monde vivant qui en contient le plus, ce qui explique pourquoi il a été découvert dans cet organe. Le cerveau frontal, spécifique à l'homme, constitue même la région qui en est la plus riche, en même temps qu'elle est la plus noble. Ce faisant, un tiers de la structure lipidique membranaire cérébrale est dérivé de l'alimentation, directement et obligatoirement. En effet, dans le cerveau, un acide gras sur trois est un oméga-3 ou un oméga-6. En tout état de cause, toutes les membranes biologiques sont systématiquement riches en oméga-3 et en oméga-6. J'en ai déjà beaucoup parlé dans mes livres précédents, consacrés à la diététique du cerveau, mon travail de chercheur portant sur les oméga-3 depuis plus de vingt ans.

Incidemment, le DHA s'est vigoureusement maintenu à travers 600 millions d'années d'évolution des génomes. Depuis ces temps immémoriaux, il reste sélectionné pour les membranes du cerveau et des yeux, chez tous les animaux. C'est dire son importance considérable ! En pratique, les oméga-3 sont des constituants naturels et obligatoires de tout l'organisme. De ce fait, ils participent, directement ou indirectement, au bon fonctionnement de nombreux organes (le système nerveux au premier chef, dont le cerveau et la rétine), ainsi qu'à la prévention de multiples pathologies, notamment cardio-vasculaires. Ainsi, il est aisé de comprendre qu'un déficit en oméga-3 (du fait d'une alimentation appauvrie) peut être délétère sous quelques conditions alimentaires ou cliniques, à certains âges de la vie. De plus, il a été démontré que ces oméga-3 pouvaient jouer un rôle « thérapeutique » chez des patients souffrant de certaines pathologies, en particulier nerveuses.

DHA marin

La chaîne alimentaire marine ou lacustre fournit beaucoup plus de DHA que les viandes terrestres. Il y est au moins en trois fois plus grande concentration. L'exploitation des rivières et des estuaires, des coquillages et des poissons, et même de leurs œufs, aurait fourni à l'*Homo* ces acides gras qui ont permis le développement unique de son cerveau, pour le transformer en *Homo sapiens*, puis doublement *sapiens*.

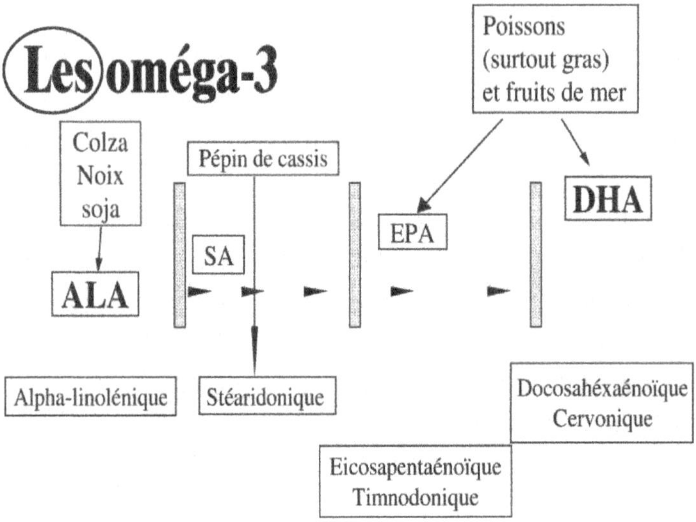

Parmi ces oméga-3, seuls l'ALA et le DHA bénéficient de recommandations nutritionnelles quantitatives (ANC : apports nutritionnels conseillés), en France tout au moins. S'y ajoute l'EPA, depuis mars 2010. Globalement, les deux acides gras de gauche (ALA et acide stéaridonique) sont l'apanage du monde végétal, les deux autres, EPA et DHA sont plutôt animaux. Avec les œufs à la transition, riches de tous les oméga-3 pour autant que les poules pondeuses aient été bien nourries, c'est l'œuf « sauvage », crétois, si vous préférez. En fait, les choses ne sont pas aussi manichéennes. Par exemple, un cochon alimenté avec des algues ou des graines de lin offrira un saindoux riche en ALA. Le lapin qui profite avidement de la bonne verdure sauvage (riche en oméga-3, comme l'herbe de printemps, mais aussi le pourpier) aura un tissu adipeux naturellement riche. Le poisson nourri avec de l'huile de lin ou de colza sera riche en ALA, mais pas forcément en DHA. La particularité du régime crétois est d'inclure cet ALA, *en sus* du régime méditerranéen.

Les acides gras laitiers

La matière grasse laitière contient aussi 3 à 4 % d'acides gras poly-insaturés, et fournit 25 % des apports en oméga-3. En pratique, elle constitue la première source d'oméga-3 dans l'alimentation des Français ! Position sur le podium qui devrait être dévolue aux poissons. Elle contient aussi 30 % d'acides gras mono-insaturés, ce faisant elle participe à hauteur de 20 % à votre consommation totale de ces acides gras, héros du régime méditerranéen.

Oméga-3 : nutriment et médicament !

La distinction entre nutriment et médicament est parfois subtile. En effet, un médicament est conçu pour soigner une maladie qui n'est pas provoquée par son manque ou son absence. En revanche, par définition, le défaut alimentaire en l'un des nutriments indispensables (treize vitamines, quinze minéraux et oligoéléments, huit acides aminés, deux oméga-3 et un oméga-6) provoque une pathologie (parfois définitive, voire mortelle) pouvant présenter des composantes neurologiques ou psychiatriques ; celle-ci est prévenue ou soignée (avec plus ou moins d'efficacité) par la restauration dans l'alimentation du nutriment incriminé, considéré alors comme une sorte de véritable médicament. Ainsi, la prévention de nombre de maladies passe par une alimentation variée, adéquate et pertinente. Les oméga-3 compliquent la distinction entre médicament et nutriment. Ce sont des substances alimentaires indispensables, notamment pour assurer la mise en place du cerveau du fœtus, du nourrisson et de l'enfant (en croissance), puis l'entretien de l'adulte (en vitesse de croisière). Mais aussi pour normaliser et traiter le dysfonctionnement cardio-vasculaire (et donc vasculaire cérébral) : à ce titre, ils constituaient un médicament remboursé par la Sécurité sociale. Il est vrai que dans ce cas des oméga-3, les doses alimentaires recommandées sont environ cinq fois inférieures aux prescriptions médicamenteuses. Les oméga-3 ont un effet préventif, doux, sur la durée, naturel et sans danger, alors que les médicaments de traitement de la maladie déclarée, plus efficaces que les oméga-3, sont puissants, rapides et quasi obligatoirement accompagnés d'effets secondaires.

Pour les inquiets de la mandibule, craignant le trop-plein d'oméga-3 : les Esquimaux absorbent quotidiennement 12 grammes d'oméga-3. Ce qui représente 24 fois les recommandations, et 48 fois la moyenne de consommation des Français !

Devant la cacophonie (et malheureusement, trop souvent, les présentations « fantaisistes ») des allégations inscrites sur les étiquettes des aliments, l'autorité française, puis l'autorité européenne (Efsa), ont décidé de faire le ménage… par le vide. En effet, dorénavant, ne pourront être inscrites sur les étiquettes et les emballages que les seules allégations qui auront été autorisées (c'est ce que l'on appelle une liste positive : tout ce qui n'est pas explicitement permis est strictement interdit). Sur quelque 44 000 propositions soumises par le monde agro-alimentaire, seules 222 (à la date de septembre 2015) ont été retenues. Fait nouveau : alors qu'il était strictement interdit de communiquer sur une maladie, cela devient maintenant possible (en faisant référence à un facteur de risque de cette maladie).

Deux niveaux « administratifs » attestent de l'utilité et de l'efficacité des oméga-3 : celui du médicament et celui de l'alimentation. En France, un produit pharmaceutique à base d'acides gras poly-insaturés oméga-3 purifiés et enrichis a obtenu l'AMM depuis de très nombreuses années, renouvelée il y a quelques années pour la prévention secondaire de l'infarctus. Sur le plan alimentaire (aliments et compléments alimentaires), la liste des allégations santé autorisées au niveau européen pour les produits contenant de l'ALA, de l'EPA et/ou du DHA, est explicite.

Allégations autorisées par l'Efsa sur les emballages concernant les oméga-3

- Selon le *JO* du 16 mai 2012 :
  DHA : « contribue au fonctionnement normal du cerveau ».
  DHA : « contribue au maintien d'une vision normale ».
  ALA : « contribue au maintien d'une cholestérolémie normale ».
  EPA et DHA : « contribuent à une fonction cardiaque normale ».
- Puis en complément, selon le *JO* du 11 juin 2013 :
  DHA : « contribue au maintien d'une concentration normale des triglycérides dans le sang ».
  DHA et EPA : « contribuent au maintien d'une pression sanguine normale ».
  DHA et EPA « contribuent au maintien d'une concentration normale des triglycérides dans le sang ».

Ces autorisations ciblent donc de manière évidente les systèmes nerveux et cardio-vasculaire (donc, implicitement, vasculaire cérébral).

Pourquoi me suis-je intéressé aux oméga-3 ?

Au début des années 1980, mes recherches portaient sur les acides gras oméga-3. Ils étaient déjà en exergue dans mon livre *Les Bonnes Graisses*, publié en 1990. Leur implication dans le cerveau reposait sur quatre constatations, dont la confrontation démontrait l'intérêt du sujet : la relation entre alimentation et le cerveau. La première fut (et reste, évidemment) que le cerveau humain est l'organe le plus gras du corps, juste après le tissu adipeux. Mais ce gras ne constitue en aucun cas une réserve énergétique, il participe directement à la structure de l'organe, socle des innombrables membranes biologiques. La deuxième fut une observation encore plus fondamentale, rendue possible par les progrès de l'analyse chimique : le cerveau recèle des quantités considérables d'oméga-3. La troisième fut l'établissement que le lait de femme en contient de grandes quantités, au contraire des laits animaux. Une explication finaliste simple de cette différence résidait dans la quantification des modifications du cerveau après la naissance : seul l'humain se développe considérablement (passant de 350 grammes à la naissance à 1 200 grammes à 1 an), se comportant en un véritable aspirateur à oméga-3 ; alors que celui du veau ne grandit que très peu. En conséquence nul besoin que la nature ne se fatigue à mettre des oméga-3 dans le lait de vache (ou d'autres animaux). Il n'était donc pas farfelu de proposer que si le « cerveau-machine » humain est mal construit (faute d'oméga-3), son fonctionnement s'en trouve altéré. Or, quatrième observation, les formules lactées pour nourrissons (appelées alors laits maternisés, la dénomination est maintenant interdite par la loi) n'en contenaient que des quantités fifrelinesques… En conséquence, les cerveaux de nos petits pouvaient ne pas fonctionner au mieux. Proposition iconoclaste ! À l'époque inadmissible pour les psychiatres, car la psychiatrie biologique était encore dans les limbes. Et pour nombre de nutritionnistes ensablés dans leurs dogmes, qui voyaient dans le gras la source de tous les maux de santé. Ce qui rendit difficile une recherche sur le sujet, tout au moins pendant un certain temps.

Pour des raisons éthiques évidentes (nécessaire utilisation de cerveaux), les expérimentations portèrent pendant de nombreuses années sur des modèles animaux. Elles montrèrent que la restriction alimentaire en oméga-3 perturbe finement, mais définitivement, la composition (chimique) et la structure (physique) des membranes biologiques (des neurones et des autres cellules cérébrales), altère leur fluidité et les activités enzymatiques (ainsi que celles de reconnaissances, de transport, etc.), rend le cerveau plus sensible aux neurotoxiques, altère le fonctionnement de la rétine (donc la vision), de l'oreille interne (donc l'audition), perturbe un certain nombre de comportements, de performances d'apprentissage. Ma publication synthétique sur le sujet date de 1989, la recherche fut réalisée dans un laboratoire Inserm collaborant étroitement avec l'Inra et deux organismes officiels professionnels : l'Onidol (Organisation nationale interprofessionnelle des graines et des fruits oléagineux) et le Cetiom (Centre technique interprofessionnel des oléagineux et du chanvre). Tout cela fut ultérieurement confirmé, à diverses occasions particulières, par les pédiatres cliniciens. Notamment à partir du moment où les anomalies visuelles qui avaient été démontrées chez les animaux ont été retrouvées chez les nourrissons humains ; car chez eux il est possible de réaliser des électrorétinogrammes et des mesures d'acuité visuelle. De proche en proche, ils sont remontés jusqu'aux altérations de performances d'apprentissage. Bref, les oméga-3 alimentaires contrôlent la structure et la fonction du cerveau. L'alimentation a donc une influence avérée sur l'intelligence.

Le sujet a donc été repris dans de nombreux laboratoires, dans le monde. Ainsi, la consommation d'oméga-3 (issus des poissons) pendant la grossesse de la mère, non seulement améliore sa santé et prévient la dépression post-partum, mais assure un meilleur développement neurologique du nourrisson ; puis, plus tard, module le QI de l'enfant. Pour le reste de la vie, en particulier au cours du vieillissement, des études récentes montrent que le mauvais renouvellement des membranes biologiques pourrait accélérer la perte de fonctions cognitives, voire assurer une plus grande longévité. La consommation d'oméga-3 pourrait réduire (de près de 50 %) le risque de maladie d'Alzheimer, sur une population donnée observée pendant un temps déterminé (au minimum, donc, ils retardent l'apparition de la maladie). Dans le domaine de la psychiatrie, l'incidence des oméga-3 a largement fait l'objet d'investigations dans la dépression majeure (telle que définie par les psychiatres ; et non pas la régulation de l'humeur, pourtant largement traitée dans les médias), comme dans d'autres pathologies psychiatriques. Mais le recul est encore insuffisant pour conclure définitivement, que ce soit au niveau clinique ou moléculaire. Eh non ! Les gélules de certains bonimenteurs ne vous feront pas nécessairement voir la vie en rose, alors que vous broyez du noir. La rétine (tissu qui appartient au système nerveux) est exceptionnellement riche en oméga-3. Il est donc logique que l'alimentation influe sur sa qualité, et par conséquent sur la vision, chez le nourrisson en particulier. Par ailleurs, des études en cours impliquent les oméga-3 dans la prévention de la DMLA (dégénérescence maculaire liée à l'âge), première source de malvoyance et de cécité chez les personnes âgées.

D'une manière générale, les tissus excitables (fonctionnant avec la conduction électrique) sont riches en oméga-3, outre le cerveau, le cœur est donc aussi largement concerné.

Comment la saga médicamenteuse des oméga-3 a-t-elle débuté ?

Par la découverte que la quasi-absence d'infarctus chez les Esquimaux était imputable à leur énorme consommation de poisson gras, riche en oméga-3 ; aboutissant, des années plus tard en France, à la mise sur le marché de capsules contenant des huiles de poisson, remboursées pendant longtemps par la Sécurité sociale.
Au moins chez l'animal, le déficit alimentaire en oméga-3 perturbe les rythmes biologiques et altère la sécrétion de mélatonine. Affaire à suivre...

Sur le plan cardio-vasculaire, ce qui inclut le vasculaire cérébral, les oméga-3 agissent à de multiples niveaux. Le premier, qui justifia leur indication dans le dictionnaire Vidal des médicaments, et de leur reconnaissance par la Sécurité sociale, est la réduction de la triglycéridémie, facteur de risque cardio-vasculaire (et de syndrome métabolique). Ils agissent par exemple sur le pic de triglycéridémie suivant le repas (qualifiée de postprandiale) : l'exercice physique le réduit de 40 %, les oméga-3 de 42 %, la combinaison des deux de 58 %. Conclusion pratique : bougez-vous, et mangez du poisson gras ! Mais ils agissent aussi sur l'agrégation plaquettaire, la coagulation, l'inflammation, l'élasticité des artères (et par conséquent sur la pression artérielle), la régulation du rythme cardiaque. Bref, sur tout ce qui concerne le cerveau, peu ou prou, directement ou non. Certaines actions ciblent des mécanismes biochimiques particuliers, par exemple plusieurs dérivés anti-inflammatoires du DHA (protectines et résolvines) ont été récemment découverts.

Les actions anti-inflammatoires rendent les oméga-3 potentiellement intéressants vis-à-vis de multiples pathologies incluant chacune une composante inflammatoire : cardio-vasculaires évidemment, mais aussi ostéoarticulaires, intestinales, dermatologiques, et même dégénératives (maladie d'Alzheimer) ; voire rénales, pulmonaires chroniques inflammatoires, et même ostéoporose. Mais leurs effets ne sont pas encore parfaitement probants, d'autant que les travaux sont encore insuffisamment nombreux pour permettre de conclure, au contraire de ce qui a été montré dans le domaine cardio-vasculaire. De nombreuses études cliniques sont actuellement en cours, il faudra néanmoins attendre encore un peu pour connaître le résultat.

Car, point important, globalement, les oméga-6 sont pro-inflammatoires, alors que les oméga-3 sont anti-inflammatoires. La molécule principale pro-inflammatoire de la famille oméga-6 est l'acide gras arachidonique, contrecarrée par l'EPA de la famille oméga-3, toutes deux ayant le même nombre d'atomes de carbone. Un rapport oméga-6/oméga-3 trop élevé dans l'alimentation induit un milieu pro-inflammatoire, ce qui est ennuyeux. Qu'en est-il de ce rapport ?

Équilibrant n'est pas obligatoirement équilibré !

Pourquoi le rapport oméga-6/oméga-3 est-il très important ? Pour répondre à cette question, il faut savoir que, dans l'organisme, notamment dans le foie, les transformations (en molécules fonctionnelles ou structurales) de chaque acide gras indispensable (oméga-3 et oméga-6) empruntent les mêmes mécanismes enzymatiques. De ce fait, par simple effet de compétition quantitative, un excès relatif d'oméga-6 (par rapport à l'oméga-3 ALA) réduit les transformations de l'ALA. Le défaut alimentaire en ALA est donc doublement néfaste : d'abord du fait même de ce déficit ; ensuite, facteur aggravant, par diminution de son utilisation, c'est-à-dire de son métabolisme.

En conséquence, au-delà des quantités intrinsèques de chacun des deux acides gras indispensables, le rapport oméga-6/oméga-3 constitue un indice d'équilibre alimentaire, d'efficacité physiologique et de prévention de pathologies. La recommandation prescrit que ce rapport soit égal ou inférieur à 5 ; or, dans notre alimentation actuelle, il se situe au-delà de 15 (et atteint parfois 40), ce qui est dommageable.

L'existence même de ce rapport, souvent évoqué dans les publicités, nécessite que les oméga-3 et les oméga-6 soient simultanément absorbés ; et non pas, chronologiquement, à des semaines de distance, ce qui équivaudrait à assurer une sorte de faux équilibre sur un mois ou une année. Il est opportun de rappeler le véritable intérêt de ce rapport, car, pour simplifier les choses, il est souvent écrit, et encore plus fréquemment affirmé oralement, que seul le rapport oméga-6/oméga-3 est à prendre en compte. Raccourci abusif, source d'erreur gigantesque, voire pivot de petites escroqueries (euphémisme par litote de qualification). Le nœud du problème se situe sur le mot « rapport ». En effet, comme il s'agit d'une fraction, par conséquent d'un objet mathématique, deux choix s'offrent à vous : soit diminuer le numérateur, soit augmenter le dénominateur. Avant de vous livrer à l'une de ces interventions, sachez que votre alimentation courante vous apporte suffisamment d'oméga-6, voire un peu trop ; mais manifestement pas assez d'oméga-3 (souvenez-vous : moins de la moitié des recommandations pour ce qui concerne l'ALA). Or il existe deux façons de modifier le rapport, à la baisse. La première consiste à diminuer le numérateur, constitué des oméga-6 ; mais cette opération est dépourvue d'intérêt car elle décroît ce qui est normal, tout en laissant inchangé le déficit en oméga-3. C'est précisément ce tour de passe-passe qui donne lieu à des fantaisies de communications.

La deuxième consiste à augmenter le rapport. Il est en effet judicieux d'accroître le dénominateur, c'est-à-dire les oméga-3 alimentaires, dont la consommation est notoirement très insuffisante. C'est exactement ce qu'il faut faire. Les seuls aliments efficaces sont donc les huiles de lin, de colza et de noix (ou de celles de consommation exceptionnelle en France, comme l'huile de cameline ou de chanvre, voire de périlla, largement utilisée au Japon) ; ainsi que les poissons gras sauvages (et d'élevage, sous conditions). Les compléments alimentaires peuvent éventuellement constituer une alternative, dans certaines situations. Chez les Esquimaux, ignorant le cardiologue pour cause de boulimie en poisson gras (et de viande de mammifères marins), ce rapport était d'un tiers, de 3 chez les Japonais vivant sur les régions côtières, de 5 chez nos ancêtres depuis Cro-Magnon (les textes témoignant des menus et recettes de l'époque étant pour le moins rares, les chercheurs ont examiné le contenu des restes de leurs foyers). Incidemment, « esquimau » signifie « mangeur de viande crue », c'est pourquoi ils préfèrent le terme d'« Inuits » qui veut tout simplement dire « l'homme » ; selon qu'ils vivent au Groenland ou au Canada.

Concernant les noix, l'Efsa autorise l'allégation suivante :

« Les noix contribuent à améliorer l'élasticité des vaisseaux sanguins. »

Il convient donc de sélectionner des aliments équilibrants, dont le rapport est très bas, de manière à ramener ce rapport au plus près de 5, plutôt que de ne choisir que des aliments juste équilibrés, qui, bien qu'excellents en eux-mêmes, ne corrigeraient pas l'anomalie nutritionnelle globale. Les seuls aliments équilibrants sont certaines huiles et les poissons, gras si possible. Pour ce qui est des premières, seules les huiles de colza et de lin (et celle de noix) sont pertinentes. L'huile de soja n'est pas équilibrante car, outre les oméga-3, elle contient de fortes quantités d'oméga-6 (rapport égal à environ 8, alors qu'il est de 2,4 pour l'huile de colza, de 0,26 pour celle de lin ; de 0,07 pour les poissons gras). Riches en oméga-3, les poissons gras sont des aliments équilibrants, et non pas équilibrés en eux-mêmes, car leur intérêt nutritionnel fondamental est de rééquilibrer une alimentation déséquilibrée ; précisément en raison de leur grande richesse en oméga-3 et de leur pauvreté en oméga-6. La dérive actuelle dans la nourriture utilisée dans les élevages de poissons devient très préoccupante, car risque de disparaître l'effet protecteur de ce type d'aliment, alors qu'il leur est spécifique.

Les besoins en ALA sont de l'ordre de 2,2 g/jour, ceux du DHA de 250 milligrammes. En pratique donc, pour de simples raisons quantitatives, c'est l'ALA alimentaire qui contrôle le rapport oméga-6/oméga-3.

Le rapport oméga 6/oméga-3

Il vous faut privilégier les aliments équilibrants, dont l'intérêt est de présenter un rapport oméga-6/oméga-3 très bas, de manière à ramener ce rapport aux environs de 5 dans l'alimentation totale ; et non pas de sélectionner des aliments seulement équilibrés, qui, bien que parfaits à ce titre en eux-mêmes, ne corrigeraient pas la distorsion nutritionnelle globale.

En pratique : quelles sources alimentaires ? Suivez le crétois

L'examen du « régime crétois », bien connu maintenant, a permis de mettre en évidence une intéressante chaîne alimentaire. Elle repose sur le pourpier, une variété de salade très riche en ALA. Celle-ci est absorbée par les escargots et les lapins, qui accumulent donc l'ALA (et profite au consommateur humain). Les poules pondeuses en absorbent aussi ; tout en mangeant des escargots, des limaces et autres, tous riches en ALA. De ce fait leur chair contient de notables quantités d'ALA. Mais, point d'extrême importance, elles pondent des œufs (largement mis à profit dans la cuisine crétoise) dont il a été démontré qu'ils contiennent de 20 à 40 fois plus d'oméga-3 que les œufs standard (américains en l'occurrence).

L'équivalent du pourpier en France est la mâche, mais sa teneur en ALA est au moins en concentration quatre fois plus faible. Le plus souvent, en pratique alimentaire quotidienne, l'ALA est donc essentiellement trouvé dans les huiles de colza, de noix, et dans les combinaisons d'huiles incluant l'huile de lin en quantité importante. Ainsi que dans les margarines, à la condition qu'elles soient élaborées avec de notables quantités d'huile de colza. Quelques rares marques d'œufs, issus de poules nourries avec des graines de lin, entre autres, contiennent de l'ALA ; ainsi d'ailleurs que du DHA et de l'EPA.

Pour combler un déficit en oméga-3 végétal

Il vous suffit de substituer l'une des deux cuillerées à soupe d'huile que vous consommez quotidiennement, par une huile de colza. Je dis bien « substituer », et non pas ajouter une troisième...

Attention pour le futur ! Les oméga-3 étant fragiles, résistant assez mal à la cuisson, celle de la friture surtout, de faux malins imposteurs ont eu une vraie fausse bonne idée. Sélectionner des variétés de colza dont l'huile est pauvre en oméga-3 ! Aux États-Unis (mais aussi en

Chine et en Inde), il s'agit d'OGM. De l'omelette sans œufs, un véritable Canada Dry : cela en porte le nom, en a la couleur et la saveur, mais n'en est pas !

En fait, le DHA et l'EPA sont trouvés en quantités importantes uniquement dans les poissons. Cependant, tous ne contiennent pas la même quantité d'oméga-3, loin s'en faut. Le poisson gras (sardine, maquereau, saumon et hareng, pour ce qui est de la consommation courante) est beaucoup plus efficace que celui qui est maigre. Le mode de cuisson importe (pour ne pas altérer les oméga-3), mais moins que l'accompagnement du poisson : un ramequin de mayonnaise ou d'aïoli apporte des graisses saturées ; une étude américaine montre que le thon est efficace, notamment en termes de santé cardio-vasculaire, sauf s'il est frit ou en sandwich, du fait de l'accompagnement ; mayonnaise ou ketchup n'étant alors pas neutres. Globalement, il a même été calculé que chaque augmentation quotidienne de consommation de 20 grammes de poisson diminue de 7 % le risque de mortalité cardio-vasculaire.

Les deux oméga-3 indispensables

Les deux oméga-3 indispensables (ALA et DHA) constituent un excellent exemple de la collaboration du végétal et de l'animal pour assurer une alimentation équilibrée, optimiser la nutrition.

1er composant de la « vitamine F » : l'acide linoléique

Grammes d'aliment fournissant environ 50 % ANC de l'acide linoléique (soit 5 g/jour)	Acide linoléique	Grammes d'acide linoléique dans 100 grammes d'aliment
	HUILES	
7	***Pépin de raisin***	***70***
7,5	***Tournesol***	***65***
8	***Noix, maïs***	***60***
9	***Soja***	***53***
 14 ***23***	***Arachide :*** ***américaine*** ***africaine***	 ***36*** ***22***
25	***Colza***	***20***
50	***Olive***	***10***
60	Palme	8
	DIVERS	
20	***Noix***	***26***
36	Beurre	14
12-40	Margarine	15-40
	GRAISSE	
25	de dinde, de poulet	20
50	d'oie, de canard	18
60	de cheval, de porc	8
 100 250	Suif : mouton bœuf	 5 2
1 000-2 500	Fromages	0,2-0,5

En gras italique : aliments réellement utiles, compte tenu des portions usuelles et de la nature des autres acides gras présents dans chacun des corps gras. D'après INRA-CNEVA-CIQUAL. Aliments crus, chiffres arrondis. Il n'y a pas d'AJR pour l'acide linoléique au *JO* du 26 décembre 1993. Seuls les ANC (apports nutritionnels conseillés) peuvent donc être pris en compte : 10 g/jour. Pour un enfant, il faut à peu près la moitié de la ration d'un adulte.

2e composant de la « vitamine F » :
l'acide alpha-linolénique

Grammes d'aliment fournissant environ 50 % ANC de l'acide alpha-linolénique (soit 1,1 g/jour)	**Acide alpha-linolénique**	**Grammes d'acide alpha-linolénique dans 100 grammes d'aliment**
	HUILES	
11	***Colza***	***9***
12	***Noix***	***8***
14	***Soja***	***7***
100	Maïs	1
125	Olive	0,8
350	Pépin de raisin	0,3
500	Tournesol, palme	0,2
1 000	Arachide	0,1
	DIVERS	
30	***Noix***	***3,5***
200	Haricot, amande	1
500	Olive, framboise, groseille	0,4
600	Brocoli, salade, épinard	0,3
1 000	Lait entier	0,2
800	Salade, pain complet, cassis	0,25
3 000	Concombre	0,06

En gras italique : aliments réellement utiles, compte tenu des portions usuelles et de la nature des autres acides gras présents dans chacun des corps gras. D'après INRA-CNEVA-CIQUAL. Aliments crus ; chiffres arrondis. Il n'y a pas d'AJR pour l'acide alpha-linolénique au *JO* du 26 décembre 1993. Seuls les ANC (apports nutritionnels conseillés) peuvent donc être pris en compte : 2,2 g/jour. Pour un enfant, il faut à peu près la moitié de la ration d'un adulte. L'insuffisance de consommation d'ALA (inférieure à 50 % des recommandations !) ne peut être compensée que par les huiles de colza, de noix, et dans les combinaisons d'huiles incluant l'huile de lin en quantité importante. Ainsi que par les margarines, à la condition qu'elles soient élaborées avec des quantités notables d'huile de colza.

Les huiles les plus efficaces et les moins chères
Prix (en euros) pour la moitié des apports journaliers recommandés

Huiles	**Euros pour 1 gramme d'acide alpha-linolénique (environ 50 % des ANC)**
Colza	**0,02**
Soja	**0,05**
Noix	**0,09**
Maïs	0,28
Olive	1,0
Pépin de raisin	1,5
Arachide	2,8

En gras italique : aliments réellement utiles, compte tenu des portions usuelles. ANC : apports nutritionnels conseillés. Même en y mettant le prix, il est inutile d'utiliser les huiles d'arachide, de pépin de raisin ou même d'olive pour assurer la couverture en acide alpha-linolénique : il faudrait en absorber plusieurs litres par jour ! Une cuillerée à soupe pèse environ 10 grammes. La vinaigrette de la salade est constituée en moyenne d'une cuillère et demie, mais tout n'est pas consommé car il en reste au fond du saladier. Par conséquent, les huiles de colza au premier chef, mais aussi de soja et de noix sont les seules de prescription pour assurer les ANC. Les ANC pour l'acide alpha-linolénique sont exactement de 2,2 g/jour. Donc, *stricto sensu*, 50 % des ANC sont 1,1 gramme, contenus dans environ une bonne cuillère à soupe d'huile de colza.

Prix (en euros) pour la moitié des apports journaliers recommandés

Acide cervonique (DHA)	**Euros pour 125 mg de DHA (50 % ANC)**
Maquereau	***0,04***
Sardine	***0,06***
Hareng	***0,12***
Saumon sauvage	***0,14***
Truite sauvage	***0,18***
Lieu noir	0,6
Anguille	1,2
Colin	1,4
Perche	1,68
Haddock	1,8
Sole	2,8-7
Turbot	4-7
Lotte, tranche	10-15

En gras italique : aliments réellement utiles, compte tenu des portions usuelles. ANC : apports nutritionnels conseillés. Pour une efficacité biologique identique, le maquereau est cinq cents fois moins cher que la lotte, trois cents que le turbot, deux cents que la sole ! Car, dans ces derniers, qui sont beaucoup plus chers, il y a beaucoup moins d'oméga-3. La bonne santé ne nécessite donc certainement pas un porte-monnaie rebondi ! Bien plus, bien préparés, le maquereau et la sardine peuvent relever de la grande gastronomie.

Recommandations

	Énergie	**par jour**
LA	4 % AE	9 g
ALA	1 % AE	2,2 g
DHA		250 mg
EPA		250 mg
Saturés 12+14+16	≤ 8 % AE	≤ 18 g
Saturés totaux	≤ 12 % AE	≤ 27 g
Oléique	15-20 % AE	33-44 g

Calculé pour 2 000 kcal/jour. Sauf pour l'EPA et le DHA (chiffres en mg) les autres recommandations sont en % de l'énergie alimentaire (AE). Le calcul a donc été fait pour le besoin du lecteur. LA : acide linoléique, 18:2 oméga-6. ALA : acide alpha-linolénique, 18:3 oméga-3. DHA : acide docosahexaénoïque, cervonique, 22:6 oméga-3. EPA : acide eicosapentaénoïque, timnodonique, 22:5 oméga-3.

Comme vous stockez les lipides, y compris les bonnes graisses, l'équilibre ne se rencontre pas obligatoirement par une consommation quotidienne scrupuleuse de la dose recommandée, mais peut être calculé à la semaine. À condition de ne pas déséquilibrer les rations quotidiennes ! Ainsi, deux portions de poisson gras hebdomadaires assurent les apports en oméga-3.

L'acide cervonique (DHA, 22:6 ω3) dans les poissons
(en g d'acides gras/100 g de poisson)

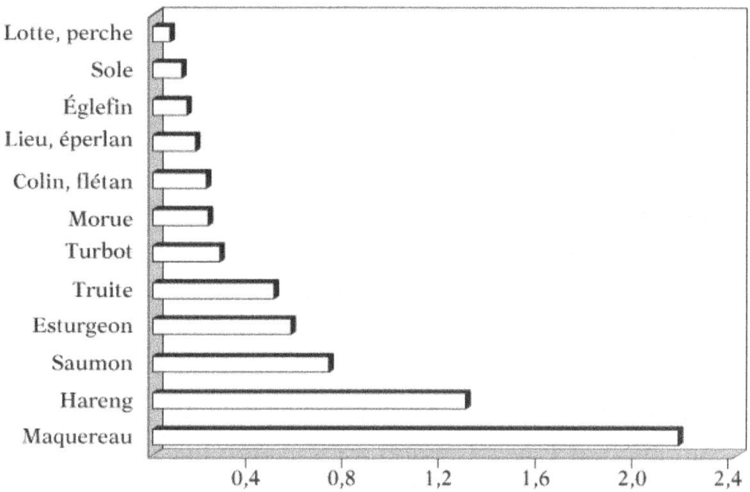

Mangez gras : une agréable nécessité. Les graisses saturées ne sont plus à l'index !

Vous avez désormais le droit de manger votre gras habituel avec bonne conscience ! Pourquoi donc seulement maintenant ? Car, il y a quelques années, les graisses ne devaient pas dépasser les 30 % des calories alimentaires. Objectif doctrinaire quasi obscène : des œufs sans jaune, du beefsteak dégraissé, des avocats non seulement sans mayonnaise, mais dégraissés, eux aussi, etc. Toujours le sacro-saint hygiénisme diététique qui, entre autres, ne distinguait pas le gras du lourd. Il est (enfin !) reconnu qu'il est impossible d'atteindre cet objectif de 30 % ; il constituait même une source de déficit (notamment en oméga-3, en oméga-6 et en vitamines liposolubles A, E, D). Vous êtes maintenant autorisés à 35 à 40 % des calories alimentaires. Ce faisant, la consommation, en France, ne doit plus abruptement être considérée comme excessive.

Car les recommandations de consommation ont été revues à la hausse, avec la publication des nouveaux apports nutritionnels conseillés pour les lipides, par l'Afssa, devenue depuis Anses. Ces recommandations reposent sur la prévention de pathologies : cancer, syndrome métabolique (obésité, diabète, hypertension, en particulier), maladies cardio-vasculaires, et, ce qui est nouveau, dégénérescence maculaire liée à l'âge (la triste DMLA). Fait inhabituel de grand intérêt : les nourrissons (depuis leur naissance) et les enfants en bas âge sont clairement pris en compte. Mais les nouvelles prescriptions se situent aussi par apport au bien-être, tournant le dos au dogmatisme de la toxico-pharmaco-nutrition ! Nouveauté : elles reposent sur un apport énergétique quotidien de 2 000 calories pour les adultes, hommes et femmes, quel que soit leur âge. De ce fait elles sont exprimées en pourcentages, d'utilisation difficile à appréhender sur le plan pratique. Car vous ne mangez pas des pour cent, mais des grammes.

Les recommandations concernant les oméga-3 sont revues à la hausse. D'abord, une légère augmentation de l'ALA est proposée (de 1,8-2 grammes par jour à maintenant 2,2 grammes), ce qui confirme l'obligation d'ingérer encore plus des huiles de colza, de noix, de lin, et tout aliment enrichi ou riche en cet acide gras y compris certaines margarines. Les graines de lin doivent être cuites et/ou extrudées, afin que leurs oméga-3 soient biodisponibles lors du passage dans les intestins. Compte tenu des enquêtes de consommation, la fraction de la population qui absorbe la quantité maintenant recommandée en ALA doit être de l'ordre de 5 à 10 %, au plus. Donc chaque Française et chaque Français doit faire un gros effort. D'autre part, les quantités sont multipliées par 2,5 pour le DHA ; en outre, l'EPA, bien que non indispensable, est pris en compte ! Cela induit un accroissement nécessaire de la consommation de poissons, notamment gras : saumon, sardine, maquereau, hareng et anchois. Les compléments deviennent encore plus intéressants, au moins pour certaines catégories de la population (au premier chef les femmes enceintes et qui allaitent). Pour ce qui est de l'oméga-6 indispensable, l'acide linoléique (LA, donc), les préconisations sont sensiblement inchangées. Toujours avec l'espoir que l'objectif d'un rapport oméga-6/oméga-3 de 5 soit respecté.

Les mono-insaturés (notamment l'acide oléique, orgueil de l'huile d'olive et du régime méditerranéen) restent à l'honneur, mais avec tout de même une limite supérieure.

Pour l'acide oléique, quelle allégation pouvez-vous lire sur les étiquettes ?

« Le remplacement des graisses saturées par des graisses mono-insaturées dans le régime alimentaire contribue au maintien d'une cholestérolémie normale. L'acide oléique est une graisse insaturée. »

Depuis le 17 novembre 2014 s'ajoute une allégation (utilisable uniquement pour les matières grasses et les huiles) touchant aux acides gras insaturés en général, donc les oméga-3 et oméga-6 :

« Il a été démontré que la consommation de matières grasses riches en acides gras insaturés dans l'alimentation en remplacement des matières grasses riches en acides gras saturés abaisse/réduit le taux de cholestérol sanguin. Une cholestérolémie élevée constitue un facteur de risque de développement d'une maladie cardiaque coronarienne. »

Utilisable seulement en termes de matières grasses riches en acides gras insaturés, au sens de la réglementation.

Qu'en est-il spécifiquement des graisses saturées ? Pour l'homme, et il en est de même pour les animaux, les acides gras saturés possèdent deux origines distinctes : soit ils sont synthétisés, de manière naturelle, par l'organisme lui-même (dans le foie, le cerveau, le tissu adipeux, la glande mammaire...), soit ils sont apportés par l'alimentation. Ils y assurent une part importante de l'apport énergétique. Ils sont aussi constituants des lipides de réserve (triglycérides) et de ceux de structure (phospholipides de toutes les membranes de tous les organes, en particulier dans le cerveau ; celles des neurones, des terminaisons nerveuses, de la myéline...). Ils peuvent être oxydés (coupés en tronçons, eux-mêmes réutilisés ailleurs), allongés ou convertis par désaturation en acides gras mono-insaturés (donnant naissance, pour l'un d'entre eux, au fameux acide oléique, celui-là même de l'huile d'olive). D'ores et déjà, il faut obligatoirement savoir les distinguer selon la longueur de leurs chaînes carbonées, au minimum.

Les acides gras saturés à chaîne très longue

Il existe même une série d'acides gras saturés ayant des chaînes très longues, formées de 20 à 30 atomes de carbone, voire plus. Ils ne peuvent se situer que dans des tissus exceptionnels. L'un d'entre eux s'appelle acide lignocérique. Comme son nom l'indique sans ambiguïté, il a été découvert dans le bois, qui en contient beaucoup. L'autre tissu vivant qui en recèle la plus grande quantité est… le cerveau humain. Précisément, cet acide lignocérique occupe une place structurale cruciale dans une membrane particulière, la myéline, qui entoure les axones des neurones, évitant tout court-circuit, et permettant l'existence d'une rapide conduction nerveuse, donc les transferts d'informations, dans les nerfs comme dans l'encéphale.

Point alimentaire d'importance fondamentale, toutes les matières grasses contiennent les différents acides gras, y compris saturés, mais en proportions variable. Toutefois, de même qu'il existe plusicurs types d'acides gras insaturés, la nature offre aussi divers acides gras saturés, dont les caractéristiques et les fonctions sont différentes ; ils ne forment absolument pas une famille homogène, il est devenu obligatoire de les considérer séparément, individuellement, car ils exercent des effets distincts sur la santé. Ils font d'ailleurs actuellement l'objet de nombreuses recherches scientifiques et médicales. Il ne faut donc pas les mettre dans le même panier, pour jeter le bébé avec l'eau du bain.

La diversité des acides gras saturés

Désormais, il est devenu inexact, obsolète, voire dangereux, de traiter les acides gras saturés « en bloc », car chacun d'entre eux présente des métabolismes distincts et exerce des rôles très différents. Les anciennes études, souffrant de globalisation, considéraient les acides gras saturés comme un ensemble homogène, alors qu'ils sont multiples. Peut-on parler des champignons, pour les vénérer sans retenue, du fait de la présence du cèpe de Bordeaux ou des girolles, ou au contraire les bannir sans discernement au prétexte de l'existence d'amanite phalloïde ? Faut-il exécrer ou porter aux nues les « produits chimiques » dont une multitude sont les constituants de la vie, d'autres des poisons ?

Dans le dernier avis de l'Anses, les acides gras saturés sont, eux aussi, globalement revus à la hausse, en termes de quantités dans vos aliments. Mais, point capital en pratique nutritionnelle, la recommandation insiste donc sur le fait que tous les acides gras saturés ne sont absolument pas équivalents. Seuls l'acide palmitique (à seize atomes de carbone) et deux autres acides gras, l'acide laurique (douze atomes) et l'acide myristique (quatorze atomes), sont retenus comme étant athérogènes quand ils sont consommés en excès. Comment cela ? L'acide palmitique est le plus abondant des acides gras saturés synthétisés par l'organisme du mammifère, c'est donc celui dont l'accumulation est la plus spontanée dans les cellules. Y compris celles de nos contours éventuellement disgracieux. Car nous fabriquons du tissu adipeux à partir de graisses alimentaires, mais aussi largement de sucres. Nous regorgeons donc d'acide palmitique tout à fait normalement, le plus souvent. Tout apport alimentaire se situe par conséquent en excès par rapport à ce stock, ce qui n'est que peu le cas avec les autres acides gras, même saturés. Cet acide palmitique est, simultanément, le plus copieux des acides gras saturés, d'origine alimentaire animale, mais aussi végétale. Ainsi, comme son nom l'indique clairement, il est majoritaire dans l'huile de palme (ainsi que dans la graisse de palmiste, etc.), utilisée dans d'innombrables plats préparés, dans les produits transformés, en friture des restaurants et cantines des collectivités (heureusement, elles ont tendance à le limiter). Consommé en excès, il augmente incontestablement le taux de « mauvais cholestérol ». Sans être délétère, l'acide palmitique est le moins intéressant d'entre les acides gras, il constitue celui dont le facile excès est dangereux. Or nous consommons des quantités importantes, et croissantes, d'huile de palme, son coût étant bas, sa production en extension implique la déforestation dans nombre de pays d'Asie. Avec, comme conséquence contestable, la disparition programmée de l'orang-outan…

Quant à l'acide stéarique, avec ses dix-huit atomes de carbone, il a été partiellement « blanchi ». D'accusé (car initialement inclus dans le bloc des saturés), il fait maintenant figure de recommandable, mais à titre individuel. Car il est partiellement transformé, dans notre organisme, en acide oléique (rappelez-vous, celui de l'huile d'olive, socle du régime méditerranéen). Il exerce, quant à lui, un effet bénéfique sur le taux de cholestérol. Il est présent dans la viande, le lait des ruminants, et nombre de délicieux aliments, tel le chocolat.

Acides gras saturés et diabète sucré

Dans les phospholipides du plasma sanguin, la teneur en C15 et C17, deux acides gras saturés spécifiques de la matière grasse laitière, est associée à une réduction de 25 à 35 % du risque de diabète sucré (de type 2) !

Et les œufs ? Il existe un microbe redoutable, *Campylobacter*, présent absolument partout. Il peut s'avérer dangereux, il convient donc de l'éviter. Il se trouve notamment dans les élevages de poules. Un moyen d'amoindrir sa présence est de nourrir les poules avec des acides gras C8 à C12. Amusant ? Alternative : bien cuire.

Les acides principaux gras saturés

Nombre d'atomes de carbone	Nom habituel acide	
4:0	butyrique	produits laitiers
6:0	caproïque	
8:0	caprylique	
10:0	caprique	
12:0	laurique	
14:0	myristique	
16:0	palmitique	huile de palme
17:0	margarique	margarine
18:0	stéarique	Chocolat et autres
20:0	arachidique	cerveau
22:0	béhénique	
24:0	lignocérique	

Notez que le lait, de chèvre, caprin en l'occurrence, est source des noms des acides gras saturés, caproïque, caprylique et caprique.

En revanche, globalement, les acides gras saturés à chaîne carbonée courte et moyenne (comptant de quatre à dix atomes de carbone), issus spécifiquement de la glande mammaire des mammifères et donc présents principalement dans la matière grasse laitière, possèdent des propriétés intéressantes en termes de métabolisme lipidique et contribuent très peu à l'adiposité du consommateur. Ils sont en effet rapidement utilisés par le foie et se trouvent donc peu stockés. Point d'extrême importance, ils n'augmentent pas le taux du « mauvais cholestérol » du mangeur, certains même le font baisser. Le plus court, l'acide butyrique (quatre atomes de carbone) exerce, quant à lui, un effet protecteur sur le cancer colorectal, car il intervient dans le contrôle de la mort naturelle des cellules (mécanisme que l'on dénomme apoptose). Parmi les chaînes plus longues, l'acide myristique (quatorze atomes de carbone) joue un rôle fonctionnel spécifique capital pour la cellule : il se fixe sur un certain nombre de protéines, leur permettant ainsi de remplir leur rôle en son sein.

Historiquement, quelques matières grasses, riches en certains acides gras saturés, ont longtemps souffert de mauvaise presse, notamment par rapport au danger cardio-vasculaire. Mais, avec le temps et les recherches, les appréciations se sont nuancées, affinées. L'opprobre global initial a été remplacé par des considérations plus fines. Or il subsiste cependant encore beaucoup d'idées reçues sur le sujet, qui sont souvent fausses. En effet, pendant trop longtemps (et hélas encore), les relations entre acides gras et risque cardio-vasculaire ont reposé sur de vastes études épidémiologiques, dont la célèbre étude des sept pays, montrant qu'un apport excessif en acides gras saturés était associé à une probabilité accrue de mortalité par infarctus. Mais, en fait, dans les années 1970, il s'agissait d'apports véritablement excessifs. Les travaux récents mettent en évidence des chiffres et des faits bien différents. D'ailleurs, les Français consomment de plus grandes quantités d'acides gras saturés (environ 16 %) que les Américains et que les autres Européens, alors que leur mortalité cardio-vasculaire est la plus basse ! Cherchez l'erreur ! Une gigantesque méta-analyse, publiée début 2010, portant sur 34 747 sujets, montra qu'il n'y a plus de relation entre le risque cardio-vasculaire ou d'AVC et la consommation d'acides gras saturés. Chose largement confirmée pas une imposante étude de l'OMS, en 2015, réexaminant 73 travaux épidémiologiques. Autres temps, autres mœurs, autres nourritures !

Ne mélangeons pas tous les acides gras saturés

Certaines margarines « dures » ont une proportion non négligeable d'acides gras saturés. Encore plus, depuis la juste chasse aux *trans* d'origine technologique (alors que ceux d'origine laitière sont intéressants). Le beurre est plus riche en saturés, mais bénéficie d'une composition intéressante, car plus variée. N'oubliez pas que l'huile de palme et la graisse de coprah, largement utilisées dans la confection des plats « industriels », sont encore plus riches en acides gras saturés.

Mais les choses ne sont pas aussi binaires que cela ! En effet, par exemple, récemment, la source des acides gras saturés a été prise en considération, car l'accompagnement des acides gras doit être pris en compte. Ainsi, les produits laitiers sont associés à une réduction du risque cardio-vasculaire dans un nombre élevé d'études, et à une moindre prévalence du syndrome métabolique dans la quasi-totalité des travaux. Toutefois, il est légitime de souligner qu'il n'est pas établi que cela soit exclusivement lié à la matière grasse laitière, dont on sait qu'elle est complexe (acides gras à chaînes courtes, acides gras *trans* physiologiques, acide linoléique conjugué…) ; car d'autres composants pourraient être en cause (peptides fonctionnels, probiotiques…). De plus, un apport en calcium associé rend compte d'un moindre effet hypercholestérolémiant des acides gras saturés. En clair, certes les acides gras saturés ont leur importance, mais ce qui les accompagne n'est pas dénué d'intérêt. Loin s'en faut.

Pour faire simple, pendant longtemps et sur la base des contenus respectifs en acides gras saturés, on a opposé beurre et huile, matières grasses saturées et matières grasses insaturées, matières grasses d'origine animale et végétale. Il y a quelques décennies, étant donné l'exiguïté des connaissances scientifiques et médicales, la chose était normale. Actuellement, c'est tout simplement faux. Car les choses ne sont pas manichéennes à ce point…

Consommation d'acides gras saturés dans quelques pays
% de l'apport énergétique total

France	15,5
Allemagne	13,7
Royaume-Uni	13,5
Grèce	11,1
États-Unis	10,8

Chasse aux graisses saturées

Les graisses saturées ne sont plus du tout là où elles étaient, boucs émissaires que d'aucuns tentent toujours de fourguer, l'arbre cachant la forêt, objets d'idées reçues inébranlables de faiseurs (dans tous les sens du terme) de régimes amaigrissants. Ainsi, si vous supprimez demain toutes les charcuteries de votre alimentation, vous ne réduirez que de 5 % votre consommation de graisses ! Cherchez où elles sont véritablement ! Une piste : vous consommez (en moyenne, avec vos amis) plus de graisses dans les… sucreries que dans les fameuses charcuteries !

Acides gras saturés que vous trouvez dans une grande variété de produits, allant des plats préparés aux chips et barres chocolatées, en passant par toute la gamme d'aliments, et de produits dits apéritifs, dénommés *junk food* par les Anglo-Saxons, la traduction littérale étant « bouffe de merde ». Il paraît que cela se mange…

La diversité des matières grasses, quelles qu'elles soient, est manifestement bénéfique pour la santé. Évidemment, tout serait sans doute plus simple s'il y avait de bonnes et de mauvaises matières grasses et de bons et de mauvais aliments. Mais ce n'est pas le cas, d'autant moins que les aliments sont constitués d'un mélange de multiples acides gras, associés à d'autres composants qui interfèrent sur leurs effets, comme je l'ai déjà exposé il y a quelques pages. Concernant les graisses, comme pour les autres classes d'aliments vecteurs de nutriments, tous les experts en nutrition sont en accord sur la nécessité, dans l'alimentation, de privilégier la diversité. L'essentiel est d'assurer un équilibre et une variété entre les différentes sources d'aliments.

Cholestérol, risque cardio-vasculaire...

Les acides gras saturés présentent une grande diversité métabolique et fonctionnelle. Quelques-uns augmentent le risque cardio-vasculaire lorsqu'ils sont consommés en excès. Mais d'autres ont un effet favorable sur le cholestérol (tel l'acide myristique), alors que certains exercent des rôles fondamentaux sur le fonctionnement des cellules (il s'agit, par exemple, de l'acide lignocérique, dans le cerveau et les nerfs, spécifiquement dans la myéline). Globalement, même eu égard à leurs inconvénients vis-à-vis de la genèse des maladies cardio-vasculaires, c'est finalement leur excès plutôt que leur nature qui pose problème. Excès qui a été rechiffré, après moult débats, par l'Afssa. La chasse aux acides gras saturés se modère : il fallait passer en dessous de 10 % des calories, maintenant, il vaut mieux ne pas monter au-delà de 12 % (avec une part obligatoire des courtes chaînes carbonées).

Acides gras saturés
(en grammes pour 100 grammes d'huile)

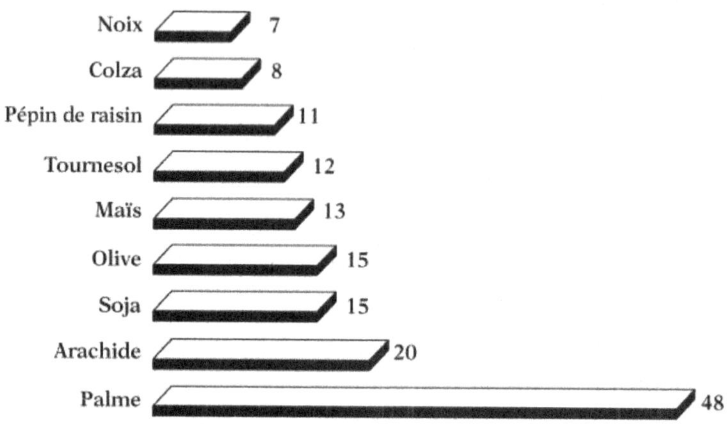

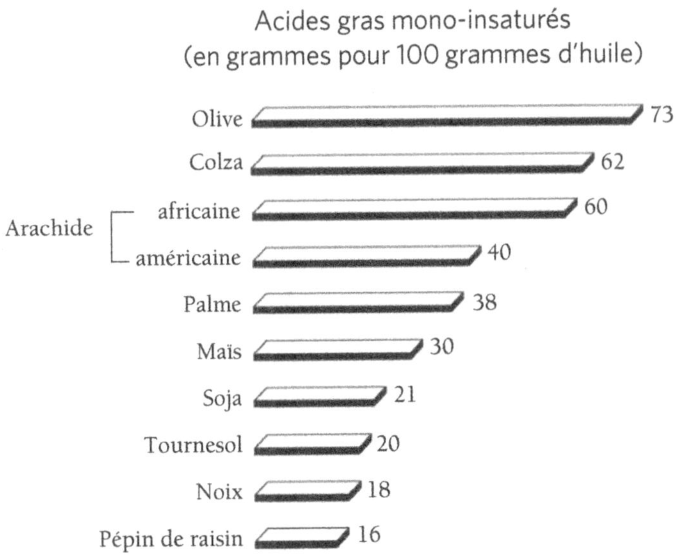
Acides gras mono-insaturés
(en grammes pour 100 grammes d'huile)
Olive 73
Colza 62
Arachide
africaine 60
américaine 40
Palme 38
Maïs 30
Soja 21
Tournesol 20
Noix 18
Pépin de raisin 16

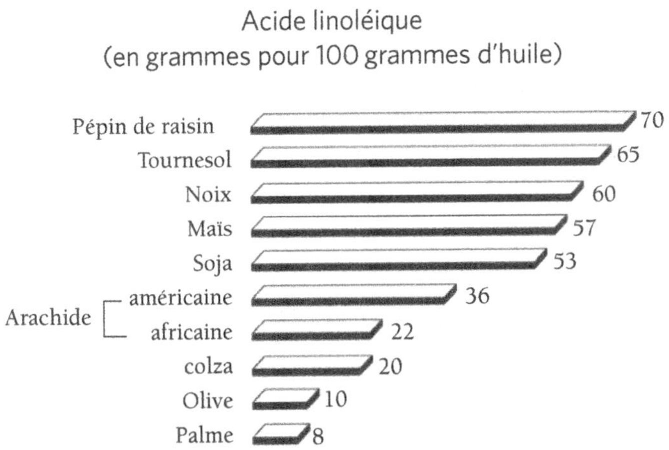
Acide linoléique
(en grammes pour 100 grammes d'huile)
Pépin de raisin 70
Tournesol 65
Noix 60
Maïs 57
Soja 53
Arachide
américaine 36
africaine 22
colza 20
Olive 10
Palme 8

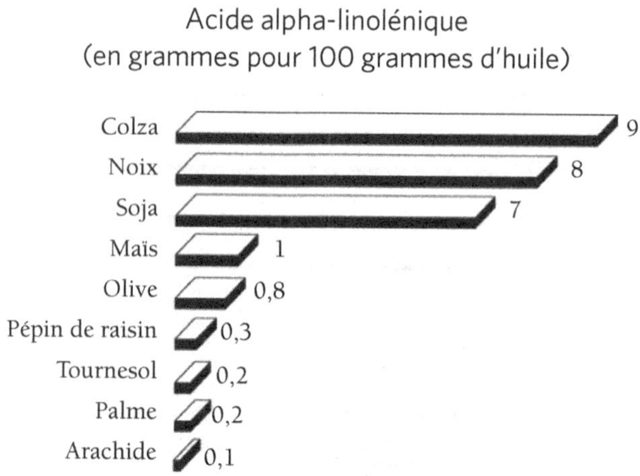

D'abord nourrir les animaux, afin d'assurer la qualité pour le mangeur

Véritable effet de poupée russe, les aliments mangés par les animaux conditionnent la valeur nutritionnelle des morceaux absorbés par l'homme. Ce qui peut s'avérer favorable, ou dangereux, c'est selon. Alexis Carrel, dans *L'Homme, cet inconnu*, l'avait déjà bien repéré : « On a obligé les poules, par une alimentation artificielle, à la production en masse d'œufs. La qualité de ces œufs n'est-elle pas différente ? Il en est de même du lait des vaches enfermées toute l'année dans des étables et nourries avec des produits manufacturés. En outre, les hygiénistes n'ont pas apporté une attention suffisante à la genèse des maladies. Leurs études de l'influence du mode de vie et de l'alimentation sur l'état physiologique, intellectuel et moral des hommes modernes sont superficielles, incomplètes et de trop courte durée. »

Avant de préciser dans quelle mesure il est possible de modifier la valeur nutritionnelle du gras animal par l'alimentation de la bête, préalable à sa consommation par l'homme, il faut très brièvement rappeler où ce gras se niche, et quelle est son utilité : réserve énergétique ou participation à l'architecture des structures biologiques ? Tout d'abord, très schématiquement, une grande partie sert de réserve énergétique. Elle se situe dans le tissu adipeux, évidemment, mais aussi entre les fibres musculaires (la darne de saumon est persillée, comme l'est l'entrecôte), dans le foie de certains poissons (l'huile de foie de morue constitue la preuve spectaculaire de l'utilité du cabillaud) et des oiseaux migrateurs (d'où le physiologique foie gras, qui fait les délices de nos festins). Une autre fraction notable du gras se trouve dans l'architecture des membranes biologiques, dont il assure l'existence, l'identité et l'intégrité, et constitue les socles de leurs fonctions ; il s'agit alors généralement de phospholipides, dont les rôles sont absolument fondamentaux, notamment en fonction de leurs structures et de la nature des acides gras qui les composent.

Sachant tout cela, il est compréhensible qu'il soit difficile de modifier la composition en acides gras des phospholipides constitutifs des membranes biologiques, car leur spécificité est largement sous contrôle génétique. En revanche, la nature et la quantité des acides gras des triglycérides de réserve (trouvés en quantités plus ou moins importantes selon les localisations anatomiques, c'est-à-dire les morceaux de boucherie) peuvent varier notablement en fonction de la nourriture reçue par les animaux. En les contrôlant, il est possible d'améliorer l'état sanitaire des consommateurs. Cependant, selon les morceaux, et surtout selon les espèces, l'efficacité de l'intervention varie considérablement.

En effet, les modalités de la physiologie digestive du mammifère interviennent de manière prépondérante. Pour faire simple, il y a des animaux qui ruminent, et d'autres non. Cette caractéristique conditionne très largement leur fonctionnement intestinal. Les animaux qui ruminent sont qualifiés de « polygastriques », les autres de « monogastriques ». Mots qui ne sont pas dans le dictionnaire, curieusement (allez vérifier, il n'y a rien entre « polygamie » et « polygénique »). Les uns ont plusieurs estomacs, alors que les autres n'en possèdent qu'un seul. Les bactéries intestinales du mammifère polygastrique transforment la quasi-totalité des aliments en substances simples, utilisées ensuite par l'animal. Quand elles sont hydrogénantes, elles transforment, en acides gras saturés, une fraction notable des acides gras poly-insaturés présents dans l'alimentation – dont les oméga –, leur faisant perdre leur intérêt biologique. Les conséquences (qualitatives et quantitatives) des interventions des éleveurs (en mettant par exemple à profit les graines de lin), sur la composition de l'alimentation animale sont plus perceptibles chez les monogastriques (car l'aliment donné à l'animal est respecté) que chez les polygastriques. Il est donc moins efficace – mais pas inutile – d'obtenir des acides gras oméga-3 dans du lait, de la viande bovine ou du mouton, que dans les produits issus du cochon ou du lapin, par exemple.

Incidemment, le bénéfice du régime du Sud-Ouest, basé entre autres sur la graisse d'oie, réside dans le fait que les animaux sont nourris avec du maïs, dont les lipides présentent un profil similaire à celui de l'huile d'olive, mais incluant les oméga-3 du fait de la présence du germe ; cet avantage pourrait disparaître si d'autres corps gras étaient donnés à ces animaux (ce qui est déjà le cas, la seule garantie étant l'AOC). N'oubliez pas que Cléopâtre se baignait, paraît-il, dans du lait de jument (ou d'ânesse) ; choix particulièrement judicieux, car ce lait est très riche en oméga-3.

Il convient d'insister sur les *poissons*, dont la valeur nutritionnelle en termes de lipides (déterminée par la présence d'oméga-3) peut présenter une variabilité nutritionnelle considérable selon la nature des graisses avec lesquelles ils sont alimentés (en élevage). L'objectif de prévention de certains aspects des maladies cardio-vasculaires (et d'autres pathologies, comme l'AVC, l'effroyable « attaque ») peut être favorisé ou, à l'inverse, contrarié selon la nature des acides gras présents dans la chair de poisson, conséquence directe de la nature des graisses avec lesquelles ils ont été nourris. Quand ils le seront avec de l'huile de palme, l'aliment pourrait ne plus être conseillé pour la santé, car perdant son identité nutritionnelle, conséquence de la considérable réduction de ses oméga-3. La recommandation de consommation hebdomadaire d'au moins deux fois du poisson (dans l'objectif de diviser par deux le risque d'infarctus, et par plus encore celui d'AVC) peut donc s'en trouver contrecarrée. Il en est de même pour les œufs, ceux qui sont dénommés « oméga-3 » ont une composition voisine de celle des œufs naturels : la teneur en oméga-3 de l'œuf « crétois sauvage » est quarante fois plus grande que celle de celui des linéaires aux États-Unis, vingt fois chez nous.

La qualité des oméga-3 et l'alimentation animale

En pratique, quels sont les résultants obtenus après modification de l'alimentation des animaux ? Dans les meilleures conditions, en les nourrissant par exemple avec des extraits de graines de lin ou de colza, la teneur en ALA est multipliée par trois ou quatre dans le lait, par deux dans la viande de bœuf, par six dans celle de porc, par dix dans le poulet, par vingt dans les œufs. De telles performances sont atteintes en respectant strictement la physiologie des animaux, en copiant ce qui était généralement la règle avec les méthodes traditionnelles. Il ne s'agit que de retrouver la composition naturelle de l'animal « sauvage » ! Plutôt que d'opposer les coutumes traditionnelles aux méthodes modernes, il est préférable de retenir ce qui était bon dans les premières, afin de produire des aliments de la meilleure qualité nutritionnelle possible à l'aide des secondes.

Et ce n'est pas onéreux ! Pour ne prendre en considération que les oméga-3, substituer une fraction de la nourriture destinée aux animaux par des graines de lin extrudées cuites n'augmente le coût de leurs aliments que de 5 % environ, qu'il s'agisse du bétail ou de la volaille ; ce qui correspond à un accroissement du prix total de l'élevage n'excédant pas 1 à 2 % environ ! Avec, pour vous consommatrices et consommateurs, un résultat formidablement intéressant. Il devient possible de doubler exactement le contenu d'ALA dans le repas et de frôler ainsi les recommandations. Par exemple, dans ce cas relativement modeste (il est possible de faire mieux, mais pour plus cher), les œufs contiennent douze fois plus de ce précieux acide gras, le lapin dix fois plus, le poulet quatre fois plus, la viande de porc et le lait trois fois plus. Dans le même temps, préférer systématiquement l'huile de colza, tout en gardant le poisson, confine à la perfection nutritionnelle... Et tout cela sans modifier les habitudes alimentaires ! En fait, il est possible d'obtenir des résultats encore plus spectaculaires, mais ils sont le fruit de choix très pointilleux quant aux aliments donnés aux animaux. Leurs coûts ne sont donc pas négligeables. Par exemple, pour forcer les résultats, en nourrissant les animaux avec des extraits de poisson ou d'algues (huiles) la quantité de DHA (acide cervonique) est beaucoup plus élevée.

L'influence de ce que consomment les animaux, avant qu'ils ne se retrouvent sous forme de viande (terrestres, maritimes et aériennes...) dans une assiette, est illustrée par les traditions culinaires des Esquimaux. Ils mangent des poissons gras, des mammifères marins (eux-mêmes affamés de poissons) et des ours (quand ce n'est pas l'ours qui les mange), nourris eux-mêmes de mammifères marins ; la boucle est bouclée avec les poissons gras. Les menus de ces populations sont extraordinairement riches en oméga-3, du fait même de l'alimentation des mammifères qu'ils mangent. Ces habitudes alimentaires constituent l'exemple naturel d'un animal carnivore dont la valeur nutritionnelle de sa viande dépend de ce qu'il mange ; ce qui justifie la possibilité de modifier le profil en acides gras des lipides, en donnant des graines de lin ou de colza à manger à des animaux d'élevage.

LE CAS PARTICULIER DE L'ŒUF

Ses graisses dépendent de l'alimentation des poules. Car, contrairement aux idées reçues, et aux dogmes, la valeur nutritionnelle, c'est-à-dire la composition de l'œuf, dépend largement de l'alimentation des pondeuses. Jusqu'à une date récente, on admettait que, dès l'instant qu'il avait été pondu par une poule, et qu'il se dénommait « œuf » et qu'il en avait la forme, il se devait d'offrir une composition constante, quoi qu'ait mangé la poule, considérée comme une usine de production fournissant un article standard. Erreur énorme ! Corrigée avec la découverte du bénéfique régime crétois, qui inclut force œufs, dont l'analyse a montré qu'ils contiennent vingt fois plus d'oméga-3 que les œufs standard de chez nous. Il recèle d'ailleurs aussi beaucoup plus de vitamines D, E et B9, de caroténoïdes, de sélénium et d'iode. Il en découle que la technique d'élevage (avec label, en plein air, bio) n'améliore que peu la valeur nutritionnelle de l'œuf ; seule l'alimentation des pondeuses est efficace, énormément. En fait, l'œuf, certainement l'un des meilleurs aliments en termes de valeur nutritionnelle, constitue un véritable « cocktail » de nutriments, outre les protéines de la meilleure qualité. Apportant une fraction importante de la ration journalière recommandée pour les vitamines A, D, E et K, il contient aussi d'appréciables quantités de vitamines du groupe B, en particulier

B2, B5, B8 et B12. Il recèle de nombreux oligoéléments et minéraux parmi lesquels il faut noter le fer et le phosphore (d'autant qu'il y est largement présent sous forme organique, donc particulièrement intéressante). Mais cela dépend beaucoup de l'alimentation de la pondeuse, comme je l'ai démontré il y a quelques années. Guy de Maupassant, dans *Contes et nouvelles*, avait une vision prémonitoire : « Je nourris mes pondeuses d'une manière spéciale. J'ai mes idées. Dans l'œuf comme dans la chair du poulet, du bœuf ou du mouton, dans le lait, dans tout, on retrouve et on doit goûter le suc, la quintessence des nourritures antérieures de la bête. Comme on pourrait mieux manger si on s'occupait davantage de cela. » L'une des graisses du jaune d'œuf est baptisée céphaline… tout est dit dans ce nom, démontrant la pertinence d'une tradition : rajouter un œuf dans la purée du nourrisson qui reçoit sa première diversification alimentaire.

Et le cholestérol, alors ! Car l'œuf en contient, nul ne peut l'ignorer, hélas ! Après avoir été pourchassé (à juste titre il y a quarante ans, compte tenu des connaissances scientifiques et médicales de l'époque ; à tort depuis quinze ans, mais pour la plus grande joie du marketing), le cholestérol alimentaire n'est plus l'objet de préoccupation. On sait maintenant que le cholestérol qui bouche les artères, l'hypercholestérolémie, est en rapport avec une alimentation déséquilibrée, trop riche en graisses saturées, mais aussi à nombre d'autres causes. Les apports en cholestérol alimentaire influencent finalement peu la cholestérolémie d'un sujet normal (car votre organisme en synthétise plus des trois quarts).

Cholestérol alimentaire : pas de problème !

Concernant les instances de réglementation françaises et européennes, il est fondamental de relever que, dans le cadre de la réflexion sur l'établissement des futurs profils nutritionnels permettant de faire des allégations à propos des aliments, les réglementations ne retiendront plus du tout le cholestérol comme facteur négatif, mais gardera le sel, les sucres ajoutés et les graisses saturées. La législation interdit même, d'inscrire « pauvre en cholestérol », tant la chose est de peu d'intérêt.

Certains furent des prophètes, trouvant le cholestérol léger, tel Marcel Aymé, dans sa fameuse *Jument verte* : « Ils choisissaient à regret, comme les malades au régime qui mangent leur œuf à la coque, en rêvant aux tripes et aux boudins des bons jours de santé. »

À une extrémité de la vie, les bactéries n'ont pas de cholestérol dans leurs membranes. À l'autre se situe le cerveau, mine de cholestérol ! Car celui-ci est absolument indispensable à presque tous les êtres vivants : toutes les membranes biologiques cellulaires en contiennent. S'il n'est pas présent à l'instant chronologique de l'élaboration des structures cérébrales (et nerveuses), le déficit sera quasi définitif. Il participe à 10 % de son poids déshydraté ! C'est un constituant important de l'isolant des nerfs (dénommé myéline) sur des centaines de kilomètres ; il contribue à la fabrication de l'enveloppe des dizaines de milliards de cellules constituent le corps humain. Dans l'organisme, le cholestérol constitue aussi le noyau de base d'hormones aussi indispensables que nombreuses et variées (corticoïdes, hormones sexuelles), de vitamines (vitamine D), de sels biliaires (qui sont indispensables à l'assimilation des graisses).

Enrichir les formules lactées pour nourrisson ?

Il est sérieusement question d'enrichir les formules lactées pour nourrissons avec du cholestérol. Pour leur cerveau, et pour éviter que leur corps ne s'habitue à en fabriquer de trop grandes quantités. Car le lait de femme en contient beaucoup ! Par kilo d'individu consommateur, le lait de femme apporte au nourrisson entre cinq et dix fois plus de cholestérol que vous n'en consommez...

Le mercure vous fait-il peur ? Est-il dangereux pour le cerveau de manger du poisson ?

Comme l'écrivait sans doute avec cynisme, certainement sans modestie, Martin Hirsch dans son livre, *Ces peurs qui nous gouvernent*, lui qui fut le patron de l'Afssa : « Nous autres, gens sérieux, nous savons que toutes ces peurs sont totalement déraisonnables, mais il faut bien faire semblant d'être attentif aux inquiétudes des ignorants. » Bien entendu, pour les marchands de terreur (fréquemment vendeurs de compléments alimentaires...) et les coincés de la mandibule, manger du poisson ne peut que tuer, à plus ou moins petit feu, du fait de la présence de mercure. Or celui-ci est l'acteur d'une incroyable histoire, remontant à plusieurs décennies. Un court rappel historique s'impose donc, afin de démêler le vrai du faux. Précisons d'emblée que trois formes chimiques sont à prendre en considération : le mercure métallique, le mercure sous forme de sel et le mercure organique. Ce dernier concerne les produits de la mer.

Plantons le décor, aussi pusillanime que dangereux, car non étayé : la précaution serait de limiter la consommation de poisson, car le danger du mercure contrarierait (annihilerait, dépasserait même, pour les plus inquiets, pathologiquement !) le bénéfice oméga-3 (sans oublier l'iode, les vitamines D et B12 et le sélénium, excusez du peu !). C'est négliger que la consommation de poisson, notamment gras, permet à la femme enceinte d'optimiser sa santé et celle de son fœtus, et même celle du cerveau de son enfant quand elle allaite, comme l'ont montré de multiples études. L'une est spectaculaire, elle date de fin 2007. Une équipe américaine étudiant une population anglaise, a montré que le QI des enfants âgés de 8 ans était proportionnel à la quantité de poisson mangé par leur mère pendant sa grossesse. On considérait le QI comme influencé par vingt-cinq facteurs, dont beaucoup sont culturels, économiques, sociaux ; aucun n'était alimentaire, sauf le lait du sein de la mère, au titre notamment des oméga-3. Mais d'autres qualités interviennent, ne serait-ce que les échanges affectifs et sociaux. La consommation de poisson représente maintenant le vingt-sixième facteur. Ne vous immolez pas par le feu si votre mère n'en a pas mangé, car l'alternative n'est pas entre Einstein et le crétinisme : la différence ne concerne que quelques points de QI ! En fait, ce que ces chercheurs ont démontré est plus subtil : la probabilité que les enfants présentent un QI trop bas est augmentée en proportions de la restriction de consommation de poisson par sa mère pendant sa grossesse. D'ailleurs, outre le QI, des paramètres de sociabilité suivent les mêmes variations. Tout cela grâce aux oméga-3 ! Or consternation dans le landerneau des pathologiquement inquiets, l'effet se manifeste avec plus de netteté encore à des niveaux de consommation qui dépassent les limites demandées (exigées !) par les toxicologues rigoristes, du fait, précisément, du danger mercure.

Au prétexte de la précaution

En limitant la consommation de poissons, on écarte un risque faible, sinon théorique (celui de l'intoxication au mercure de la personne qui consommerait de l'espadon ou du thon rouge à tous les repas, chaque jour de la semaine et toute l'année) pour créer un danger bien réel, celui de donner naissance à un enfant dont l'intelligence ne sera pas optimale ! Et qui plus est en moins bonne santé, comme sa mère.

Cela a été mesuré sur des populations différentes : supprimer le poisson induit, au seul titre de leurs oméga-3, de bien réels problèmes de santé pour la mère (dépression majeure, prééclampsie, prématurité multipliée par vingt au plus, etc.) et pour son enfant ! Sans oublier l'iode (retenez que le crétinisme est provoqué par un déficit alimentaire), de la vitamine D (indispensable à l'ossification), la vitamine B12, etc.

Historiquement, qu'en est-il donc des intoxications dues aux dérivés organiques du mercure ? En 1956, la première a été observée lors de la catastrophe de Minamata, dans la préfecture de Kumamoto, au Japon. Elle a été à l'origine d'une longue série de travaux, qui ont permis de découvrir l'extraordinaire pouvoir de concentration du mercure dans les chaînes alimentaires, en milieu aquatique, par suite de sa transformation en mercure organique. Conséquence de sa formulation chimique, ce dernier s'accumule alors aisément dans les cellules et les organismes, parce qu'il est liposoluble. L'intoxication massive par le mercure a touché cent vingt et une personnes, montrant principalement une symptomatologie nerveuse, dont cinquante-quatre décès. La population touchée était une communauté de pêcheurs qui consommaient une forte quantité de chair de poisson contenant du méthylmercure. Il provenait de la méthylation, par des bactéries proliférant dans les eaux stagnantes de la baie de Minamata, du mercure minéral contenu dans les eaux résiduaires d'une usine produisant du chlorure de vinyle (qui sert à fabriquer des matières plastiques). Car le processus industriel nécessite le chlorure et le sulfate de mercure comme catalyseur. Une autre intoxication collective s'est produite en 1965 sur les bords de la rivière Agano, dans la préfecture Niigata. En 2000, on dénombrait 2 265 intoxiqués encore vivants. Où se situe le mercure organique dans le monde marin ? Moins de 5 % dans les eaux et sédiments, 15 % dans les algues, 20 % dans les invertébrés et jusqu'à 80 % dans les poissons. Car le facteur de bioconcentration est important. S'il est présent dans un aliment absorbé, il se dissout dans les graisses de l'organisme, pour ne pas en repartir. En moyenne, dans la nature, le facteur de concentration est de 8 000 ; pour l'homme il peut atteindre le million, comme à Minamata.

L'intoxication touche aussi les poissons de certaines rivières d'Amazonie, car le mercure est utilisé par les chercheurs d'or, les orpailleurs, s'ajoutant à celui qui est naturellement présent dans ces terrains. La contamination mercurielle de farines provenant de plantes traitées par des fongicides (à base d'alkylmercure) a été observée à Pont-Saint-Esprit, en 1965 et en Irak, en 1971-1972. Les malheureux avaient préparé leur pain avec des semences désinfectées avec un dérivé du mercure !

Le sélénium aide à combattre l'intoxication. Notamment celui du poisson ! L'antidote serait dans l'aliment lui-même...

Le méthylmercure, absorbé à plus de 80 % par le tube digestif, constitue un neurotoxique puissant. Dans les conditions de contamination habituellement rencontrées, il conduit, après quelques semaines ou quelques mois de latence, à des paresthésies des membres et de la région péribuccale, ainsi qu'à des troubles visuels, qui peuvent aller jusqu'à la cécité. L'intoxication s'accompagne souvent d'une baisse de l'acuité auditive, de difficulté dans l'élocution, de troubles moteurs comme des tremblements, de troubles mentaux. Ces symptômes sont très souvent irréversibles, conséquence de lésions du cerveau et des nerfs périphériques. Le petit enfant se montre particulièrement sensible en raison de la fragilité de sa barrière hémato-encéphalique, qui protège moins bien son cerveau.

Bien que ces dramatiques accidents n'aient pas été réitérés, les très inquiets experts de l'Afssa, toxicologues pointilleux, déclinent dans leur rapport intitulé *Calipso*, publié en 2007, une liste de limitations et d'interdictions de consommation : anguille et civelle, bar, baudroies ou lottes, bonite, brochet, congre, daurade, empereur, escolier noir, escolier serpent et rouvet, espadon, esturgeon, flétan, grande sébaste, petite sébaste, grenadier, lingue bleue ou lingue espagnole (julienne), loup de l'Atlantique, marlin, palomète (c'est une bonite, sorte de thonidé), pailona commun (qui ressemble à la roussette), raie, requins, sabre argent et sabre noir, siki (une sorte de requin), thon et thonine, voilier de l'Atlantique (une sorte de marlin). Vous voulez encore manger quelque chose ? N'oubliez pas, par précaution, de supprimer de votre assiette ces poissons dont, pour certains, vous ignoriez jusqu'à l'existence et dont les noms ne figurent pas dans les dictionnaires ! Surtout, suite aux conseils du ministre de l'Environnement, ne respirez plus qu'une fois sur deux, car l'air est pollué ; ou plutôt arrêtez de respirer, sur ordre du ministre de la Santé, car l'oxygène est outrageusement toxique.

Qu'il soit rappelé au passage que les dérivés organiques ne sont pas toujours les résultats de pollutions ou de contaminations. Ils sont parfois fabriqués dans un but bien précis. Ils sont alors surtout utilisés comme antiseptiques désinfectants, fongicides, algicides et insecticides (le mercurochrome !). En réalité, ce seraient plutôt les sels minéraux qui devraient poser problème, mais il s'agit d'une autre histoire.

Pour l'arsenic, c'est l'inverse : le métal est plus toxique que son dérivé organique. De nombreux crustacés contiennent d'importantes quantités d'arsenic organique ; sans pour autant s'avérer dangereux à la consommation.

En fait, le mercure est l'arbre qui cache allègrement la forêt ! Car, pour ce qui est des contaminations, on ferait mieux de se préoccuper des PCB et autres perturbateurs endocriniens. En Suède et en Norvège, il est maintenant recommandé aux femmes enceintes d'éviter le poisson plus d'une à deux fois par mois ! Comment en est-on arrivé à proférer pareille énormité ? Curieuse prescription une fois encore, quand on connaît l'utilité des bonnes graisses et des vitamines contenues dans ces aliments ! La responsabilité en incombe à la contamination massive des bancs de poissons de la mer Baltique avec, entre autres, des dioxines et des PCB (on ne parle pas encore de radioactivité, bien que la mer soit une poubelle pour sous-marins atomiques, mais ils n'affichent pas trop de fuites pour le moment, officiellement du moins). Mer presque fermée, elle ne peut que lentement évacuer ses contaminants : cela pourrait demander plusieurs centaines d'années pour qu'elle se dépollue « naturellement ». Or les jeunes femmes de ces pays consomment actuellement des poissons pêchés dans la Baltique, qui est outrageusement contaminée.

Autre terreur organisée : l'histoire du saumon cancérigène d'élevage européen qui a défrayé la chronique, alors que le sauvage américain était prétendu excellent. L'opération de communication a coûté la modique somme de millions de dollars ! Le prix d'une guerre économique. Biais inadmissible : ils ont comparé les saumons d'élevage de l'Atlantique avec des saumons du Pacifique. Ce qui est désastreux, car il ne s'agit pas de la même espèce : *Salmo* dans un cas, *Oncorrhinchus* dans l'autre. Avec le grammage d'une portion de poisson qui est, chez eux aux États-Unis, de 22 grammes. Je donne le nom de peste à la corruption de l'intelligence, bien plus sûrement qu'à la corruption de l'air qui nous entoure. C'était déjà vrai déjà du temps de Marc Aurèle.

La vitamine E

> **Les allégations autorisées par l'Efsa sont**
>
> « Contribue à protéger les cellules contre le stress oxydatif. »
> « Contribue à une coagulation sanguine normale. »

Pour faire rapide et simple, la vitamine E protège les oméga-3 et les oméga-6, les empêchant littéralement de rancir ; dans notre corps comme dans nos aliments ! Notamment dans le cerveau. Car il consomme obligatoirement beaucoup d'oxygène, et contient énormément d'oméga ; particulièrement fragiles, rançon de leurs qualités physico-chimiques et biologiques. Leurs rencontres sont destructrices : dans une certaine mesure, le vieillissement cérébral est un authentique rancissement des membranes des neurones. À éviter donc. En pratique, fort heureusement, quand un aliment est riche en oméga, il est systématiquement plus ou moins généreux en vitamine E.

Quand la technologie ne fait pas que du bon gras : les *trans*

Il convient de les évoquer, car ils sont mauvais pour le cœur et les artères ; donc pour le cerveau, indirectement. Historiquement, les acides gras *trans* ont accompagné le succès des margarines (période maintenant révolue, car, depuis quelques années, des mélanges de corps gras sont mis à profit). Dans une moindre mesure, les *trans* apparaissent lors de la désodorisation ou du chauffage d'huiles alimentaires à forte température lors du raffinage. En effet, les huiles étant liquides, les industriels les ont rendues solides – pour fabriquer un aliment copiant le beurre dans ses applications culinaires – en transformant un certain nombre de leurs acides gras insaturés en acides gras saturés, les sous-produits étant les acides gras *trans*. Or on s'est rendu compte ultérieurement que ceux-ci posent un problème : en excès, ils peuvent générer d'importants risques cardio-vasculaires, entre autres. Récemment, au nom du principe de précaution, les acides gras *trans*, sans nuances, ont été interdits dans quelques contrées, quelques États américains, par exemple. Absurdité déconcertante, car certains d'entre eux sont présents de manière parfaitement naturelle dans tout ce qui est issu des ruminants ; par conséquent dans les viandes, les laits et les produits laitiers. À faibles doses, de plus. Alors que d'autres, de structures chimiques différentes, sont produits par certaines technologies industrielles. Globalement, ce n'est pas la présence d'acides gras *trans* qui crée un danger, ni leur absence qui est un gage de bonne valeur nutritionnelle, seule leur dose et leur origine (qui signe aussi leur nature chimique) sont à prendre en considération. Une fois de plus, c'est la dose qui fait le poison ; tout est bon, tout est poison !

Retenez qu'il existe deux classes d'acides gras *trans* : ceux présents dans les aliments issus de ruminants et ceux d'origine technologique. Les premiers non seulement n'ont pas d'effets délétères, mais pourraient aussi receler des molécules intéressantes en terme de santé ; les seconds sont presque uniformément détestables, dès lors qu'ils sont absorbés en excès. Les premiers sont (chimiquement) différents des seconds, bien qu'appartenant à la même famille. Les *trans* sont cependant toujours abondants dans nombre de « crackers », snacks, apéritifs, biscuits, chips. Il faut savoir que les insaturations (c'est-à-dire les doubles liaisons chimiques entre deux atomes de carbone) sont physiologiquement de nature « cis », exprimant le fait que les deux « morceaux » de la chaîne carbonée sont situés du même côté de l'insaturation, quand on la représente en structure plane. Dans un acide gras *trans*, elles sont, de part et d'autre, ce qui n'est pas physiologique. Afin d'en rajouter dans le chapitre de la terreur, une célèbre émission de télévision a titré son reportage : « Les acides gras transgéniques ». Voulant sans doute donner un fond de tableau OGM à un sujet qui en est totalement étranger. Plus noir que noir, sans doute.

La guerre des *trans*

Elle sera terminée le jour où les industriels cesseront d'utiliser des corps gras partiellement hydrogénés. En pratique simple, ne vous cassez pas la tête. Évitez d'acheter des produits dont l'étiquette mentionne, dans la liste des ingrédients, « graisse (ou huile) partiellement hydrogénée ».

Les protéines : lentes et rapides

Outre le rythme des repas et l'agencement des aliments (dans chaque prise alimentaire, et de l'une à l'autre) s'ajoute maintenant un paramètre supplémentaire : la vitesse. Il s'agit d'une caractéristique intrinsèque à l'aliment, ou plutôt aux composants des aliments, fonction de son identité et de son accompagnement, mais non de la célérité ou de la lenteur avec laquelle il est mangé. Cela concerne, au premier chef, les protéines et les sucres (alias glucides), dont certains, par raccourci de langage, sont qualifiés de lents, alors que d'autres le sont de rapides. Ces qualificatifs aussi sont maintenant attribués aux protéines, depuis peu. En fait, cela signifie que leur apparition dans le sang et leur distribution dans le corps se font avec les qualificatifs cinétiques correspondants. Vitesse qui peut être modifiée par la cuisson – avantage préalable, culinaire autant que nutritionnel.

Tout d'abord, quelle est l'origine du nom « protéine » ? Étymologiquement, en raison de l'importance primordiale des protéines, le mot est dérivé du grec *prôtos* qui signifie tout simplement « premier », c'est-à-dire devant les autres, chronologiquement avant. Fondamentalement, nous avons l'obligation de manger des protéines pour pouvoir en élaborer d'autres, les nôtres ! Il n'y a pas que le muscle à être intéressé par les protéines alimentaires, il s'en faut de beaucoup ! Toutes les protéines de notre corps, surtout celles du cerveau, loin d'être immuablement figées, se renouvellent en permanence. À chaque instant, une partie d'entre elles est découpée en ses acides aminés constitutifs, pour être remplacée par d'autres molécules nouvellement synthétisées, identiques à celles auxquelles elles se substituent. Cette intense activité de fabrication est très diversifiée, bien organisée, chronologiquement précise. Outre le cerveau, tous les organes sont intégralement concernés. Tout déséquilibre alimentaire peut s'avérer préjudiciable.

Remarque liminaire de la plus grande importance

Nous ne réutilisons jamais les molécules de protéines alimentaires telles quelles. Lors de la digestion, nous les tronçonnons ; démasquant leurs maillons élémentaires, les acides aminés. Ceux-ci sont à leur tour utilisés par nos organes ; quitte à y reconstituer des protéines similaires à celles qui ont été mangées.

En premier lieu est impliquée la synthèse des protéines de structure, constitutives des membranes des cellules (des neurones, et de toutes celles du corps) et de ses compartiments internes (ses organites, ceux des neurones et de leurs terminaisons, comme des autres types cellulaires, cérébraux et extracérébraux). Ensuite, elle met à contribution la construction des protéines enzymatiques, présentes absolument partout, et des récepteurs tout aussi ubiquitaires. Le façonnage des protéines du cerveau se fait, comme celui de toutes les cellules, à partir d'acides aminés pris dans l'alimentation *via* le sang, obligatoirement pour certains, alors que d'autres sont fabriqués sur place. Plus que tout autre organe, le cerveau requiert un apport en acides aminés judicieux, contrôlé, permanent et très précis, afin d'élaborer ses innombrables protéines et synthétiser ses multiples neuromédiateurs, les messages édictant des ordres, les neurotransmetteurs, que l'on appelle, pour nombre d'entre eux, les monoamines. En particulier les catécholamines (dopamine, noradrénaline et adrénaline) sont dérivées d'un acide aminé alimentaire indispensable : la tyrosine (qui est, par ailleurs, le précurseur des hormones thyroïdiennes, entre autres). La sérotonine et la mélatonine sont dérivées d'un autre de même origine et qualification : le tryptophane. L'histamine s'élabore à partir de l'histidine. La tyramine et la tryptamine ont pour origine un troisième : la phénylalanine. Ensuite, la synthèse de protéines permet la fabrication de substances exerçant un rôle nourricier (qui est scientifiquement appelé trophique). Sans oublier la confection de polypeptides hormonaux (de petits polymères d'acides aminés) intervenant dans de multiples mécanismes, y compris ceux de la neurosécrétion, selon un rythme bien ordonnancé. Seules dans l'organisme, les cellules glandulaires effectuent des synthèses de même importance que les neurones : un tiers du contenu protéique est renouvelé tous les jours !

Pour le fonctionnement correct du cerveau, il lui faut un minimum de protéines alimentaires, qui plus est d'excellente qualité. Exemple, historique : le bol de riz chinois. Son volume est fixé depuis des millénaires, par les mandarins chinois, aussi puissant que soucieux de faire des économies. Les coolies avaient droit à deux bols quotidiens, quantité juste suffisante pour ne pas mourir de faim et rester suffisamment valide pour travailler. La viande n'y était ajoutée qu'une seule fois par semaine, pour spécifiquement éviter les excès de vaillance, qui pouvait mener au refus, sinon à la révolte. Prudence oblige ! De tout temps, les gourous de multiples sectes ont affamé leurs disciples en leur imposant des régimes alimentaires plus ou moins draconiens, afin de mieux les diriger – une diminution de leurs facultés intellectuelles facilitant leur asservissement. Bien pire, la malnutrition protéique, qui s'observe malheureusement chez les enfants du tiers-monde, a des conséquences dramatiques connues ; elle provoque notamment une redoutable maladie : le kwashiorkor, qui n'épargne pas le cerveau. Beaucoup moins préoccupant, mais tout de même affaire à suivre : la surconsommation de protéines végétales (le tofu et le soja en l'occurrence) pourrait accélérer le vieillissement cérébral, comme tend à le prouver une cohorte asiatique récemment examinée !

Pour le cerveau, manger des protéines de qualité est donc absolument prioritaire. Comment définir leurs qualités ? Tout repose sur l'élément de base, le maillon fondamental, qui est l'acide aminé. Quelques-uns d'entre eux, assemblés bout à bout, définissent un peptide. Un peptide volumineux s'appelle un polypeptide, et s'il est plus gros encore, une protéine. Celles-ci, quand elles ont des formes architecturales linéaires, sont des « trains » colossaux formés d'une vingtaine de wagons différents (les acides aminés). Le nombre total de wagons, l'ordre de leur assemblage et l'effectif de chacun d'entre eux rendent innombrables les molécules de composition distincte, d'identité différente et de fonctions diverses. Mais les protéines peuvent aussi se diversifier en structures ramifiées : elles ont alors la forme de boules, de pelotes, d'arbres, de toiles d'araignées. Certaines sont toutes petites, d'autres gigantesques. Ainsi, l'insuline est formée de cinquante et un acides aminés, l'hémoglobine assemble quatre chaînes de cent quarante-cinq acides aminés environ (il y a 300 millions de molécules d'hémoglobine dans un seul globule rouge). La protéine qui assure la contraction musculaire (la myosine) compte quatre mille cinq cents acides aminés. La spécificité du code génétique (la règle absolue et rigide du patrimoine de l'hérédité) interdit tout remplacement d'un acide aminé par un autre, dans la séquence qui définit l'identité et la fonction de la protéine. Sinon, la mutation lui interdirait probablement d'être fonctionnelle, à l'exception notable des immunoglobulines (qui assurent notre immunité). Les montages des chaînes protéiques, qui sont des polymérisations biologiques d'acides aminés, s'effectuent en fonction du code génétique contenu dans les chaînes d'ADN du noyau et contretypé par les ARN messagers. Elles sont l'expression de l'inné. D'innombrables maladies (principalement innées ou héréditaires) sont la terrible conséquence d'un simple grain de sable dans la machinerie, qui se traduit par une erreur d'insertion d'acides aminés dans des protéines aux fonctions plus ou moins importantes ; une invalidité, voire une maladie mortelle à plus ou moins long terme, peut en être la redoutable répercussion. Si les muscles contiennent la majeure partie des protéines de l'organisme (plus des deux tiers), celles-ci sont néanmoins présentes partout, et leurs fonctions sont incommensurables, puisqu'il y en a plus de douze mille classes différentes dans le corps humain !

Un tripeptide très particulier

Le glutathion, formé de la juxtaposition de trois acides aminés (acide glutamique, cystéine et glycine), occupe une place prépondérante dans les protections contre les oxydations délétères, le véritable rancissement du cerveau. Or il vient d'être montré, chez les personnes âgées, qu'il existe une relation entre le nombre de portions de lait absorbées et sa concentration dans le cerveau. Ce qui est très important dans le cadre de la prévention des maladies dégénératives du cerveau, et même du vieillissement cérébral.

Il importe donc de manger, selon la séquence bien organisée des repas, une variété satisfaisante de protéines afin que, totalement démontées, elles puissent fournir à notre organisme tous les acides aminés dont il a besoin ; en quantités, en qualité, en bonnes proportions relatives. Apport éventuellement rythmé par les jours de la semaine ; comme le décrit Robert Sabatier, dans *Trois sucettes à la menthe* : « Le lundi, jour de lessive, on mangeait les tranches froides du gigot de la veille avec des pommes de terre mayonnaise. Le mardi était le jour du haricot de mouton. Le mercredi régnaient les côtes de porc à la sauce tomate avec câpres et arôme Patrelle. Le jeudi, c'était quelque ragoût : bœuf mode ou Strogonoff, veau en blanquette ou à la provençale, lapin rôti à l'auvergnate ou potée. Le vendredi apparaissait du poisson. » Cette sympathique diversité protéique est très sage. Que Jean Dutour (dans *Pluche ou l'amour de l'art*) agrémente et complète en roboratif : « Notre casse-croûte chez la mère Cruchon a été charmant. Nous avons mangé épouvantablement de saucisson, d'andouille de Guéméné, de potée auvergnate, de pommes de terre frites, de roquefort et de tarte aux pommes ; nous avons vidé trois bouteilles de beaujolais (réserve du patron), sans parler du pousse-café, de la rincette et de la sur-rincette. »

Protéines de référence : œufs et produits laitiers

Après le repas (moment qualifié de postprandial), la vitesse d'absorption intestinale des protéines alimentaires peut exercer une influence cruciale sur la biodisponibilité des acides aminés qui les composent ; et par ce mécanisme favoriser (ou non) une stimulation efficace de la synthèse protéique musculaire, par exemple, comme cela a été démontré récemment. Cette hypothèse, très générale, a été testée chez l'homme (comme sur des modèles animaux de tout poids, de la souris à la vache en passant par le cochon) à partir de protéines laitières, qui sont considérées comme représentatives, et constituent donc de bonnes références. Dans cet objectif, les caséines et les protéines de lactosérum ont été administrées à l'homme jeune ou âgé. Car il faut tenir compte des variations liées à l'âge, l'efficacité n'est pas identique aux diverses périodes de la vie, notamment en termes de rapidité d'absorption intestinale.

Caséines et lactosérum

La diversité des protéines des produits laitiers induit des synergies très intéressantes. En particulier par la présence de deux familles : les caséines et celles du lactosérum. Les premières réduisent le catabolisme (c'est-à-dire leur destruction physiologique) des protéines et exercent un effet retardé sur la synthèse protéique (protéine dite lente, par conséquent). Les secondes, qualifiées de rapides, accroissent rapidement et davantage la synthèse des protéines juste après le repas (on dit : en situation postprandiale).

Comment les processus se déroulent-ils chronologiquement dans notre tube digestif ? D'une part, les protéines du lactosérum ont la propriété de rester solubles à pH acide ; elles traversent donc rapidement l'estomac, avant d'être digérées, tronçonnées (hydrolysées) dans les intestins, précisément le duodénum. C'est pourquoi leurs acides aminés constitutifs sont absorbés avec célérité, en quantité importante, et ce sur une brève durée. À l'inverse, les caséines précipitent dans l'estomac, en sortent lentement (on dit que leur TVG – sigle pour « temps de vidange gastrique », dont il sera beaucoup question avec les glucides dans quelques pages – est lent). Elles vont donc arriver petit à petit dans l'intestin grêle. Ce qui infère une lente absorption d'acides aminés par l'organisme, étalée sur plusieurs heures. À noter : le caractère « lent ou rapide » d'une protéine persiste quand les protéines sont données au cours d'un repas complet. Ajouter des calories aux protéines (à l'aide de substances énergétiques) amplifie le bilan protéique : le lactosérum devient alors une protéine fortement anabolique, c'est-à-dire constructrice. La protéine rapide, quant à elle, plutôt moins efficace lorsqu'elle est absorbée seule, devient plus efficace dans un objectif de gain protéique, phénomène particulièrement notable chez les personnes âgées. De l'intérêt d'un vrai repas !

Le caractère lent ou rapide d'une protéine

Cette caractéristique n'infère pas une qualité différente en termes de physiologie : chacune exerce son rôle, en particulier dans l'ordonnancement du repas, et ce au titre de son efficacité nutritionnelle. Contrairement aux glucides. Comme leur nom l'indique, les protéines rapides délivrent avec célérité leurs acides aminés dans le sang, et donc aux organes. Alors que celles qui sont lentes permettent d'attendre en toute quiétude le repas suivant. Seule une synchronie bien organisée est efficace. Les protéines lentes et rapides sont donc complémentaires.

Acte chrono-alimentaire s'il en est, la répartition des protéines au cours de la journée influence aussi leur efficacité métabolique, mais de façon différente selon l'âge. Ainsi, chez le sujet âgé, il a été démontré que consommer 80 % de la ration quotidienne protéique au déjeuner et 20 % au dîner est plus efficace sur la synthèse protéique, que la même quantité répartie en quatre repas. Chez le sujet jeune, il vaut mieux fractionner l'apport protéique plutôt que le concentrer sur un seul repas. Les lapins, quant à eux, en élevage prennent plus de poids musculaire quand l'énergie alimentaire leur est fournie le soir… Donc, les seniors ne sont pas des lapins.

Une chaîne solidaire, ses maillons : les acides aminés

En fait, deux conditions impératives définissent une alimentation d'excellence pour le cerveau : non seulement elle doit contenir des protéines en quantité suffisante, mais celles-ci doivent également être de qualité, c'est-à-dire contenir tous les acides aminés indispensables (les maillons), dans de bonnes proportions. Parmi la vingtaine d'acides aminés constituant les protéines, certains peuvent être fabriqués par l'organisme humain à partir de substances chimiques plus ou moins voisines. D'autres au contraire ne le peuvent pas, ou ne sont synthétisés qu'en quantité beaucoup trop restreinte pour répondre aux besoins. Ils sont alors dits indispensables ou essentiels, au choix. *Ce sont la lysine, la thréonine, le tryptophane, la méthionine, la valine, l'isoleucine, la leucine, la phénylalanine.* Les besoins correspondants sont proportionnellement plus élevés chez l'enfant que chez l'adulte, et ils sont particulièrement importants chez le nourrisson.

L'absence de tout nutriment indispensable conduit inévitablement à la maladie, voire à la mort ; pour les acides aminés indispensables, comme il en est avec les vitamines et les oligoéléments, ainsi qu'avec les deux oméga-3 et l'oméga-6.

Certes, les protéines alimentaires sont d'origine végétale ou animale, mais elles n'ont pas toutes la même valeur biologique : tout dépend de la *quantité des acides aminés indispensables* qui les composent. En première approximation, la protéine alimentaire est meilleure quand la proportion d'acides aminés indispensables dans la masse des acides aminés totaux est élevée : 48 % pour le lait, 50 % pour l'œuf, 45 % pour la viande de bœuf, 40 % pour le petit pois et le soja, 30 % pour la farine blanche de blé. Cependant, ce critère d'évaluation est très insuffisant, comme nous allons le voir prochainement.

Mais pourquoi les protéines végétales ont-elles généralement une valeur biologique plus faible que les protéines d'origine animale ? Parce qu'elles sont quantitativement déficitaires en un ou plusieurs acides aminés indispensables – fondement d'un facteur limitant la synthèse protidique dans les organes. L'absence ou la réduction significative d'un seul de ces acides aminés indispensables altère, au moins partiellement, l'utilisation de tous les autres, perturbant la totalité de la synthèse protéique. Dans une protéine alimentaire donnée, un acide aminé, manquant ou fourni en quantité insuffisante, s'appelle donc logiquement le facteur limitant primaire. Dès que l'acide aminé indispensable incriminé est ajouté, ce facteur disparaît ; mais il se dévoile alors souvent un déficit relatif en un autre acide aminé, que l'on appelle alors le facteur limitant secondaire et ainsi de suite avec l'ensemble des acides aminés. Seule une alimentation diversifiée est susceptible de convenir à notre corps. On comprend alors pourquoi tout le problème – et le réel danger – des régimes amaigrissants (ainsi que la sous-alimentation) réside dans la qualité cruciale des protéines !

Comment mesure-t-on la valeur biologique d'une protéine alimentaire ?

La valeur biologique d'une protéine alimentaire se mesure d'abord par la présence de l'ensemble des huit acides aminés indispensables qui la compose ; mais aussi, facteur supplémentaire de qualité, par les quantités relatives entre eux. Tous les acides aminés essentiels doivent être présents, avec entre eux un équilibre quantitatif tel qu'il n'y ait pas de facteur limitant. Le facteur limitant fait que l'ensemble des acides aminés indispensables ne sera utilisé que dans la limite de celui d'entre eux qui est présent en la plus petite quantité. Prenons par exemple un verre octogonal dont l'une des huit faces serait plus basse que les sept autres, ce verre ne peut évidemment se remplir qu'au niveau de cette face ; elle est le facteur limitant. L'équilibre entre tous les acides aminés est très subtil ! L'homme doit donc impérativement manger un riche mélange de protéines.

Les essais et les expérimentations, réalisés sur l'homme et l'animal, démontrent aisément que la composition optimale est celle des protéines d'œuf. Se révélant la meilleure pour l'apport global d'acides aminés indispensables, elle est prise comme valeur étalon. Le lait talonne en qualité. Les céréales, quant à elles, manquent notablement de lysine (facteur limitant primaire) alors que les légumineuses, sont souvent trop pauvres en méthionine, comme le pois, le haricot et le soja. En pratique, étant donné la composition des protéines des aliments usuels, seuls trois acides aminés sont susceptibles d'être limitants : le tryptophane, la lysine et la méthionine. D'une façon générale, les protéines d'origine animale contiennent tous les acides aminés en quantité adéquate. À l'exception notable des tendons, cheveux et ongles ; qui ne sont évidemment pas de consommation courante, vous en conviendrez ; sauf voracité confinant à l'obligation d'une consultation psychiatrique.

Pourquoi a-t-il raison, Claude Michelet, dans *Les Défricheurs d'éternité* : « De plus, [les étangs] permettaient au frère cuisinier d'assurer à la communauté une alimentation sinon variée, du moins convenable, composée de carpes, de tanches, d'anguilles, l'ensemble accompagné de pois, de fèves et de lentilles et surtout de trois bonnes livres de pain par jour » ? Parce que l'association de protéines d'origines différentes – puisées dans la diversité alimentaire – permet éventuellement de compenser leurs insuffisances respectives. Globalement, les protéines animales ou celles des légumineuses complètent celles des céréales. Le bol de lait aux céréales, c'est-à-dire accompagné de pain, constitue donc une sorte d'optimisation nutritionnelle. Pour composer le déjeuner et le dîner, sachez que l'on trouve peu de lysine et peu de tryptophane dans le maïs ; les haricots et les pois sont au contraire une source intéressante de lysine, mais manquent de méthionine ; le tryptophane est abondant dans les légumes verts à feuilles, tandis que plusieurs acides aminés importants y sont quantitativement insuffisants… Incidemment, le soja, pourtant outrageusement vénéré, n'est pas optimal, loin s'en faut, car il manque d'un acide aminé indispensable soufré dénommé méthionine : il en contient deux fois moins qu'il ne faudrait.

Bonnes associations culinaires

Toutes les cultures, toutes les civilisations, à la suite d'une très longue sélection, ont - inconsciemment - pallié les déficiences des plantes alimentaires en mettant au point des mets qui les combinent, équilibrant leurs avantages et compensant leurs manques. Il est vital d'associer au moins deux végétaux. C'est ainsi que les Mexicains accompagnent leurs tortillas de maïs, de haricots, de riz et de légumes à feuilles. Les Jamaïcains mangent du riz et du blé ou du maïs avec des pois. Observez la composition traditionnelle du petit salé, du cassoulet, de la choucroute, de la paella ou du couscous !

Protéines végétales : alimentation zoo-illogique ? Les protéines végétales ne doivent évidemment pas être négligées, car elles sont incontournables ne serait-ce que parce qu'elles sont présentes dans des aliments qui apportent des vitamines, des minéraux, des « sucres lents », des fibres. En revanche, l'addition de protéines végétales (extraites, purifiées, raffinées) dans certains aliments doit susciter une attention critique.

En pratique, l'apport protéique quotidien sera mieux « équilibré » s'il fait appel à des sources variées, tant animales que végétales : viandes, charcuteries et produits carnés, œuf, lait et produits laitiers, céréales et légumes secs. La multiplicité des sources, associée à un bon équilibre entre elles, représente le seul bon compromis efficace sur le plan nutritionnel. Sur le globe, quels que soient les lieux, fussent-ils les plus éloignés et de cultures très différentes, l'alimentation carnée de base est, le plus souvent, immanquablement composée de produits laitiers, œufs, poissons, mouton, cochon, bœuf et volaille sous forme de poulets et de canards ; seules les préparations culinaires sont diversifiées à l'infini.

Sachez-le tout de même ! L'efficacité biologique des protéines est mesurée selon la méthode de référence de la FAO, par le PDCAAS (*protein digestibility corrected amino acid score*), c'est le produit de l'indice chimique classique par la digestibilité réelle.

Source protéique	Digestiblité réelle (%)	PDCAAS
Œuf	97	143
Lait	95	137
Viande, poisson	94	132
Riz	88	70
Blé	86	123
Soja	86	123
Farine de blé	96	58

C'est ainsi que, pour compléter 1 gramme de protéine de blé (déficiente en lysine), il faut apporter 1 gramme de viande, 1,6 gramme de lait, 2,6 grammes d'œuf, ou 6,2 grammes de soja (D'après Schaafsma, 2000).

Le corps humain est pratiquement incapable de fabriquer des protéines à partir d'autres nutriments que les protéines elles-mêmes ; il faut qu'elles soient d'origine alimentaire. En effet, les sucres (les glucides) et surtout les graisses (les lipides) peuvent être stockés dans l'organisme : ils constituent alors un réservoir, à disposition. En revanche, les protéines n'ont pas cette faculté, le corps humain n'en possède pratiquement aucune réserve mobilisable, tout au moins sans réel dommage. Une ingestion régulière et permanente s'avère donc absolument nécessaire, matin, midi et soir ; sans oublier l'éventuel quatre-heures.

Effet spécifique : les acides aminés représentent les facteurs anabolíques les plus puissants. En d'autres termes, ils sont capables de stimuler leur propre utilisation dans l'élaboration des protéines. De plus, ils peuvent contrecarrer les processus opposés, en réduisant la destruction des protéines (dénommée protéolyse) ; conjonction qui potentialise l'accrétion protéique. Toutefois, comme d'habitude, point trop n'en faut ! Car les acides aminés stimulent aussi leur propre oxydation limitant ainsi leur accumulation excessive dans le sang. Il reste donc illusoire d'accroître fortement la masse protéique en administrant aveuglément des quantités très importantes de protéines.

Chez les seniors, encore plus que chez les jeunes, l'alimentation se doit de viser à améliorer la disponibilité en acides aminés après le repas. Il faut donc augmenter les apports protéiques, alors qu'ils sont spontanément réduits chez les personnes âgées ; utiliser des protéines rapidement digestibles, s'astreindre à de l'exercice physique. Et, peut-être, supplémenter les repas par quelques acides aminés particulièrement impliqués dans l'anabolisme musculaire ; parmi ceux-ci, la leucine joue un rôle majeur. Une bonne partie des protéines alimentaires vont dans le tube digestif, pour simplement le nourrir ; un acide aminé particulier les composant, la glutamine, s'y comporte en véritable carburant, ce qui se fait en quelque sorte au détriment du reste du corps.

Tout se tient !

Faire de l'exercice physique maintient la masse musculaire, assure une meilleure circulation sanguine – y compris dans le cerveau ! – et permet un meilleur vieillissement cérébral. Entretenir ses muscles est bon pour le cerveau...

Fabriquer les protéines, certes, mais il convient de s'en servir, d'éviter de les user et de les gaspiller ; pour cela, il faut les entretenir par l'exercice physique, le sport. Ne soyez pas inquiet : le minimum syndical demandé est de quarante minutes quotidiennes de marche rapide (pas de « musardage » devant les vitrines des magasins !). Il n'est jamais trop tard pour s'y mettre. Ainsi, situation exceptionnelle, avec la reprise d'un bon exercice physique à 55 ans, il est possible de revenir en arrière et de retrouver une physiologie rajeunie de dix ans : rarissime dans le monde de la médecine et de la nutrition ! Ce résultat est impossible à obtenir avec des médicaments, ni même avec des compléments alimentaires. Toujours est-il que le rendement de la « machine » muscle diminue avec les années ; l'énergie demandée pour faire un pas, c'est-à-dire un exercice physique, est plus importante chez une personne âgée. Vieux à 70 ans, octopus à 80 ans, et TGV à 90 ans (très grand vieux). Aux États-Unis : 55 ans : senior, 70 ans : vétéran. On ne vieillit plus : on avance en âge ! Mieux : on est jeune depuis longtemps ! Ce qui est certain, c'est qu'à 80 on risque plus de mourir qu'à 50 !

Incidemment, le vieillissement musculaire commence à... 30 ans ! La musculature de tout le corps fond de presque moitié entre 30 et 80 ans, en partie faute d'une alimentation correcte (en protéines de qualité) et d'exercice physique suffisant ! L'homme « standard » (de 70 kilos) contient 10 à 12 kilos de protéines, dont 200 à 250 grammes sont renouvelés quotidiennement. Ce qui correspondrait à un bon kilo et demi de steak. En fait, concernant ces protéines corporelles renouvelées chaque jour, une bonne partie de leurs acides aminés est recyclée. Ce qui réduit les besoins. Les recommandations sont de moins de 1 gramme de protéines alimentaires par kilo de poids corporel (très exactement 0,8 gramme de protéines *de bonne qualité* pour les adultes, 1 gramme pour les seniors) ; soit 50 à 80 grammes quotidiens – ce qui représente au choix : 250 à 350 grammes de bifteck, ou 300 à 500 grammes de jambon cuit. Ou encore 1,5 à 3 litres de lait (mieux vaut alors les fromages), ou finalement 8 à 14 œufs de taille moyenne. Vous pouvez donc manger un peu de tout cela, quotidiennement !

Notre corps est formé d'organes dont, pour certains comme le cerveau, le renouvellement cellulaire est faible, voire presque nul, mais qui ont des besoins considérables en nutriments pour assurer leur maintien, et par conséquent leur fonction. D'autres tissus se rénovent par contre très rapidement, mais leurs régénérations ont des exigences tout aussi importantes. Ainsi, les globules rouges ne vivant que cent vingt et un jours, notre moelle osseuse doit en élaborer en permanence. D'une manière générale, il faut savoir que chaque état physiologique implique des besoins spécifiques, en quantité et en qualité. Il en découle qu'une même alimentation, basée sur des normes standardisées, ne peut être satisfaisante pour l'ensemble d'une population hétérogène, comprenant enfants, adultes et vieillards. La vitesse de renouvellement des protéines du cerveau, par exemple, est divisée par cinq chez les vieillards.

	Protéines corporelles	**Masse renouvelée/jour**
Foie + tube digestif	10 grammes	50 grammes
Muscle	45 grammes	2,5 grammes

Des protéines pour l'entretien de nos cellules

Les cellules spécifiques du cœur (les cardiomyocytes) ne se renouvellent qu'à raison de 1 % par an, à l'âge de 25 ans ; ce taux décroît régulièrement pour atteindre 0,45 % à 75 ans. Autant dire que la plupart des cardiomyocytes ne seront jamais remplacés pendant une durée de vie normale. Il est donc impératif de les entretenir, en leur fournissant les protéines dont ils ont besoin, en permanence... Ils partagent cette spécificité, c'est-à-dire la pérennité, avec les neurones, les cellules adipeuses (les adipocytes) et les cellules des vaisseaux sanguins, en particulier cérébraux... En revanche, pendant la durée de notre vie, nous changeons quatre fois de squelette, lequel est une structure vivante, et non pas fossilisée ! Incidemment, « squelette » est le seul mot masculin de la langue française qui se termine par « -ette ».

Les cellules musculaires ne sont que peu renouvelées au cours de la vie ; en revanche leur contenu, notamment protéique, l'est largement. La perte d'une cellule musculaire, par défaut alimentaire comme cela résulte lors du suivi de certains régimes alimentaires, est donc irrémédiable.

Protéines du repas d'hier, bonne digestion de demain : séquences et complémentarité

Quelle est la séquence des événements, après que les protéines ont été portées en bouche ? Comment s'effectue leur découpage lors de la digestion ? Dans le tube digestif, un processus (dénommé protéolyse, puis-je le rappeler ?) tronçonne les protéines de toutes origines, en leurs éléments individuels : les acides aminés. Ceux-ci traversent les intestins, puis sont transportés dans le sang pour être captés par les organes en fonction de leurs besoins respectifs. Ils sont alors utilisés pour synthétiser de nouvelles protéines, qui sont parfois presque exactement les mêmes que celles qui ont été consommées. Par conséquent, la cervelle dans le premier repas semi-solide donné au nourrisson était une excellente initiative ! Plus globalement, de manière simple (pour ne pas dire simpliste), le meilleur moyen de faire du muscle est… de manger de la viande (qu'elle soit terrestre, aquatique ou aérienne), des produits laitiers et des œufs, qui apportent directement les bons éléments, dans les bonnes proportions. Car, l'homme étant un mammifère, la composition biochimique de ses muscles est voisine de celle des autres. Restons pragmatiques. Manger de la viande pour faire du muscle, voilà qui relève de la biologie la plus élémentaire, et c'est de la sagesse. Victor Hugo n'a-t-il pas écrit : « La viande, voyez-vous, c'est ce qui fait la chair. » Mais ne pas croire tout de même que l'on sera mouton en mangeant du mouton, et lion en dégustant du lion, voilà qui est un peu rapide. Le principe d'analogie ne peut cependant aller bien loin. Du sang de poireau ? Du muscle de carotte ? Le mot patate est un mot quéchua. En empruntant la pomme de terre aux Indiens d'Amérique du Sud, nous leur avons aussi pris le mot qui la désigne. Nous ne leur avons pas, en revanche, emprunté la protéine animale qui l'accompagne à table, celle du cobaye ; nous avons préféré en faire un animal de compagnie sous le nom de cochon d'Inde. N'en déplaise à Obélix, le chien, plus que le sanglier, était une des viandes préférées des Gaulois ! Ne grimaçons pas en évoquant les Chinois amateurs de rats : chez nous, dans le marais Poitevin, une spécialité locale réputée n'est-elle pas le pâté de ragondin…

Mais attention ! Quand votre tube digestif traite 170 grammes de protéines, 100 grammes seulement proviennent directement des aliments. Les 70 grammes restant ont été fabriqués par votre organisme lui-même, les jours précédents, à partir de la nourriture alors absorbée : il s'agit des protéines que les intestins élaborent, mais aussi de celles qui sont délivrées par le foie et le pancréas (notamment les enzymes, longtemps dénommés les « sucs digestifs »). Ainsi, séquence chronobiologique obligatoire, la qualité des protéines consommées hier induit-elle, pour le lendemain, une bonne digestion non seulement des protéines, mais aussi de tous les autres nutriments, grâce en particulier à la qualité des « diastases » qui sont les enzymes – c'est-à-dire encore des protéines – responsables de la digestion de tous les aliments. L'efficacité des intestins exige que près de la moitié de leurs protéines soit renouvelée quotidiennement. Il faut donc nourrir abondamment notre tube digestif, pour assurer sa fonction et ainsi nourrir le reste du corps.

Votre guide pratique pour les protéines

En pratique, combien faut-il manger de protéines ? Pour un homme adulte de 70 kilos, l'apport de sécurité quotidien est voisin de 70 grammes par jour. Soit en général, 20 grammes environ de protéines dans un demi-litre de lait, dans 60 grammes d'emmental ou de comté, un peu plus de beaufort, 80 grammes de camembert, cantal, coulommiers ou brie, un peu moins de saint-nectaire ; dans deux tranches de jambon cuit, dans deux œufs, ou encore dans 100 grammes de steak ou de saumon. Ces aliments, sur une journée, peuvent assurer à eux seuls la totalité des besoins en protéines, toutes animales ; mais l'idéal est d'en consommer aussi d'origine végétale.

Chez l'enfant, le besoin en protéines est bien entendu plus important car il construit son organisme ; de la naissance à 2 mois il lui en faut quatre fois plus, par rapport à son poids. Pendant la grossesse, 600 grammes de protéines construisent le futur bébé, 400 grammes sont nécessaires à son environnement (placenta, etc.). Durant la lactation, plus de 2 kilos sont sécrétés par la maman !

La viande concerne les animaux terrestres, aquatiques et aériens. Mammifères ou marsupiaux (pour les Australiens et les Néo-Zélandais), batraciens (vive les cuisses de grenouilles) ou pas (crocodiles et autres alligators), la mine est sans limites, jusqu'aux gastéropodes et mollusques (escargots et fruits de mer). Bien qu'elle soit (ou fût) privilégiée dans nombre de contrées de la planète, l'immense famille des insectes n'en fait pas (encore ?) partie ; eux dont les protéines sont de qualité nutritionnelle intermédiaire entre animaux et végétaux.

Il y a plus de dix mille ans

Avant l'élevage, les hommes d'il y a plus de dix mille ans ont construit des enclos. Idée géniale, car ils permettaient de les parquer, pour avoir accès à leur lait. Et ce, toute l'année durant, sans avoir à les tuer. Un moyen d'absorber tous les jours, ou presque, des protéines de qualité et nombre de nutriments. D'autant que, un peu plus tard, ils ont inventé le fromage. Incidemment, peu après, il y a plus sept mille ans, les Chinois, puis les Indiens, découvrirent la culture du riz...

Animaux « d(H)omestiques » ? Parlons un instant de la viande bovine, qualifiée de rouge. Où peut-elle bien se situer dans la classe des viandes. Si l'on en croit le dictionnaire, la viande est « la chair de mammifères et d'oiseaux en tant qu'aliment ». Observation amusante : les poissons n'en sont pas, alors que les baleines et autre dauphins en seraient, comme les manchots et éléphants de mer. Ce dictionnaire distingue trois types de viandes : « viande rouge (bœuf, mouton et cheval), blanche (veau, porc, volaille et lapin) et noire (gibier) ». Pour le *Codex alimentarius*, la viande est « toute partie d'un animal destinée à la consommation humaine » ; ce qui inclut, *a priori*, les poissons et les animaux « exotiques » (crocodile, kangourou, autruche, bison, zébu, etc.). En pratique, en Europe, les viandes sont réparties entre les animaux de boucherie (bœuf, veau, porc, mouton, agneau, cheval, chevreau), les animaux de basse-cour (poulet, canard, dinde, oie, pigeon pintade et lapin) et le gibier (lièvre, chevreuil, sanglier, etc.). Pour ce qui est de la viande bovine, deux grandes classes se distinguent : d'une part les animaux dont l'âge est supérieur à 6-8 mois, et d'autre part les veaux (d'âge inférieur). Le vocable de viande de bœuf, regroupe plusieurs catégories d'animaux : les bœufs mâles adultes et castrés (8 % de la consommation), les taureaux mâles adultes non castrés, les taurillons ou jeunes bovins (mâles non castrés élevés jusqu'à 24 mois maximum), les génisses (femelles n'ayant pas encore vêlé) et les vaches. Ces dernières sont les femelles ayant vêlé ; il s'agit soit de vaches allaitantes destinées à la production de viande (charolaise, limousine, blonde d'Aquitaine, etc.), soit de vaches laitières de réforme (prim'Holstein, montbéliarde, normande, etc.), c'est-à-dire dont la production de lait s'est tarie.

Les enquêtes récentes (Credoc) montrent que la ration quotidienne moyenne de chaque Français est de 30 grammes de viande bovine ; ce qui correspond à deux steaks par semaine. En totale contradiction avec un dogme férocement installé affirmant que la consommation française de viande serait excessive. En tout état de cause, elle reste notablement inférieure aux limites proposées dans le cadre de la prévention de certaines pathologies chroniques. Au contraire, cet usage modéré peut être mis en relation avec le déficit en fer, en particulier chez les femmes avant la ménopause, véritable problème de santé publique.

Le régime méditerranéen fait florès. Or il se situe sur trois continents, et concerne vingt et un pays, où les habitudes culturelles, culinaires sont très disparates. Avec cependant un dénominateur commun : l'olive et son huile. Se distingue le régime crétois, qui comporte, en plus, des oméga-3 en appréciables quantités, pour des motifs qui ont été précédemment invoqués. En 1960 a été définie la « diète méditerranéenne ». Dont les bénéfices ont été spectaculairement montrés par l'étude dite des sept pays, en 1970, qui mettait en évidence, entre autres, le grand bénéfice cardio-vasculaire. Environ soixante ans plus tard, et des centaines d'études s'accumulant, on ne cesse de le porter aux nues. Ce régime méditerranéen a même été classé au patrimoine mondial par l'Unesco, en 2010. De nos jours, incidemment, si les vieux Crétois sont au monde les personnes âgées se portant le mieux, le plus longtemps, les jeunes Crétois sont au contraire ceux qui ont la santé la plus exécrable en Europe ! Car ils ont abandonné l'alimentation traditionnelle, pour se porter sur le *fast-food* et autres « régimes cafétéria ».

Peut-on encore manger de la viande ?

On continue à nous bassiner, depuis plusieurs décennies, avec une erreur : nous mangeons trop de viande et de lait, en comparaison des Crétois, en excellente santé. D'où cela vient-il ? Après la guerre, des études ont été menées en Europe pour tenter de faire une relation entre la nourriture et l'état de santé. En particulier par la fondation américaine Rockefeller, en 1950. Mais aussi par le CERN (Organisation européenne pour la recherche nucléaire), qui se préoccupait d'un prochain conflit atomique et voulait déterminer ce qui était mangé et dans quels aliments pouvait se concentrer la radioactivité. Stupeur pour les Yankees : la contribution (en pourcentage des apports énergétiques) de la viande, des poissons et des œufs était cinq fois inférieure à ce qu'ils pratiquaient chez eux, celle des produits laitiers quatre fois plus faible ! Conclusion, judicieuse pour eux et à l'époque : il faut manger moins de viande : et cela reste vrai, pour eux toujours. C'est seulement valable pour eux, qui s'en bâfraient et continuent avec le même... régime (dans tous les sens du mot). Mais peu pour nous autres, en France ; et cela est encore plus faux maintenant : nous consommons actuellement autant de steak et moins de produits laitiers et d'œufs que les Crétois !

Séquences chronologiques préparatoires obligatoires, améliorant l'aliment, les procédés de préparation des viandes ont une influence sur les protéines. La maturation (son « mûrissement ») rend les nutriments plus accessibles (et plus agréables en bouche), le faisandage est une sorte de prédigestion partielle. L'affinage transforme en partie les protéines des fromages en acides aminés. Un comté affiné deux ans ne contient plus que des acides aminés – précieux aliment pour les seniors confirmés, dont les intestins sont devenus souffreteux. Encore plus pour celles et ceux dont le tube intestinal est gravement malade, voire partiellement enlevé. Mais des préparations fort anciennes aboutissent au même résultat. Lesquelles ?

Acides aminés romains et vietnamiens ? Il existe deux sources d'acides aminés très nutritives : le garum… et le nuoc-mâm. Il s'agit de protéines en quelque sorte prédigérées (les chimistes appellent le produit un hydrolysat, les technologues un autolysat) ; ces préparations fournissent un mélange constitué principalement d'acides aminés. L'usage du garum, une liqueur de poisson obtenue à partir du dernier stade de la décomposition des chairs de poisson, est apparu en Grèce dès le IVe siècle avant Jésus-Christ. Sa réputation fut longue à s'établir. Pline s'étonnait même de l'engouement des Romains pour cette précieuse sanie de poissons à l'odeur nauséabonde. Dans un vase d'une contenance d'une trentaine de litres, on plaçait une première couche de poissons gras, saumons, anguilles, aloses ou sardines, puis on disposait dessus des herbes très odorantes, aneth, coriandre, fenouil, céleri, sarriette, menthe sauvage, serpolet, origan ou argémone. On ajoutait ensuite une autre couche de poissons sur laquelle on plaçait deux doigts de sel. Au fur et à mesure le vase se remplissait jusqu'au sommet en alternant les couches d'herbes, de poissons et de sel. Le récipient était ensuite fermé avec un couvercle et on laissait mariner une semaine. Puis on remuait ce mélange pendant une lune, c'est-à-dire vingt-huit jours. Après, il suffisait de recueillir la liqueur qui, mise en jarres après avoir été filtrée, devenait le fameux garum. Il existait également, pour respecter les règles culinaires des Juifs, un garum de poissons à écailles, dit *garum castimoniale* : un garum casher, en somme ! Parmi tous les dérivés, on pouvait trouver aussi un savoureux « garum au vin », mélange de garum, de vin et d'épices, réduit à la cuisson. Il était constitué de poivre broyé, de miel, de vin, de liqueur de poisson, de vin cuit, le tout chauffé à feu très doux.

Au Moyen Âge, cette variante fut particulièrement appréciée, puisqu'elle permettait aux moines et aux laïcs d'absorber un substitut de viande en temps d'abstinence et de carême. La ration en acides aminés était sauvegardée, la santé corporelle et spirituelle aussi ! Étant donné la complexité d'une telle préparation et les difficultés évidentes pour se procurer du garum aujourd'hui, on peut lui substituer le nuoc-mâm, en usage dans le Sud-Est asiatique. Quand il est bien préparé, cet ingrédient possède, en effet, les qualités du garum.

Quantité d'aliments (en grammes) où sont présents
les 40 grammes de *protéines végétales* nécessaires chaque jour
(50 % du besoin total, l'autre moitié
étant constituée de protéines animales)

Lentille, haricot sec, pois	180
Amande, noix, noisette	200
Céréales	350
Pain	500
Riz cuit	600
Pâte cuite	700
Champignon, brocoli	1 600
Pomme de terre, légume vert, betterave	2 000
Asperge, haricot vert, poireau	2 200
Salade	2 500
Tomate, concombre, carotte	4 000
Fruits	8 000

Quantité d'aliments (en grammes) où sont présents
les 40 grammes de *protéines animales* nécessaires chaque jour
(50 % du besoin total, l'autre moitié étant constituée
par les protéines végétales)

FROMAGES	
Pâte cuite	140
Pâte pressée non cuite	150
Pâte molle	200
Persillé	200
Frais	260 à 1 000
Œuf	300
Lait	1,2 litre
VIANDES	
Foie (veau, bœuf, porc, mouton)	150
Veau (escalope, rôti)	160
Bœuf (steak)	170
Foie de volaille	180
Poulet, dinde, lapin	200
Oie, canard	220
Rognon	230
Cervelle (veau, bœuf, porc, mouton)	400
POISSONS	
Morue, thon	160
Truite	200
Hareng, saumon, carpe	210
Sole, cabillaud, carrelet, merlan, daurade	250
Maquereau, anguille	290
Palourde	350
FRUITS DE MER	
Huître	400
Moule	500

Rapport qualité/prix
quels aliments apportent les protéines les moins chères ?

Protéines	Euros pour 30 grammes de protéines
Œufs frais	0,5
Lait demi-écrémé	0,8
Poulet	0,82
Maquereau ***Saumon***	1,1 1,4
Emmental	1,1
Œuf bio et label rouge	1,2
Steak ***Entrecôte***	1,4 2,6
Yaourt nature	1,6
Jambon cuit ***Saucisson sec***	2,0 2,7
Coquille saint-jacques	8,6
Foie gras	22,9

En gras italique : compatible avec le grammage d'une portion habituellement mangée. Les protéines les meilleures sont aussi les moins chères : il s'agit de celles des œufs et du lait.

Toujours combiner l'animal et le végétal, comme cela se retrouve dans toutes les préparations culinaires traditionnelles : « Il y avait aussi les pommes de terre rondes, toutes nouvelles, qu'on mangeait chaudes dans du lait froid. Chaque dimanche apportait quelque plat nouveau pour Olivier : potée somptueuse, cul de veau en cocotte, civet à l'auvergnate, ragoût de queue de bœuf, estouffade aux lentilles, chou farci… Chefs-d'œuvre de cuisine rustique, en accord avec le pays et le climat, généreux et forts comme le pays bleu », écrivait Robert Sabatier dans *Les Noisettes sauvages*…

Concernant les protéines, l'Efsa autorise les allégations suivantes

« Contribuent à augmenter la masse musculaire. »

« Contribuent au maintien de la masse musculaire. »

« Contribuent au maintien d'une ossature normale. »

Sucres, hydrates de carbone, glucides : le facteur temps pour le carburant du cerveau

Qui n'a pas entendu parler des sucres lents et rapides ? Sachant que la recommandation se porte impérativement sur la tortue plutôt que sur le lièvre. Exemple remarquable de séquençage chronologique : dans quel ordre faut-il prendre les aliments contenant des sucres (et des fibres), de préférence avec quels autres aliments (pour les ralentir encore plus), que faut-il exclure ? En quoi cela est-il d'une immense importance pour le cerveau ?

Les sucres constituent essentiellement du carburant pour nos organes et nos cellules, dont certains ne « carburent » qu'avec eux, comme les globules rouges et surtout le cerveau. Pour celui-ci, le glucose en est normalement la seule source ; mais dans certains cas s'y substituent les corps cétoniques (notamment en période périnatale), fabriqués à partir des lipides par le foie. Comparons un instant le cerveau à un moteur, métaphore déjà justifiée et détaillée dans mes livres précédents. D'abord, le bloc-moteur n'est pas en fonte, mais… en graisses ! Le carburant, c'est-à-dire l'essence, est précisément le glucose : 100 milligrammes par minute, 6 grammes à l'heure, l'équivalent d'un morceau de sucre. L'énorme erreur à faire serait toutefois précisément de consommer compulsivement un morceau de sucre toutes les heures, comme nous allons le voir. Le comburant est le même pour les deux machines, cerveau et automobile : il s'agit de l'oxygène. L'injecteur est constitué par les microvaisseaux. La bougie, qui provoque l'allumage, est un ensemble d'enzymes, notamment l'une d'entre elles, extraordinaire, dénommée cytochrome oxydase, qui fonctionne au fer. Incidemment, le glucose produit dix-huit fois plus d'énergie en présence d'oxygène qu'en son absence : le carburant du cerveau n'est efficace qu'en présence du comburant.

La « machine cerveau » a énormément besoin d'énergie. À titre de comparaison, elle consomme l'équivalent des deux tiers de l'énergie utilisée par le cœur, muscle puissant, pompe qui débite 8 600 litres quotidiens, soit tout de même une masse impressionnante de près de 1 tonne, et ce pendant plus de quatre-vingts ans, grâce à 3 à 4 milliards de battements. Autre comparaison : le cerveau utilise les trois quarts de l'énergie nécessaire au rein pour filtrer, sur 20 kilomètres de conduits, 1 500 litres de sang par jour, pour seulement 1,5 litre de « pipi » évacué !

Au repos, le cerveau adulte dévore, à lui seul, près de 20 % de l'énergie alimentaire consommée et 20 % de l'oxygène respiré. Par une journée normale, d'activité physique modérée, le chiffre « tombe » tout de même à 15 % ! Or, chez un adulte, le cerveau ne représente que 2 % du poids du corps. Il consomme donc dix fois plus d'énergie que la moyenne des autres organes ! Chez les enfants, ce chiffre est évidemment plus élevé encore, pour même atteindre 60 à 80 % chez les nourrissons. Incidemment, l'oxygène consommé par le cerveau d'un homme adulte est équivalent à celui produit par un chêne, grâce à ses 100 000 feuilles, qui, étalées côte à côte, couvriraient une surface de 6 000 m^2 ! Celui qui l'a planté n'a donc pas perdu son temps !

Globalement, en l'absence (recommandée ?) de morceaux de sucre et de confitures, le rôle exclusif de 40 % du pain que vous avez mangé au petit déjeuner sera de faire fonctionner votre seul cerveau ! En effet, selon les recommandations récentes des nutritionnistes, vous devez absorber 50 % de votre ration calorique sous forme de glucides ; étant donné que votre cerveau monopolise 20 % de la ration calorique totale, mais seulement sous forme de glucose, il est logique de déduire qu'il utilise les 20 % du total sur les seuls 50 % de glucides, ce qui représente finalement 40 % de ces glucides. Il est par conséquent très dangereux d'en arriver à cette absurdité : l'invention, aux États-Unis, d'un nouveau pain, riche en fibres et pauvre en glucides. Affiché avec un quart de la quantité du pain normal. Pourquoi pas, aussi, du vin sans raisin ?

Il est donc logique que le strict fonctionnement cérébral, avec son corollaire, l'équilibre mental, dépende de la qualité (et de la quantité) de l'énergie alimentaire ! Le secret de l'efficacité de votre cerveau : garder constante la concentration de glucose dans votre sang, pour l'approvisionner chaque fraction de seconde. L'attention et la vigilance peuvent incontestablement être stimulées par un meilleur apport de glucides, judicieusement choisis et mieux répartis dans la journée, ceux du pain bien évidemment (accompagné d'autres aliments), mais aussi des pâtes, des légumes secs, par exemple. L'effet sera plus puissant que le coup de fouet temporaire d'un excitant, fût-ce celui d'une tasse de café. À l'opposé, l'excès de glucose dans le sang altère insidieusement tous les organes. L'efficacité réside donc dans le juste équilibre.

Utilisation du glucose (g/kg poids corporel/jour)

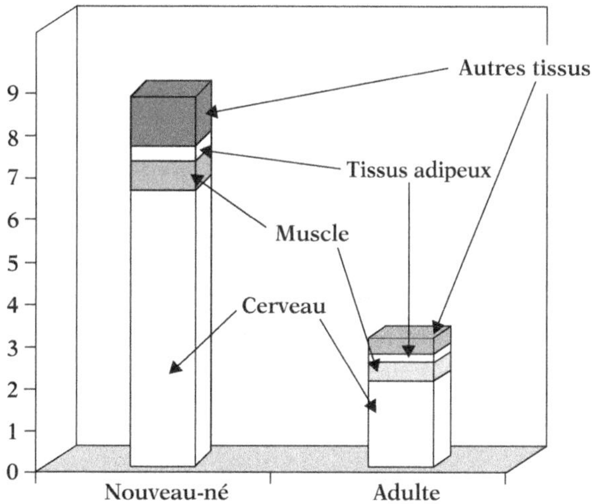

Source : D'après Cézard, 1996.

Plus forte consommation de glucose
dans le cerveau de l'enfant

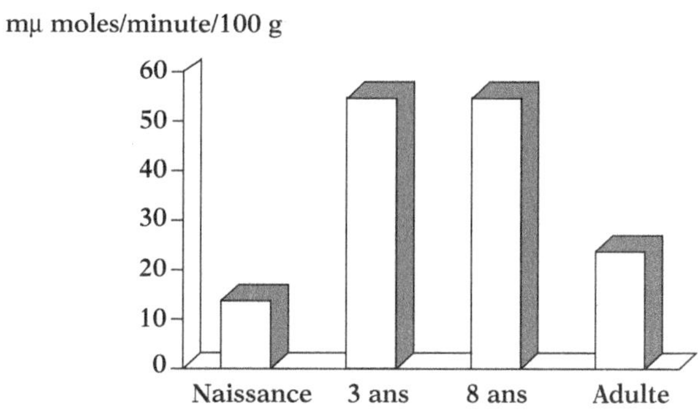

Source : D'après Muzik, 1999.

Constatation formidablement importante : par 100 grammes de cerveau, c'est-à-dire pour presque le même poids de neurones, un enfant utilise plus de deux fois plus d'énergie sous forme de glucose qu'un adulte. Il est donc très sensible à l'hypoglycémie, d'où les accidents et les baisses de performances scolaires...

L'ingestion de glucides « lents » améliore la mémorisation des enseignements ! La réussite de la journée est déterminée par la qualité du premier repas du matin. En effet, les petits déjeuners qui induisent la meilleure glycémie (la concentration de glucose dans le sang) en fin de matinée sont également ceux qui assurent l'humeur la plus constante et l'efficacité intellectuelle optimale pendant la matinée. L'omission du petit déjeuner exerce, en particulier, des effets encore plus néfastes sur l'enfant mal nourri ou sous-nutri, c'est-à-dire que ses temps de réaction, sa mémoire spatiale et sa mémoire immédiate sont encore plus affectés. Illustration hélas habituelle : de trop nombreux jeunes prennent un petit déjeuner très sommaire, ils subissent donc le « coup de pompe » de milieu de matinée. Exemple démonstratif : dans les infirmeries des écoles d'apprentissage (là où distraction pendant le travail manuel peut induire blessure ; le danger est bien moins grand avec un crayon !), les quatre cinquièmes des admissions consécutives à des blessures se situent entre 11 heures et midi. Des analyses systématiques de sang ont montré que les élèves étaient en hypoglycémie lors des accidents.

Comme les enfants, les adultes sont aussi concernés. Par exemple, les tâches sollicitant la plus grande attention, sur le temps le plus long, sont les plus sensibles à la bonne régulation de la glycémie. Ainsi, sur un simulateur, il a été établi que le glucose influence les performances de conduite automobile, seulement au-delà du soixante-dixième kilomètre. Il a clairement été prouvé que les personnes dont la glycémie est irrégulière, mal régulée, présentent des performances intellectuelles amoindries, en particulier les personnes âgées (diminution – au minimum – de 10 à 12 % en moyenne). En bref, leurs réponses à des tâches difficiles ou complexes sont d'autant meilleures que la glycémie est plus favorable. Leur offrir en cours de journée des glucides améliore leurs performances mentales sur le court terme. Une boisson sucrée fait à nouveau carburer la cervelle, presque immédiatement ! Alors que, preuve *a contrario* de l'effet positif de ces glucides, des édulcorants de type aspartame ou saccharine sont strictement sans effet.

Quant aux diabétiques de type 2, c'est-à-dire non insulino-dépendants, ils manifestent – par définition pourrait-on dire – une mauvaise régulation de la glycémie, ils souffrent de tests de mémoire perturbés, les résultats de calcul arithmétique sont au mieux légèrement altérés, leur efficacité psychomotrice est un peu diminuée... Sans être catastrophique, cela reste tout de même préoccupant. Nombre de diabétiques sont en surpoids. Or la réduction de l'obésité, qui accompagne le diabète dans 80 % des cas, fait disparaître le plus souvent celui-ci. Quant aux diabétiques de type 1, c'est-à-dire insulino-dépendant, leurs hypoglycémies sont parfois très invalidantes (du fait des traitements avec l'insuline), allant de problèmes de concentration jusqu'à la confusion, ou pire. D'une manière générale, plus mauvaise est la régulation de la teneur du glucose dans le sang, moins bons sont les tests cognitifs (et la mémorisation).

Victor Hugo percevait le diabète de manière intéressante :
« Letronne est mort.
– Qu'est-ce que c'est que ça, M. Letronne ?
– C'est un savant.
– Ah ! Il est mort d'une mort de savant. Il pissait du sucre.
– Bah ! Farceur !
– Cela s'appelle le diabète ! C'est une maladie.
– De la betterave ?
– Non, des savants. Il en était venu à faire une livre trois quarts de sucre par jour.
– Ah ça ! Est-ce du vrai sucre ?
– Mais oui. Seulement cela. »

Des glucides pour les sportifs

Dans un autre domaine, qui intéresse l'athlète comme le jogger du dimanche, au cours d'activités sportives de longue durée, absorber des glucides améliore les performances intellectuelles, c'est-à-dire assure plus de punch, ce qui est particulièrement recherché lors de compétitions ! En évitant le « flottement » des neurones, qui commandent alors mieux au corps.

Quand l'apport est insuffisant, la réduction de la concentration en glucose du sang perturbe le fonctionnement nerveux. C'est la fameuse hypoglycémie ! Retour de balancier obligatoire, fruit d'une alimentation déséquilibrée. Elle amoindrit la fonction cérébrale ; en se prolongeant, elle finit par la ralentir, l'anesthésier, la paralyser. Plus grave encore : trois minutes sans comburant (oxygène) ou sans carburant (glucose) tuent irrémédiablement les neurones.

Les neurones en déclin : l'hypoglycémie

Quelles sont alors les principales causes d'hypoglycémie, véritables chronopathologies qui surviennent suivant une chronologie rythmée par les repas, leur insuffisance ou leur absence. La première est classique : une alimentation insuffisante ou inadaptée. La deuxième est plus surprenante : quelques heures après le repas, elle est dite réactionnelle. La troisième est provoquée par certaines maladies ou consécutive à la prise de médicaments particuliers.

L'hypoglycémie d'origine alimentaire se traduit par des manifestations récidivantes, stéréotypées et réversibles. Les manifestations sont multiples : palpitations, sensation de faim impérieuse, pâleur, anxiété, mal de tête, sueurs froides et tremblements. Des symptômes plus graves leur succèdent ; dont, par ordre de gravité croissante, grande fatigue soudaine (asthénie), vue trouble ou double, confusion mentale d'installation progressive ou aiguë, altération du comportement, convulsions et enfin coma. Romain Gary, dans *La Promesse de l'aube*, l'a parfaitement décrite : « Je m'étais tourné vers Dieu à plusieurs reprises dans mon adolescence, et je m'étais même converti pour de bon, bien que provisoirement, lorsque ma mère avait fait sa première crise d'hypoglycémie et que j'avais assisté, impuissant, à son coma insulinique. La vue du visage terreux, de la tête penchée, de la main sur la poitrine, de cet abandon total des forces… »

La deuxième cause d'hypoglycémie semble paradoxale. Véritable retour de balancier, comment trop de sucre peut-il provoquer une *hypoglycémie réactionnelle* ? Pourquoi quelques morceaux de sucre absorbés avant une compétition coupent les jambes au moment du départ ? Comment boire une boisson sucrée avant l'examen peut-il rendre les neurones souffreteux ? Parce que, après un repas sucré, s'il n'est pas brûlé dans l'exercice physique, l'organisme réagit en sécrétant de l'insuline, laquelle permet de stocker ce sucre-énergie sous forme de graisse. Mais l'insuline reste encore présente dans le sang, bien après que le glucose d'origine alimentaire a été utilisé. Elle induit alors l'utilisation du glucose sanguin restant, dont la concentration diminue, jusqu'à se trouver en dessous du seuil de la normalité, d'où la sensation de faim… et la recherche d'un autre morceau de sucre. C'est précisément l'hypoglycémie réactionnelle.

Ainsi, une boisson sucrée prise en fin de matinée, loin de couper l'appétit, l'ouvre en réalité, car l'hypoglycémie donne faim... La belle pomme bien sucrée en fin de matinée ne coupe pas l'appétit, mais l'ouvre. Avis aux amateurs !

Pour certaines personnes susceptibles, le diagnostic d'hypoglycémie réactionnelle peut être confirmé sous surveillance médicale ; à l'aide d'un test qui consiste à manger des morceaux de sucre, puis à faire des prélèvements de sang à intervalles réguliers. Cette épreuve, dite d'hyperglycémie provoquée par voie orale, dure cinq heures. Elle entraîne secondairement, chez les personnes sensibles, une chute franche de la glycémie associée aux signes évocateurs qu'il convient alors de corriger rapidement. Ils disparaissent avec l'administration de glucose et non avec un placebo (constitué d'une boisson sucrée aux édulcorants). Le test a son importance, car il n'est pas rare que certains hypoglycémiques ne soient, en réalité, que des angoissés.

En cas de véritables hypoglycémies postalimentaires, le traitement repose évidemment sur des consignes diététiques. Il est alors conseillé de prendre un petit déjeuner glucido-lipo-protidique (en d'autres termes complet ; du lait, des œufs et du pain font parfaitement l'affaire) enrichi en fibres végétales (pas obligatoirement du pain complet : la bonne baguette de tradition française est pertinente), de manger régulièrement des repas riches en « sucres lents », de supprimer les sucres d'assimilation rapide et l'alcool, qui provoquent des fluctuations importantes de la glycémie et de la concentration d'insuline dans le sang.

La troisième cause d'hypoglycémie est logique, elle peut évidemment survenir au cours d'un *effort physique prolongé*. Les sports, tout particulièrement ceux d'endurance, imposent un apport glucidique après deux heures d'effort, afin d'éviter la fatigue, la baisse de performance, les crampes épigastriques (faim douloureuse), bref, les manifestations générales de l'hypoglycémie, physiques et mentales. La réhydratation en cours d'exercice, par des boissons sucrées, apporte le glucose nécessaire. Le sucre rapide permet alors de combler avec célérité le déficit. Sous forme de barres de céréales sucrées, comme chacun ne le sait que trop bien.

Sucres, glucides, hydrates de carbone : une même dénomination ? À ce point, il est important de connaître la définition des sucres, notamment pour ne pas vous laisser piéger par des étiquettes faussement alléchantes ! Sur le plan de la nomenclature « sucres », « hydrate de carbone » et « saccharide » sont synonymes. Les glucides (dont le terme trouve son étymologie dans le grec *glukos* qui signifie « doux ») dénommés aussi « sucres » avec un « s ». Comme de nombreux glucides confèrent aux aliments une saveur sucrée, ils sont désignés sous le terme générique de « sucres » un mot qui est alors toujours au pluriel. Ces glucides constituent l'une des trois grandes familles de macronutriments apportés par notre alimentation, les deux autres étant les lipides et les protéines. « Macro » parce qu'il en faut des dizaines de grammes quotidiens. Les glucides sont des substances organiques naturelles qui contiennent des atomes d'hydrogène, d'oxygène et de carbone dans la proportion 2:1:1. Leur formule chimique empirique générale est $C_x (H_2O)_x$, de ce fait ils sont également appelés hydrates de carbone.

Les sucres simples sont formés de deux ou trois ou trois molécules élémentaires arrimées les unes aux autres. Les sucres complexes en comptent plusieurs dizaines, voire plusieurs centaines. Le glucose, sucre de base, est rarement isolé, sauf dans le miel. En revanche, il se trouve lié à une seule autre molécule de glucide... dans le morceau de sucre (pour *le* sucre du morceau de sucre, le saccharose), ou dans d'autres substances, généralement appelées sucres rapides, c'est-à-dire rapidement absorbés par la machinerie biologique, dénommée métabolisme. Exception notable : le sucre du lait, le lactose – la nature a bien fait les choses.

Une explication simple permet de justifier le qualificatif cinétique. Ainsi, les 20 grammes des quatre morceaux de sucre que vous absorbez en milieu de journée (dans quelques gorgées de boisson sucrée...) parviennent à l'estomac pour en sortir immédiatement, avant d'être très rapidement digérés par les intestins ; ils affluent alors dans le sang, qui ne trouve pas d'organe à qui les fournir, à moins qu'un effort musculaire ne soit en cours. L'organisme stocke alors cette énergie sous la forme prévue par la nature, c'est-à-dire de... graisses. Ce sucre, de mauvaise réputation est par conséquent dit « rapide ».

En revanche, une multitude de molécules de glucose arrimées les unes aux autres forment des assemblages, dont le plus connu s'appelle amidon (celui du pain, des pommes de terre). 20 grammes de celui-ci, trouvés dans environ 30 à 40 grammes de pain ou de pâtes (qui sont des glucides, pour 60 à 80 % de leur poids), sont malaxés par l'estomac au ralenti, puis digérés tout aussi lentement par les intestins ; le sang reçoit ces « bons » sucres en petites doses régulières, et pendant longtemps. Ils vont donc approvisionner utilement l'organisme en énergie, particulièrement le cerveau, contribuant régulièrement à ses besoins pendant plusieurs heures. Ce sont les sucres dits « lents », en raison de leur lente distribution dans le corps. Grâce à eux, la teneur en glucose du sang (dénommée glycémie) est maintenue constante, notamment pour le plus grand bénéfice des neurones.

Point extrêmement important, tous les nutritionnistes constatent que la consommation de glucides est globalement satisfaisante en France, voire un peu trop faible. Mais ils demandent instamment que nous réduisions la prise de sucres « rapides », et, par principe des vases communicants, que nous augmentions celle des glucides « lents ». De plus, les fibres, que nous devrions tous consommer presque deux fois plus, sont elles-mêmes des glucides particuliers.

Contribution des organes
aux dépenses énergétiques de l'organisme
% du métabolisme de base

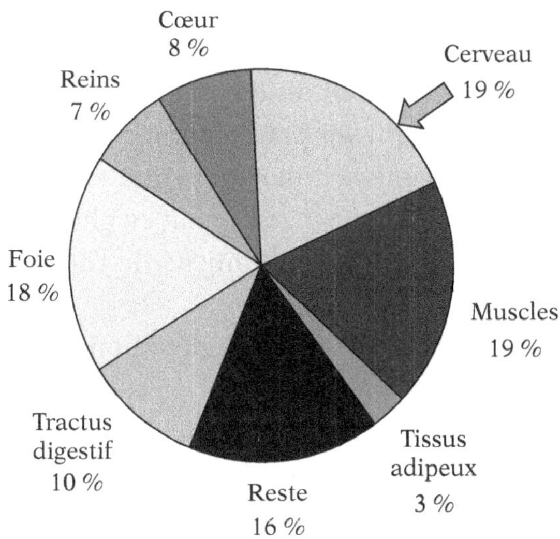

Métabolisme de base signifie « activité énergétique au repos » (en l'absence d'activité physique).

Dans la levure

L'existence d'une horloge biologique (oscillation chimique qui régule des rythmes biologiques) qui contrôle la vie de chaque cellule a été initialement découverte dans la levure, celle qui permet de fabriquer le vin, la bière et le pain. En effet, sur des cultures de levures, il a été constaté que, bien que le sucre soit injecté de manière constante, il est transformé de manière périodique en alcool, l'éthanol !

TVG : l'éloge de la lenteur chrono-alimentaire

TVG ? La vitesse avec laquelle s'effectue l'évacuation de l'estomac, que les spécialistes appellent prosaïquement la vidange gastrique, représente probablement l'un des facteurs les plus importants du contrôle de la vitesse de l'absorption intestinale. Or, comme le souligne Victor Hugo dans *Les Travailleurs de la mer* : « L'estomac plein ressemble à une conscience satisfaite. » Car, exemple caractéristique de l'obligation chronologique de contiguïté et de simultanéité de consommation, selon que l'aliment est consommé seul ou non, les temps de vidange gastrique (TVG) sont différents. Ce temps conditionne la vitesse de distribution dans l'intestin grêle du glucose produit préalablement dans l'estomac, ainsi que des amidons résiduels ; il induit, par conséquent, les réponses glycémiques qui suivent l'absorption. Le TVG, véritable métronome, dirige et organise, il délivre petit à petit les nutriments, évite les à-coups, assure l'étalement de l'apport en glucose à l'organisme sur plusieurs heures. Il garantit la chronicité de l'approvisionnement en énergie.

Globalement, selon qu'un aliment glucidique induit un TVG rapide ou lent, le pic de concentration de sucre dans le sang est variable ; il est suivi d'ailleurs, dans un second temps, d'un pic insulinémique. Ces deux pics doivent être aussi peu marqués que possible. Différents facteurs peuvent influencer le temps de vidange gastrique. D'abord la teneur en lipides : plus le repas en est riche et plus le temps de vidange est long. Ensuite les quantités de glucides complexes eux-mêmes : ils augmentent le temps de vidange. C'est ainsi qu'une fine purée de pommes de terre bien cuite, sans graisse, est absorbée par l'intestin presque aussi vite que de l'eau contenant une quantité équivalente de glucose : c'est alors un véritable sucre « rapide ». D'où l'intérêt considérable de « ralentir » les sucres, avec du beurre, ou mieux, du fromage râpé, de quelques gouttes d'une excellente huile végétale poly-insaturée, telle celle de noix qui donne un goût sublime ! Le plaisir gustatif s'allie à l'efficacité nutritionnelle. Un dessert bien sucré pris en fin de repas, après une salade copieusement agrémentée de vinaigrette à l'huile, peut ainsi devenir un sucre « lent », et n'être plus interdit à un diabétique. L'alcool joue aussi un rôle, mais, contrairement aux croyances populaires, le « trou normand » n'accélère pas l'évacuation de l'estomac, puisqu'en réalité l'alcool allonge le TVG. Il intervient, semble-t-il, pour induire une distension ou une atonie des fibres musculaires lisses de l'estomac, qui occulte la sensation de plénitude ; cette « anesthésie » permet de poursuivre le repas, et de se goinfrer.

Quant à la vinaigrette faite avec de l'« huile » allégée, c'est un strict contresens chrono-nutritionnel ! Car elle n'a pas d'influence sur le TVG.

Pour ce qui est des pains, leur indice glycémique s'avère très variable selon leur composition : il est de grand intérêt quand il s'agit de la baguette de tradition française ; par contre, pour celui au son, il n'est pas aussi bas que certains le prétendent, bien que les fibres diminuent l'indice. Sans compter qu'elles facilitent la digestion, et contribuent donc à une meilleure utilisation des autres aliments. En pratique alimentaire, le pain n'est presque jamais consommé seul : au cours du repas, il est au minimum accompagné d'un peu de beurre, de fromage, d'une tranche de jambon ou de quelques rondelles d'œuf. Ces délicieux assortiments réduisent sensiblement son TVG, et par conséquent son indice glycémique. Dans le pain complet, la présence du germe, constitué de graisses et de protéines, ralentit l'indice ; outre le fait que ce germe bénéficie de la propriété exceptionnelle de contenir de fortes quantités de vitamines, de minéraux et d'acides gras indispensables.

Enfin, le moment de la journée n'est pas indifférent : un même repas aurait un TVG plus court s'il était pris le matin plutôt que le soir.

Après avoir été libéré par l'estomac, l'aliment doit évidemment être encore digéré dans les intestins. Or cette opération peut être modulée par sa préparation. Ainsi, normalement, 2 % environ de l'amidon de pommes de terre cuites échappe à la digestion dans l'intestin grêle. Ce déficit monte à plus de 10 % lorsque les pommes de terre ont été cuites puis refroidies pendant une nuit au réfrigérateur. D'ailleurs, en réchauffant ces dernières, leur digestibilité dans l'intestin grêle s'améliore, mais il reste un déficit de 7 %, conséquence de la malabsorption. L'amylopectine, l'une des formes chimiques de l'amidon, en est partiellement responsable. Enfin, certains végétaux contiennent des inhibiteurs naturels de l'amylase (l'enzyme digérant l'amidon) : lectine, acide phytique ou encore tannins, qui pourraient également réduire la digestibilité.

En général, plus les particules ingérées sont grosses, plus la vidange est lente, mais cela ne veut pas dire qu'il ne faille pas mastiquer. Par ailleurs, la faible réponse glycémique obtenue avec les légumes secs contenant des particules solides de grande taille, riches en fibres alimentaires et en protéines par rapport à d'autres hydrates de carbone, résulte non seulement d'une digestibilité intestinale plus longue, mais également d'une vidange gastrique plus lente. En pratique, les phénomènes sont très complexes. En effet, outre le TVG, l'indice glycémique d'un aliment dépend de nombreux autres facteurs, parmi lesquels bien évidemment les tolérances individuelles et les procédés technologiques qui lui ont été appliqués (la cuisson notamment).

Pour assurer une bonne glycémie, dont la constance est le gage de l'efficacité, les aliments glucidiques doivent être consommés à tous les repas. En dehors des céréales (qui incluent le pain, précision utile quand on sait que 40 % des enfants ignorent que le pain est fait avec une céréale !), l'amidon n'est utilitairement présent que dans les pommes de terre, les pois, les châtaignes, les lentilles et légumineuses. La paléontologie montre que les céréales ont toujours constitué un aliment de base pour toutes les populations, d'autant que leurs grains pouvaient se conserver ; d'où, pour certains, l'origine de l'invention de la poterie. Leur cueillette puis leur culture et leur préparation ont fédéré les groupes humains, ont engendré les premières sociétés. La variété et la préparation culinaire spécifique des céréales ont participé à la stabilisation du tissu géographique, au ciment social, à l'identification des groupes humains et des cultures. Car, selon les conditions climatiques et les régions, toutes les civilisations en ont largement tiré profit : le blé en Europe, le riz en Asie, le maïs en Amérique, le sorgho et le millet en Afrique, le manioc en Amérique. En Chine, l'agriculture semble être apparue dans deux berceaux distincts : voilà environ huit mille ans, le millet commença à être cultivé dans le bassin du fleuve Jaune, et le riz dans le bassin du fleuve Bleu. La sublimation des céréales s'est traduite par leur divinisation : Cérès leur a donné son nom. *Dès l'âge de pierre, l'homme mangeait des céréales !* Un chercheur canadien a découvert des traces de céréales sur des grattoirs et hachoirs retrouvés au Mozambique, qui datent de cette époque (il y a cent mille ans). Car les outils, dont les fissures, trous et aplatissement témoignaient de la marque indubitable d'un travail humain, étaient couverts de grains d'amidon provenant principalement du sorgho... Or il était plus ou moins admis jusqu'alors que l'apparition des céréales dans l'alimentation humaine ne datait que de dix mille ans seulement, comme les prémices de l'agriculture ! Finalement, elles le furent bien avant, mais sans doute de manière assez parcimonieuse ; car collecter les graines fut et reste sans doute pour le moins fastidieux.

Les sucres et l'indice glycémique : tortue plutôt que lièvre

Des sucres, lents ou rapides, à prendre à quel moment de la journée, dans quelles conditions ? En tenant compte bien évidemment de la nature chimique du sucre et de la composition de l'aliment afférent. Les mécanismes physiologiques ne sont finalement pas très complexes : pour approvisionner régulièrement le corps, et donc le cerveau, il faut que le sucre alimentaire arrive lentement mais régulièrement dans le sang ; cela dépend d'abord, par préséance chronologique, du TVG, puis de la digestion intestinale, tous deux aussi lents que possible. Le tout génère une glycémie qui ne monte pas trop haut, d'où une sécrétion modérée d'insuline.

Or tous les aliments contenant des glucides n'induisent pas la même réponse glycémique : selon son origine, le glucose passe plus ou moins rapidement et massivement dans le sang. D'où la notion d'indice glycémique des aliments ; elle constitue un progrès considérable, car il s'agit d'un paramètre physiologique qui définit objectivement la qualité d'un aliment ; alors que, pour les autres nutriments, on en reste aux quantités telles que définies dans les ANC (apports nutritionnels conseillés, définis par les experts) ou bien les AJR (apports journaliers recommandés, exigés par le législateur français), en attendant les AQR européens (apports quotidiens de référence). Une réponse chronobiologique se substitue au contenu chimique et quantitatif de l'aliment.

La vitesse d'accumulation du sucre dans le sang, qui est objectivée par l'aspect de la courbe glycémique, est déterminée par l'équilibre entre le flux de glucose entrant dans le sang et la vitesse avec laquelle il le quitte pour être assimilé par les tissus. Si vous pédalez comme un forcené, l'élévation de la glycémie sera modeste, car le glucose est immédiatement utilisé dès son arrivée dans le sang. Voulez-vous une comparaison ? Un indice glycémique élevé correspond à une violente pluie d'orage : l'eau s'accumule rapidement sur le sol, forme de vastes flaques, s'écoule en torrent. Un indice glycémique bas correspond à une pluie fine mais régulière : rien ne stagne sur le sol, car tout est absorbé au fur et à mesure. Alors que les mêmes quantités d'eau sont tombées, mais sur des durées différentes.

À quoi sert l'indice glycémique ?

L'indice glycémique a été défini pour classer les aliments selon l'importance et la durée de l'élévation de la glycémie qu'ils induisent après qu'ils ont été ingérés. Plus il est bas, mieux c'est.

L'indice glycémique se caractérise, à quantité égale de glucides, comme l'effet hyperglycémiant (augmentation de la teneur de glucose dans le sang) d'un aliment comparé à un liquide glucosé. Il est très exactement calculé par un chiffre déterminé par une fraction. Au numérateur de celle-ci figure la surface mesurée sous la courbe glycémique pendant trois heures, après ingestion de 50 grammes de glucides contenus dans l'aliment testé ; au dénominateur est comptabilisée la surface glycémique pendant trois heures après l'ingestion d'une solution standard de 50 grammes de glucose. Cet indice est d'autant meilleur qu'il est plus faible. Il constitue actuellement l'instrument de mesure le plus fiable, compte tenu des connaissances scientifiques et médicales.

L'indice insulinémique (qui fournit la rapidité de réponse hormonale à l'arrivée de glucose, sous forme de sécrétion d'insuline) est certes plus pertinent, mais il est plus compliqué et plus coûteux à doser. En tout état de cause, la satiété est inversement proportionnelle à l'indice glycémique d'un aliment. C'est-à-dire que plus un sucre est « lent », mieux il coupe la faim. Incidemment, chez l'adolescent obèse, la prise volontaire libre d'aliments après un repas à indice glycémique fort est de 80 % supérieur à ce qu'elle est après un repas similaire, mais d'indice glycémique faible ! D'une manière générale, nombre de pathologies (obésité, maladies cardio-vasculaires, diabètes) sont en relation avec l'absorption d'aliments à indices glycémiques élevés. Et, inversement, les aliments bénéficiant d'un d'indice glycémique bas préviennent le risque de subir ces maladies.

Indice glycémique de quelques aliments
(l'aliment de référence est le glucose)

Groupe d'aliments	Indice glycémique bas (< 50)	Indice glycémique moyen (50-74)	Indice glycémique élevé (> 75)
Sucres	Fructose 23 Lactose 46	Saccharose 65	Miel 73 Glucose 100 Maltose 105
Fruits	Cerise 22 Pamplemousse 25 Pêche 28 Abricot sec 31 Pomme, poire 36 Orange, raisin 43	Kiwi 52 Banane, pruneaux 53 Mangue 55 Ananas 66	Pastèque 72
Boissons	Jus de pomme 41	Jus d'orange 57 Fanta 68	
Céréales petit déjeuner	All Bran® 30	Porridge 61	Spécial K® Kellogg's 77 Cornflakes 84
Pains	Pain au son d'avoine 44 Pain aux céréales 45	Pain noir (seigle) 50 Baguette de tradition française 56 Pain blanc 70	Pain complet 77

Groupe d'aliments	Indice glycémique bas (< 50)	Indice glycémique moyen (50-74)	Indice glycémique élevé (> 75)
Céréales/pâtes	Pâte aux œufs 32 Vermicelle 35 Raviolis à la viande 39 Spaghettis 41 Nouilles 47	Riz blanc 57 Riz brun 55 Couscous 65	Riz rapide 91
Légumes	Pois chiche 33 Petit pois 48 Igname 51	Patate douce 54 Pomme de terre Pontiac 56 Pomme de terre nouvelle 62 Betterave 64 Carotte 71	Rutabaga 72 Pomme de terre frite 75 Pomme de terre flocons 83
Collations, en-cas, confiseries	Cacahuète 14 Chocolat 49	Chips 54 Pop-corn 55 Pizza au fromage 60 Mars 68 Chips de maïs 73	
Gâteaux	Muffin aux pommes 44 À la banane 47	Gâteau de Savoie 46 Croissant 67 Pâtisserie 59	Gaufre 76
Légumineuses	Soja 18 Haricot sec 27 Lentille 29 Haricot blanc 38		Fève 79
Produits laitiers	Lait entier 27 Lait écrémé 32 Yaourt parfumé maigre 33 Crème anglaise (avec farine) 43	Crème glacée 61	

D'après Bellisle et coll., *Apports nutritionnels conseillés,* Martin (coord.), Tec & Doc, Lavoisier, 2001.

En fait, l'examen détaillé des chiffres du tableau montre que la nature du sucre – simple ou complexe – ne permet pas d'inférer systématiquement l'ordre de grandeur de l'indice glycémique. Ainsi, le glucose donne un indice de 100, par définition ; alors que le fructose (autre sucre simple) présente un indice bas de 23, ce qui explique que les fruits aient des indices bas ; puisque, comme son nom l'indique, le fructose est le sucre majoritaire de la plupart des fruits. Les disaccharides (constitués par définition de deux sucres simples) ont des indices moyennement élevés, à 65 pour le saccharose (celui du sucre en morceaux ou des boissons sucrées, formé de deux molécules arrimées l'une à l'autre : le glucose et le fructose) pour descendre à 45 avec le lactose (celui du lait, composé de glucose attaché au galactose). Dame nature a bien évidemment prévu que le sucre du lait soit le plus efficace possible ! Le miel monte à 73, car il est en partie « inversé », c'est-à-dire qu'il contient en fait une bonne quantité de glucose.

Un exemple de la complexité des phénomènes : une banane peu mûre contient surtout de l'amidon (donc un bon sucre « lent »), mais quand elle est mûre et sucrée, il y a surtout du sucre (donc du sucre « rapide »). En réalité, la composition de chaque aliment intervient sur les caractéristiques – lentes ou rapides – de ses propres sucres. Un classement global des céréales et des légumes, qualitatif et non simplement quantitatif, valorise les pâtes alimentaires qui constituent les meilleurs « sucres lents ». Elles sont suivies des lentilles, pois et haricots secs. Le riz complet et le pain complet sont plus lents que le riz raffiné ou le pain blanc ; alors que les sucres de la pomme de terre et du pain blanc sont relativement rapides. En pratique, les choses ne sont pas aussi simplistes que le vocabulaire habituel : certains sucres simples comme ceux contenus dans le pruneau ont des comportements de sucres lents, du fait de la présence de fructose, mais aussi de sorbitol, amplifiée par l'action des polyphénols et des fibres !

L'effet de la taille des morceaux, ou pour être plus précis de leur granulométrie, est évident si l'on compare pommes de terre et purée : l'indice passe de 56 à 98. Les frites ont par contre un indice plus élevé que les pommes de terre à l'eau, malgré la présence de graisses ; en effet, la cuisson transforme l'amidon et augmente son indice, qui est cependant ralenti par l'huile qui a imprégné les frites, mais pas suffisamment... Les chiffres sont donc impitoyables !

Indice glycémique et graisses

Concomitance des plus favorables, la présence synchrone de graisses (consommées en même temps que les glucides) abaisse l'indice glycémique : alors qu'il est de 65 pour le saccharose, il passe à 49 dans le chocolat (constitué de graisses et de sucres), véritable bénédiction pour les gourmands ! La combinaison de graisses et de protéines diminue encore l'indice : de 45 pour les pâtes, il passe à 39 avec les raviolis (grâce à la présence de protéines) pour chuter à 32 pour les pâtes aux œufs (protéines + graisses). Dans le même esprit, l'indice glycémique du lait écrémé (32) est inférieur à celui du lactose (46) conséquence de la présence des protéines, celui du lait entier est encore plus petit (27) grâce à la présence simultanée des protéines et des graisses.

Simples, complexes, assimilables ou non

Du point de vue nutritionnel, on distingue d'une part les glucides assimilables et d'autre part les glucides indigestibles, donc inassimilables. Les glucides assimilables sont globalement identifiés en trois familles : les monosaccharides, les disaccharides et les glucides complexes. Les principaux monosaccharides sont le glucose, le fructose et le galactose ; parmi les disaccharides se distinguent le saccharose (association d'une molécule de glucose à une molécule de fructose), le maltose (association de deux molécules de glucose) et le lactose présent dans le lait, comme son nom l'indique, combinaison d'une molécule de galactose et d'une molécule de glucose.

Les glucides complexes, quant à eux, possèdent des formules chimiques assez compliquées qui justifient cette dénomination ; par opposition aux précédents, les glucides simples, qui sont formés d'une grande quantité de molécules de glucose accrochées les unes aux autres.

Les glucides complexes

Dans l'alimentation, les glucides complexes assimilables sont essentiellement représentés par les amidons, qui sont les glucides des végétaux ; mais aussi, dans une modeste mesure, par le glycogène, qui est le glucide animal de stockage. Il se trouve en faibles quantités dans le foie, et aussi dans certaines viandes comme celle de cheval, qui est par conséquent légèrement sucrée au goût.

Comme leur nom l'indique, les glucides dits indigestibles sont inassimilables tels quels dans l'intestin grêle. Du point de vue de l'alimentation et de la digestion, il faut toutefois distinguer les glucides fermentescibles, dans le côlon, de ceux qui ne le sont pas. Sur le plan pratique, cette discrimination est très importante, car leurs apports réels respectifs en énergie sont différents. En effet, les glucides capables de fermenter dans le gros intestin produisent des acides gras dont les courtes chaînes carbonées sont utilisées par les bactéries de l'intestin, mais aussi par le corps. Ils sont donc réellement (un peu) énergétiques. Consommés en quantités importantes, ils provoquent en outre, des fermentations intestinales excessives, sources d'inconfort digestif, avec notamment des flatulences. Attention donc aux aliments et boissons supplémentés en fibres qui ne peuvent pas être « zéro calorie », comme le prétendent pourtant certaines étiquettes !

Les glucides représentent la plus grande partie de la matière organique terrestre ; ils interviennent partout, dans une multitude de formes de vie. Ils servent de réservoirs d'énergie, participent à la structure de molécules produisant directement de l'énergie, jouent aussi des rôles d'intermédiaires métaboliques. Ainsi, l'amidon des végétaux et le glycogène des animaux constituent les polysaccharides les plus rapidement mobilisables pour fournir du glucose, molécule fondamentale pour la restitution d'énergie. L'ATP, monnaie universelle d'énergie, est un dérivé phosphorylé d'un glucide simple, lui-même dénommé « ose ». Cette substance contribue à la vie de tous les organes, sans aucune exception. Si le cerveau n'est plus irrigué par le sang, ne recevant plus de glucose, il ne peut résister que trois petites minutes en brûlant le glycogène qu'il contient et la « monnaie » qu'il a en réserve. En fait, le malaise est déjà là depuis longtemps. Car dix secondes de privation d'oxygène provoquent une perte de connaissance : le temps, pour le cerveau, de consommer l'oxygène déjà présent dans l'organe et celui du sang qui se situe encore dans ses vaisseaux sanguins.

Mais ce glucose, outre son immense rôle énergétique, intervient par ailleurs dans la plupart des fonctions neuronales. Par exemple, il concourt à l'élaboration d'un neuromédiateur : l'acétylcholine. Les glucides sont liés à nombre de lipides et de protéines ; ils participent ainsi à l'identité des neurones, comme ils le font pour les groupes sanguins sur les cellules du sang.

Et les édulcorants ? L'aspartame est critiqué, et se trouve remplacé par le sucre de stevia, trouvé très sympathique car naturel ! Or tout ce qui est naturel n'est pas forcément bon ni bien. En effet, n'assaisonnez pas vos préparations avec des feuilles de stevia. Certaines variétés de stevia contiennent des perturbateurs endocriniens. D'ailleurs, en Inde par exemple, ces feuilles sont utilisées comme contraceptif masculin. C'est dire...

Les vitamines pour le cerveau : synergies et antagonismes, une question de séquençage dans le temps

Comme tous les organes, et tout ce qui vit, le cerveau montre un besoin obligatoire en vitamines alimentaires ; aucune ne doit lui manquer, à aucun moment. Toutefois, sa structure particulière, ses fonctions uniques, son métabolisme propre, nécessitent la présence de certaines de manière tout à fait particulière, en quantités, en temps, en heures et en rythme.

Histoire des vitamines. Les lettres et des chiffres

Donnée fondamentale : les vitamines sont des substances indispensables que nous devons obligatoirement trouver dans notre alimentation. En effet, nous sommes incapables de les fabriquer, alors que notre corps en a impérativement besoin. En cas de carence de l'une d'entre elles (*a fortiori* de plusieurs), son fonctionnement est altéré. Il s'ensuit une aggravation des pathologies, voire une maladie spécifique à l'absence de chacune. Si le déficit persiste, la mort peut s'ensuivre. En miroir, en quelque sorte, elles peuvent exercer un rôle important dans la prévention de multiples pathologies.

Les vitamines portent des lettres en raison de l'histoire de la découverte de la première d'entre elles. En 1887, un médecin néerlandais, dénommé Christiaan Eijkmann, fit une observation fondamentale, alors qu'il vivait en Asie, aux Indes néerlandaises. Quand il donnait à manger aux poulets du riz poli, c'est-à-dire du riz débarrassé de tout ce qui entoure l'amidon de la graine, les volailles développaient une maladie qui ressemblait à celle qu'il observait chez les prisonniers ou chez les malnutris, et qu'on appelait là-bas le béribéri (maladie dont la composante neurologique est importante). Il a donc pensé qu'il y avait dans l'alimentation, notamment dans le riz complet, une substance indispensable, et non pas un toxique, comme on le croyait. Un peu plus tard, en 1912, Casimir Funk, biochimiste américain d'origine polonaise, isola la substance active et la dénomma : « vitamine ». *Vit* comme « vital » et *amine* parce qu'il avait de bonnes connaissances de chimie. Et lui accola la lettre B en référence au béribéri, tout simplement. Ces découvertes valurent à Eijkmann et Funk de partager le prix Nobel en 1929. La dénomination de « vitamine » connut un tel succès qu'on l'appliqua aux autres facteurs indispensables de l'alimentation, même s'ils n'ont strictement rien à voir avec la fonction chimique appelée amine.

Mais cela n'était pas aussi simple ! Car, en 1926, on se rendit compte que la vitamine dite B1 était en réalité constituée de deux substances à pouvoir vitaminique, l'autre fut dénommée B2. En 1927, Jansen et Donath isolèrent du son de riz le chlorhydrate de vitamine B1 et lui donnèrent le nom d'aneurine (retour sémantique sur les symptômes neurologiques du béribéri). La détermination de la structure attendit 1936, grâce aux travaux de Jansen et Williams ; sa synthèse fut réussie peu après, par Andersad et Westphal. Son nom est thiamine. Après la B1, d'autres facteurs vitaminiques ont été successivement découverts dans les aliments. Par exemple la vitamine A. Rapidement, les chercheurs se sont aperçus qu'elle n'avait rien à voir sur le plan physico-chimique avec la vitamine B, ne serait-ce que par ce qu'elle se dissolvait dans les graisses, tandis que la vitamine B est soluble dans l'eau (elle est hydrosoluble). Ne pouvant donc l'appeler « B quelque chose », on a recommencé au début de l'alphabet et ce fut, logiquement, la vitamine A. Par la suite, d'autres vitamines B ont été découvertes, jusqu'à la B12 (dont le nom chimique est cobalamine, impliquant amine et cobalt). Ce fut aussi le tour de la vitamine C, qui se dissout, elle aussi, dans l'eau, mais comme elle est très différente des vitamines B, la lettre C lui fut attribuée. Ainsi de suite : la D, la E. Sort un peu de la norme la vitamine K, qui facilite une meilleure coagulation, mais comme elle a été découverte par un germanophone, il a choisi la lettre K comme *Koagulation*.

Comment est-on passé de E à K ? En réalité, au cours des années, les attributions de noms furent un peu chaotiques, et certaines substances furent à tort définies comme vitaminiques, et donc portèrent, un temps, une lettre et un chiffre. Ce qui explique pourquoi les vitamines du groupe B vont de B1 à B12 ; alors qu'en réalité, il y en a moins de douze ! Il existe en réalité huit vitamines du groupe B : B1, B2, B3, B5, B6, B8, B9, B12. Après la vitamine F (dénomination, initiale puis abandonnée, des futurs oméga-3 et oméga-6) ; la vitamine B2 devint aussi vitamine G, et le reste encore pour certains. La biotine (l'une des gloires nutritionnelles de l'œuf), un temps dénommée vitamine H, finit par rentrer dans le rang des vitamines du groupe B pour devenir B8. Certaines substances furent temporairement qualifiées de vitamines : la bétaïne (découverte dans la betterave) fut la vitamine B10 ; le myo-inositol fut la vitamine B7 ou I (lettre « i »). La choline découverte dans la bile de bœuf (*chole* signifie « bile » en grec) fut la vitamine J (qui bénéfice encore actuellement de recommandations nutritionnelles). Mieux vaut toutefois utiliser les appellations chimiques, biotine en l'occurrence ; car, encore maintenant, la B7 des Anglo-Saxons peut-être la B8 des francophones, et d'autres. Toutes les vitamines ont aussi des noms chimiques beaucoup plus précis. La vitamine C s'appelle l'acide ascorbique. Telle est l'histoire des vitamines, amusante et instructive ! Selon qu'il s'agit de telle ou telle, de petites quantités quotidiennes, de l'ordre de quelques milligrammes, voire mille fois moins (des microgrammes), sont suffisantes pour couvrir les besoins.

Chaque vitamine est unique

De nature organique, nécessaires à la vie, les vitamines sont des biocatalyseurs ; elles agissent à doses minimes sans valeur énergétique intrinsèque. Les vitamines ne constituent pas une famille de molécules chimiquement parentes. Elles ne peuvent en aucun cas se substituer les unes aux autres ; chacune possède sa constitution propre, son activité biologique spécifique et sa source alimentaire principale précise.

Dans le cadre d'une bonne chrono-nutrition, leurs rythmes d'absorption dépendent de leurs classes, reposant elles-mêmes sur une propriété physique : la dissolution dans l'eau ou les graisses. Celles qui sont dissoutes dans l'eau, qualifiées d'hydrosolubles, doivent être consommées quotidiennement, car le surplus alimentaire éventuel n'est pas stocké, mais rapidement éliminé dans les urines, ce sont les vitamines du groupe B et la vitamine C. Certes, le foie en amasse un peu, mais généralement pas de quoi tenir longtemps. Pour celles qui sont dissoutes dans la graisse, il existe une possibilité de stockage, par exemple dans le tissu adipeux (ainsi que le foie et le muscle). De ce fait leur absorption peut se faire de temps en temps, il s'agit des vitamines A, D, E et K. Ainsi, chacun sait bien qu'une ampoule de vitamine D, tous les deux mois éventuellement, peut faire l'affaire.

Globalement, en pratique courante, les vitamines liposolubles sont essentiellement apportées par les aliments d'origine animale (produits carnés, produits laitiers, œufs) et par les corps gras (vitamine A pour le beurre, vitamine E pour les huiles). Les vitamines hydrosolubles se retrouvent, quant à elles, dans presque tous les aliments, quoique en quantités variables ; toutefois, les fruits et légumes apportent l'essentiel de la vitamine C et des folates (dénommés aussi vitamine B9).

Les vitamines solubles dans l'eau

Pour ces vitamines, il n'y a pas de stockage significatif dans notre organisme. Les consommer en excès est donc inutile, car le surplus est éjecté dans les toilettes... Mais, en même temps, cela entraîne d'autres substances, en particulier des oligoéléments. Donc non seulement l'excès ne sert à rien, mais il induit des insuffisances, ailleurs.

À noter, pour les vitamines liposolubles, que le danger toxicologique se manifeste à fortes doses ; avec des risques potentiels, du fait de leur stockage dans l'organisme. Ainsi, un apport prolongé de quantités importantes de vitamine A peut conduire à des troubles hépatiques ; son utilisation en très grandes quantités (cela concerne notamment les compléments alimentaires) est interdite chez la femme enceinte (risque de malformations importantes du fœtus !) et chez les enfants. L'excès de vitamine D induit une destruction partielle du rein (en synergie avec le calcium), et peut rendre les os cassants comme du verre.

Vitamine et énergie

Bien que les vitamines n'apportent pas de calories, certaines d'entre elles participent directement à des réactions biologiques – chimiques – produisant de l'énergie. D'autres sont véhiculées par des aliments source d'énergie (vitamines liposolubles par exemple, qui accompagnement les graisses et sont très énergétiques).

L'apport en vitamines ne peut être assuré que par les aliments. Comme elles y sont réparties de manière très inégale, il est utile de connaître ceux qui en sont les plus riches, pour composer un repas équilibré, donc efficace.

Question de définition ! Carence ou déficit ? Dans le premier cas : absence totale. Dans le second : quantité insuffisante. Ce qui n'est pas pareil ! Chaque vitamine exerce des rôles bien spécifiques. D'une manière globale chacune prend part à tous les niveaux de la physiologie des organes et des tissus, notamment aux réactions enzymatiques de fonctionnement, y compris celles participant à la transformation et à l'utilisation de tous les nutriments (protéines, glucides, lipides), à la stabilité des membranes cellulaires, aux activités d'échange de substances et d'information entre les cellules. Certaines d'entre elles (vitamines A et D) participent, en outre, à des actions de type hormonal.

Toutefois, la définition des vitamines est ambiguë. Et ne correspond pas strictement à la réalité. Certaines vitamines ont la capacité d'être synthétisées à partir de substances inactives appelées provitamines. Ainsi, les provitamines D (stérols, dont le cholestérol) peuvent être converties en vitamine D par la peau sous l'effet des rayons UV. Les provitamines A (caroténoïdes, dont principalement le bêta-carotène) sont éventuellement transformées en vitamine A dans le foie et même l'intestin. La vitamine B3 (PP) est élaborée à partir du tryptophane (un acide aminé indispensable). La flore intestinale, dont on parle maintenant beaucoup, est capable d'élaborer la vitamine K2 et la vitamine B2, en qualités appréciables. Toutefois, la contribution réelle de la synthèse bactérienne à la couverture des besoins n'est pas encore réellement établie. De plus, selon les sources alimentaires, les vitamines existent sous différentes formes chimiques. Il existe ainsi plusieurs vitamines D (ergocalciférol, cholécalciférol...), plusieurs vitamines K (phylloquinone, ménaquinones ou phytomenadiones...). Il y a encore de la place pour de la recherche dite basique !

Les vitamines participent à tous les niveaux de la vie des cellules, sans exception, dans tout le corps. Chaque cellule de tout organe doit puiser dans le sang, selon ses besoins, à son rythme et à son tour, selon un programme organisé sous le contrôle d'une horloge biologique. En conséquence, les variations circadiennes des teneurs sanguines en vitamines doivent être relativement faibles, pour que chaque cellule rencontre le niveau de ses besoins. Toutefois, certaines participent à des synthèses particulières, par exemple celle de la mélatonine, qui reste sous l'évident contrôle circadien.

La vitamine A : voir et prévoir

Les allégations autorisées par l'Efsa sont :

« Contribue au maintien d'une vision normale. »
« Contribue au métabolisme normal du fer. »
« Contribue au maintien des muqueuses normales. »
« Contribue au maintien d'une peau normale. »
« Contribue au fonctionnement normal du système immunitaire. »
« Joue un rôle dans le processus de spécialisation cellulaire. »

La vitamine A (aussi dénommée rétinol) intéresse la rétine, chacun le sait bien. Or ce tissu est une composante du système nerveux, une sorte d'excroissance du cerveau. Étant donné qu'elle intervient, de manière prépondérante dans la synthèse des pigments visuels, le déficit en vitamine A affecte donc d'abord la vision. Dans ce cas, la chronologie des événements est imperturbable. Le premier est une diminution de l'acuité visuelle dans la pénombre (dénommée héméralopie), suivi de l'apparition de lésions de la conjonctive de l'œil, puis de la cornée (baptisée xérophtalmie), qui aboutit à une cécité irréversible, dramatique affection qui frappe encore des millions d'individus dans le monde. Une croyance populaire fort répandue prétend que la consommation de grandes quantités de carottes améliore la vision nocturne ; une telle assertion a peut-être contribué à modifier le cours de l'histoire. En effet, pendant la Seconde Guerre mondiale, la Royal Air Force garda secrète quelque temps l'invention du radar, grâce à un subterfuge : elle répandit la rumeur selon laquelle la précision de tir de ses pilotes en mission nocturne tenait aux énormes quantités de carottes qu'on leur faisait absorber pour améliorer leur vue. Les Allemands se laissèrent abuser un temps, puisqu'ils partageaient le même préjugé favorable, en faveur de ces légumes. Aux Philippines, à la fin de l'an 2000, la simple supplémentation des petits pains dans les écoles s'est déjà montrée particulièrement efficace, notamment pour la santé oculaire des enfants.

La vitamine A d'origine animale

Les aliments d'origine animale fournissent directement la vitamine A, toute manufacturée ; alors que ceux d'origine végétale contiennent un précurseur (dénommé provitamine A, *alias* bêta-carotène) qui doit être transformé par le corps ; avec un rendement variable, notablement diminué avec l'accumulation du nombre des années. La vitamine A d'origine animale est donc, en moyenne, six à huit fois plus efficace que la provitamine A trouvée dans les végétaux. C'est pourquoi, certains végétariens et végétaliens peuvent être carencés en vitamine A, même s'ils consomment des fruits et légumes colorés en quantités notables ! La publicité l'affirma à juste titre : le beurre est un coulis de vitamine A.

La vitamine A intervient dans l'organisme de façon primordiale à de très nombreux niveaux. Pendant la vie fœtale, elle prend part au contrôle des premiers rythmes de mise en place de la vie, c'est-à-dire la différenciation et la prolifération des cellules – y compris cérébrales, évidemment. Elle gouverne des ensembles de cellules, les épithéliums, tissus de recouvrement des surfaces et des cavités internes de l'organisme, essentiellement la peau et les formations glandulaires. La vitamine A participe à l'efficacité du système immunitaire, au métabolisme des hormones stéroïdes, à la spermatogenèse. Elle contribue à la neutralisation de la toxicité de multiples substances par le foie, c'est-à-dire à la détoxication hépatique, évitant aux autres organes d'être contaminés, dont le cerveau. Par conséquent, elle les protège.

La vitamine A et les caroténoïdes (parmi lesquels le bêta-carotène) ont des activités antioxydantes. Ils jouent avec d'autres micronutriments (notamment vitamines E et C, sélénium, manganèse, cuivre et zinc, car tous travaillent en harmonie au service de la même cause) un rôle protecteur des tissus contre les agressions par les radicaux libres ou les attaques par les formes actives de l'oxygène. Tous ensemble, ils contribuent à la prévention du vieillissement prématuré (notamment cérébral), de certains cancers, de l'athérosclérose, de la cataracte. La vitamine A participe activement au métabolisme du fer ; donc, indirectement, au bon fonctionnement du cerveau. Comme son précurseur le bêta-carotène, elle contribue à la stabilisation des membranes biologiques. Cette vitamine constitue un excellent exemple qui montre que tout est affaire d'équilibre, et que l'efficacité réside dans la coopération et la complémentarité des nutriments.

La carence en vitamine A est rare en France, exception faite d'anomalies digestives induisant une malabsorption. Des enquêtes portant sur de jeunes adultes ont montré que, dans l'ensemble, les hommes ont un statut en vitamine A satisfaisant ; en revanche celui d'un quart des femmes est limite, par mauvaise alimentation. Des déficits sont aussi malheureusement à craindre chez les jeunes enfants (le nouveau-né ne possède que de très faibles réserves dans le foie, il dépend de la qualité de l'allaitement), chez les sujets dont l'alimentation est déséquilibrée, ceux qui sont atteints d'affections digestives ou bien exposés à des nuisances particulières (tabac, alcool), ainsi que chez les personnes âgées dont les conditions de vie économiques et sociales sont dégradées.

La vitamine A est l'un des acteurs assurant la synchronisation des horloges circadiennes, en particulier entre le foie, le cœur et le rein.

Les principales sources de vitamine A sont les foies d'animaux (organes de stockage), le beurre, les fromages et les œufs. Les aliments d'origine végétale (carottes, épinards, légumes verts, tubercules colorés, fruits jaunes et orange…) apportent du bêta-carotène. Il faut rappeler que l'adjonction d'huile (insaturée si possible, évidemment) multiplie au moins par deux le transfert du bêta-carotène de l'intestin vers l'organisme : vive la vinaigrette !

L'ensemble des produits laitiers (avec le beurre et la crème) sont les premiers vecteurs de vitamine A dans l'alimentation des Français atteignant 36 % des apports chez les adultes et 42 % chez les enfants. Incidemment, une portion de 20 grammes de beurre et une portion de 10 grammes de crème par jour (proches des consommations réelles) couvrent environ 25 % des apports nutritionnels conseillés (ANC) en vitamine A d'un adulte. Son activité s'exprime en équivalents rétinol (ER).

Chez l'homme, la vitamine A est mise en réserve essentiellement dans le foie. Toutefois, au-dessus de certaines concentrations, il y a risque d'intoxication, c'est-à-dire que le trop devient l'ennemi du bien. Elle est sensible à l'oxydation et craint donc l'oxygène, la lumière et la chaleur. Les techniques mises en œuvre dans les industries laitières (pasteurisation, stérilisation, upérisation) n'occasionnent que de très faibles pertes, car ces traitements ont lieu sans renouvellement d'air. Lors de la cuisson des aliments, les pertes vitaminiques A n'excèdent pas 20 %.

Rapport qualité/prix : les aliments les moins chers pour la vitamine A
Prix (en euros) pour la moitié des apports journaliers recommandés

Vitamine A (rétinol)	**Euros pour 400 µg (50 % AJR et AQR)**
Foies (volaille, génisse, veau)	***0,05 à 0, 18***
Beurre, œuf frais standard	***0,5***
Œuf label rouge	***1,4***
Petit-suisse 40 %	1,8
Chaource, camembert	1,9
Lait demi-écrémé UHT	2,0
Emmental	2,4
Rognon de porc	2,5
Comté	2,9
Beaufort	3,7
Maroilles	5,4

En gras italique : aliments réellement utiles, compte tenu des portions usuelles. Les produits tripiers étant hélas pratiquement abandonnés, il reste comme source efficace le beurre et les œufs, avec les fromages. Entre le fromage le plus riche et celui qui l'est le moins, la différence de teneur en vitamine A ne va que du simple au double, la fourchette de prix pour cette vitamine varie donc du simple au triple, compte tenu des différences de coût des fromages. Pour ce qui est de l'examen de trente fromages répertoriés dans la table française de composition des aliments, la portion la moins chère revient au camembert et au chaource, la plus chère au maroilles. Il faudrait une bonne dizaine de yaourts, ce qui serait onéreux et goinfre, même en quelques repas ! Le foie gras n'est pas inabordable, car il suffit d'une petite portion d'une trentaine de grammes. AQR : apports quotidiens de référence de l'Union européenne, *JOUE* du 22 novembre 2011 : 800 µg/jour.

Soit dit en passant, les jeunes n'absorbent plus que très rarement de l'huile de foie de morue, ce qui est un tort. Parce que l'huile de foie de morue contient trois substances extraordinaires, qui sont la vitamine A (qui permet une bonne vision), la vitamine D (assurant une bonne calcification) et les oméga-3 qui permettent notamment au cerveau de se construire et donc de bien fonctionner. C'est en 1780 que ses bienfaits ont été découverts en Angleterre ; cent ans plus tard Armand Trousseau, un médecin réputé et bien connu, puisqu'il a donné son nom à un célèbre hôpital parisien dédié aux enfants, a popularisé cette huile de foie de morue comme traitement contre le rachitisme, maladie qui altère la croissance des os dans l'enfance. Curieux : les « inventeurs » de l'huile de foie de morue n'ont pas découvert les effets sur le cerveau, mais seulement sur la rétine et l'os.

Les vitamines du groupe B : synchronisations harmoniques

VITAMINE B1 : CONCORDANCES DES APPORTS D'ÉNERGIE

La vitamine B1 (thiamine) est essentielle au métabolisme des glucides (par conséquent à la production d'énergie, immensément importante dans le cerceau). Elle contribue massivement, entre autres, au bon fonctionnement des systèmes nerveux et musculaire. Certes, un apport très équilibré en vitamines de toutes sortes est indispensable pour permettre le fonctionnement subtil du cerveau, sa vigilance et son efficacité ; et par conséquent de tout le corps qu'il doit commander. Mais certaines d'entre elles ont plus d'importance que d'autres, ou plutôt se trouvent en première ligne, elles donnent le *la*. Il s'agit notamment de la B1.

> **Concernant la vitamine B1 (thiamine), les allégations autorisées par l'Efsa sont**
>
> « Contribue au fonctionnement normal du système nerveux. »
> « Contribue à des fonctions psychologiques normales. »
> « Contribue à une fonction cardiaque normale. »

Grammes d'aliment fournissant 50 % AJR (64 % des AQR) de B1 (soit 0,7 mg/jour)	**Vitamine B1 (thiamine)**	**Milligrammes de vitamine B1 dans 100 grammes d'aliment**
30	***Germe de blé***	**2**
70-100	***Porc (côtelette, rôti, filet, échine)***	***0,7-1***
100	***Jambon***	***0,7***
140	***Lentille sèche, haricot blanc***	***0,5***
175	***Rognon, cœur***	***0,4***
200	***Foie (volaille, veau, génisse)***	***0,3***
200	Noix	0,3
350	Jaune d'œuf, cervelle, châtaigne	0,2
350	Lotte, saumon, carrelet	0,2
700	Poulet, pâtes	0,1
200-700	Viande : bœuf, veau, mouton	0,1-0,3
700	Huître, orange	0,1
700-1 400	Poisson	0,05-0,1
1 400-7 000	Fromages	0,01-0,05
875-3 500	Légumes	0,02-0,08
1 400	Lait	0,05
1 400-7 000	Fruits	0,01-0,05
 1 000 175	Riz : blanc complet	 0,07 0,4
 777 200 350	Pain : blanc complet Seigle	 0,09 0,3 0,2

En gras italique : aliments réellement utiles, compte tenu des portions usuelles. AJR : apports journaliers recommandés pour un adulte (*JO* du 26 novembre 1993 : 1,4 mg/jour pour la vitamine B1). D'après INRA-CNEVA-CIQUAL. Aliments crus ; chiffres arrondis. Les AJR sont très légèrement supérieurs aux ANC (apports nutritionnels conseillés), qui sont de 1,3 milligramme par jour. Pour un enfant, il faut à peu près la moitié de la ration d'un adulte. AQR : apports quotidiens de référence de l'Union européenne, *JOUE* du 22 novembre 2011 : 1,1 mg/jour.

Le cerveau a besoin de vitamine B1

Chronologiquement, le cerveau souffre, le premier, du déficit alimentaire en vitamine B1. En effet, il tire pratiquement toute son énergie du glucose, dont les mécanismes d'utilisation nécessitent précisément sa présence. Les besoins énergétiques du cerveau sont considérables. À tire d'illustration, au repos (c'est-à-dire en l'absence d'exercice physique) sachez que très exactement 40 % du morceau de pain que vous avez mangé le matin ne sert uniquement qu'à faire fonctionner votre cerveau, en lui fournissant son carburant ! Cela monte à plus de 50 % si l'on prend en compte les autres utilisations du glucose.

Historiquement, la découverte de la thiamine (nom scientifique de la vitamine B1) est liée au traitement du béribéri, maladie connue en Extrême-Orient depuis des millénaires. Sa description figure déjà dans certains manuscrits chinois datant de deux mille six cents ans avant Jésus-Christ ! Béribéri veut dire en malais « Je ne peux pas, je ne peux pas », par référence à l'impossibilité – cérébrale, nerveuse et musculaire – de faire des mouvements.

Le béribéri, absolument redoutable, peut être mortel en quelques heures chez un enfant ! En France, l'avitaminose B1 se rencontre principalement chez les alcooliques chroniques, chez les sujets souffrant de vomissements incoercibles dus à un rétrécissement de l'orifice de sortie de l'estomac, pendant la grossesse, et quelquefois chez les sujets en réanimation de longue durée, recevant des perfusions importantes ou prolongées de sérum. En outre, dans la polynévrite alcoolique, l'avitaminose B1 est directement responsable du redoutable syndrome de Gayet-Wernicke. Anecdote amusante sinon instructive, au cours de l'année 1904, lors de la guerre russo-japonaise, le gouvernement japonais promulgua une loi martiale interdisant l'usage du riz *poli* dans ses armées. Cette modeste mesure contribua peut-être à la victoire du petit japonais, *banzai*, sur le colosse russe ; car le riz poli est de l'amidon pur (un sucre complexe énergétique, mais calories vides, puisque dépourvu de nutriments indispensables) alors que le riz complet est assorti de quelques minéraux et vitamines, dont la B1 qui contribue à la bonne utilisation des sucres de l'amidon. Par contre, le militaire russe était sans doute apathique par carence alimentaire, état peu compatible avec une activité guerrière ! Un peu plus de vitamine B1 rend plus tonique par meilleure utilisation de l'énergie alimentaire.

Outre les perturbations neurologiques, la carence en vitamine B1 engendre des troubles de l'appétit et de la digestion. Si le déficit est lourd, s'ajoutent une abolition des réflexes tendineux puis une dégénérescence musculaire progressive, une atteinte cardiaque, des troubles psychiques graves. Car, outre son implication dans la production d'énergie, cette vitamine permet un bon fonctionnement des ensembles de neurones dont le médiateur de communication est l'acétylcholine, on les dit cholinergiques (ils sont d'ailleurs largement perturbés lors de la maladie d'Alzheimer) ; ce qui explique certaines altérations comportementales. D'autres neuromédiateurs sont également affectés. Un essai a même pu être réalisé sur des volontaires ! Après six jours de carence en vitamine B1, chez des hommes jeunes, le médecin généraliste et le neurologue remarquent des signes de lassitude, une intelligence qui se voile, une irritabilité, des crampes ; alors que le cardiologue décèle des anomalies à l'électrocardiogramme. Tout disparaît après la prise de cette vitamine. Si la carence persiste, le « volontaire-malade » se plaint d'anomalies nerveuses, en particulier aux extrémités des membres, souvent douloureuses.

Manger trop de sucre nécessite des surplus de vitamine B1, si tel n'est pas le cas, la déprime guette, dans un délai variable. Ainsi, il y a plusieurs décennies, les premiers patients, longtemps perfusés avec du sérum glucosé, ont déprimé par déficit de celle-ci, car leur organisme s'appauvrissait en celle-ci ; les faibles stocks existants étant rapidement épuisés chez ces malades. Les boulimiques de boissons et de gâteaux sucrés ont du souci à se faire.

En ce début de millénaire, en France, les cas de carence sont exceptionnels. En revanche, on rencontre des formes frustes de carences multiples en vitamines du groupe B, pour lesquelles le déficit en B1 est prépondérant. Elles atteignent des personnes qui ont non seulement de faibles apports alimentaires en ces vitamines, mais appartiennent de surcroît à des groupes à risque, tels que celui des buveurs excessifs, ou celui, notamment aux États-Unis, des fanatiques du même fast-food, matin, midi et soir, toute l'année durant ; chaque chaîne présente une alimentation peu variée et toujours identique. En France, Suvimax démontre que, dans les tranches d'âge étudiées, 56 % des hommes (45-65 ans) et des femmes

(35-65 ans) ont des apports insuffisants en vitamine B1, se situant sous les apports journaliers recommandés (AJR), mais au-dessus des deux tiers de ceux-ci. Un quart des femmes et un cinquième des hommes sont en dessous de cette barre fatidique des AJR, manifestant donc un franc déficit ! Comme pour toutes les vitamines hydrosolubles, l'excès par rapport aux besoins physiologiques se traduit par une élimination rapide dans les urines, l'organisme humain possède donc peu de réserves en vitamine B1.

Où trouver de la vitamine B1 ?

La vitamine B1 (thiamine) est présente dans presque tous les aliments, mais en faible quantité. Les plus riches sont les viandes (de porc surtout, notamment le jambon) et les poissons (surtout le saumon), les lentilles et les haricots, les produits tripiers. Le pain complet en apporte également. Les produits laitiers contribuent pour 35 % des apports dans la population française. Elle est sensible à la chaleur. Sa solubilité provoque une déperdition lors de la cuisson à l'eau, dont il faut tenir compte, jusqu'aux deux tiers de la teneur initiale ! De plus, une partie se retrouve dans le jus de viande ou dans l'eau de cuisson, liquides qui ne sont malheureusement pas toujours consommés.

Rapport qualité/prix : la vitamine B1 la moins chère
Prix (en euros) pour la moitié des apports journaliers recommandés

Vitamine B1 (thiamine)	Euros pour 0,7 mg (50 % AJR, 64 % des AQR)
Lentilles	0,5
Jambon cuit, rôti de porc, foie de veau	***1,2***
Filet de porc, foie de volaille	***1,4***
Œuf standard	1,9
Saumon	2,4
Rognon de porc	3,3
Foie de génisse	3,5
Œuf label rouge	5,8

En gras italique : aliments réellement utiles, compte tenu des portions usuelles. Les lentilles arrivent donc largement en tête, suivies par le jambon cuit, le rôti de porc et le foie de veau. Globalement la viande de porc est une excellente source de vitamine B1, car même les morceaux les plus chers (comme le filet) fournissent une vitamine B1 pécuniairement abordable.

En l'absence d'eau, c'est-à-dire dans les fritures ou lors de la cuisson au four, les dégâts sont faibles, de l'ordre d'un petit tiers. Le maintien au chaud ainsi que le réchauffage des aliments déjà cuits aggravent les déperditions. Les différents types de fours exercent une incidence variable sur le niveau des pertes, qu'ils soient traditionnels ou bien à micro-ondes. La surgélation ne touche pas la thiamine des aliments, qui est très bien conservée au froid.

LA VITAMINE B2 : SYNCHRONISATION BIOLOGIQUE, BON PIED, BON ŒIL, BONNE PEAU

La déficience en vitamine B2 (dénomination usuelle : riboflavine) ne se rencontre pratiquement que sous forme de polycarences, orchestrations chronologiquement malheureuses, liées à des problèmes d'absorption globaux et simultanés de nombreux nutriments, à des régimes alimentaires déséquilibrés, surtout lorsqu'ils sont dépourvus en laitages. Globalement, la vitamine B2 est nécessaire au renouvellement et à l'entretien des tissus, elle est indispensable à la bonne utilisation de tous les macronutriments : protéines, glucides et lipides, ce qui implique évidemment le cerveau. Elle est responsable d'une certaine harmonie physiologique, car elle accroît l'efficacité des autres vitamines, en particulier B1 et B3. Elle garantit l'utilisation concertée de toutes les énergies alimentaires. C'est la collaboratrice des autres vitamines, sans être, en aucun cas, la mouche du coche. Non seulement elle socialise les neurones, mais, en prime, elle concourt à la beauté fonctionnelle de la peau, à la qualité des muqueuses, telles les lèvres, la langue et quelques parties intimes. Elle joue un rôle dans la vision et favorise la croissance. Pour ne citer que ses sites principaux d'intervention.

La carence peut résulter d'un régime alimentaire dépourvu de viande, de poisson, de lait et d'œuf. Également parfois de troubles de l'absorption intestinale comme cela survient dans le syndrome de malabsorption (sprue non tropicale) ou après encore une alimentation parentérale c'est-à-dire par une voie de pénétration des aliments à l'intérieur de l'organisme, autre que la voie orale (la bouche), sans suppléments de vitamines.

Dans tous les pays occidentaux, le lait et les produits laitiers sont les premiers pourvoyeurs de cette vitamine. Les fromages, quant à eux, occupent le sixième rang. L'absorption de produits laitiers par la plus grande partie des consommateurs, largement répandue donc, explique précisément pourquoi les déficits en cette vitamine sont exceptionnels dans la population. La vitamine B2 est relativement résistante à la chaleur, mais elle est très sensible à la lumière. N'oubliez donc pas de conserver le lait dans son emballage d'origine, à l'abri de tout éclairage. Sa destruction peut atteindre jusqu'à 80 % dans du lait exposé deux heures au soleil ! La vitamine B2 peut être partiellement perdue par dissolution dans l'eau. Par exemple, un petit tiers de la vitamine B2 d'une viande de pot-au-feu se retrouve dans le bouillon. Globalement l'aliment le plus riche est le foie (très insuffisamment consommé), suivi des autres produits tripiers, puis du fromage, des œufs et de la viande.

Grammes d'aliment fournissant 50 % AJR (43 % des AQR) de B2 (soit 0,8 mg/jour)	**Vitamine B2 (riboflavine)**	**Milligrammes de vitamine B2 dans 100 grammes d'aliment**
20	***Foie (veau, génisse, agneau, volaille)***	***2,9***
30	***Rognon, cœur***	***1,9***
150-200	***Bœuf***	***0,3-0,4***
100-300	Fromages	0,2-0,6
200-300	Porc	0,2-0,3
130	Jaune d'œuf	0,5
200-600	Poissons	0,1-0,3
1 000-3 000	Fruits	0,02-0,06
1 000-2 000	Légumes	0,03-0,06
 2 000 800	Riz : blanc complet	 0,03 0,08

En gras italique : aliments réellement utiles, compte tenu des portions usuelles. AJR : apports journaliers recommandés pour un adulte (*JO* du 26 décembre 1993 : 1,6 mg/jour pour la vitamine B2). AQR : apports quotidiens de référence de l'Union européenne, *JOUE* du 22 novembre 2011 : 1,4 mg/jour. D'après INRA-CNEVA-CIQUAL. Aliments crus ; chiffres arrondis. Les AJR sont identiques aux ANC (apports nutritionnels conseillés). Pour un enfant jusqu'à 3 ans, d'après les ANC, il en faut la moitié.

Concernant la riboflavine (vitamine B2), l'Efsa autorise les allégations suivantes

« Contribue au fonctionnement normal du système nerveux. »
« Contribue à réduire la fatigue. »
« Contribue au maintien d'une vision normale. »
« Contribue à un métabolisme énergétique normal. »
« Contribue au maintien des muqueuses normales. »
« Contribue au maintien des globules rouges normaux. »
« Contribue au maintien d'une peau normale. »
« Contribue au métabolisme normal du fer. »
« Contribue à protéger les cellules contre le stress oxydatif. »

Rapport qualité/prix : la vitamine B2 la moins chère
Prix (en euros) pour la moitié des apports journaliers recommandés

Vitamine B2 (riboflavine)	Euros pour 0,8 mg (50 % des AJR, 57 % des AQR)
Foie de volaille	***0,3***
Œuf standard, foie de génisse	***0,5***
Rognons de porc	***0,7***
Foie de veau, œuf label rouge	1,0
Lentilles	1,1
Saumon	3,2
Jambon cuit	3,7
Filet de porc	5,3

En gras italique : aliments réellement utiles, compte tenu des portions usuelles. Puisque les produits tripiers sont largement négligés, l'œuf standard se trouve en première position, pour près de trois fois moins cher que les lentilles.

LA NIACINE (VITAMINE PP OU B3) : LE CALME DU CARACTÈRE

Cette vitamine B3 (aussi dénommée niacine) est sans doute la vitamine de la séduction, provoquée par l'aspect du corps sublimé par le fonctionnement équilibré et intelligent de l'esprit. Grâce à elle, la peau (surtout celle de la tête, du visage, du cou et des extrémités des membres), les intestins, le sang… et le psychisme sont au *top*. L'acide nicotinique et la nicotinamide (la nicotinamide est, en termes de chimie, l'amide de l'acide nicotinique) possèdent une activité vitaminique identique. C'est pourquoi on les réunit souvent sous le nom de niacine, ou vitamine PP.

L'organisme humain est capable de synthétiser une partie de la niacine qui lui est nécessaire, à partir d'un acide aminé particulier, le tryptophane. Dans les conditions normales, on admet que soixante milligrammes de tryptophane peuvent servir de précurseur à environ un milligramme de niacine ; mais la présence de vitamine B6 est indispensable pour cette transformation, il y a donc une synchronie d'utilisation.

Grammes d'aliment fournissant 50 % AJR (56 % des AQR) de B3 (soit 9 mg/jour)	**Vitamine B3 (PP, niacine)**	**Milligrammes de vitamine B3 dans 100 grammes d'aliment**
60	***Foie (veau, agneau, génisse)***	***15***
60	Cacahuète	15
100	***Foie de volaille***	***10***
120	***Poulet, dinde***	***7,8***
130	***Rognon, saumon***	***7***
150	***Veau (filet, côte, poitrine)***	***6,5***
150-250	***Bœuf, porc***	***4-5***
200	***Jambon***	***4,4***
250	Cervelle	3,7
450	Pâtes, lentille sèche, haricot blanc	2
600	Lotte, carpe, colin	1,5
750	Boudin noir	1,2
1 500-4 500	Légumes	0,2-0,6
1 800-9 000	Fruits	0,1-0,5
 600 200	Riz : blanc complet	 1,5 4,4
900	Camembert, brie, bleu, chaource	1
3 000-9 000	Autres fromages	0,1-0,3

En gras italique : aliments réellement utiles, compte tenu des portions usuelles. AJR : apports journaliers recommandés pour un adulte (*JO* du 26 décembre 1993 : 18 mg/jour pour la vitamine B3). AQR : apports quotidiens de référence de l'Union européenne, *JOUE* du 22 novembre 2011 : 16 mg/jour. D'après INRA-CNEVA-CIQUAL. Aliments crus ; chiffres arrondis. Les AJR sont légèrement supérieurs aux ANC (14 mg). Pour un enfant jusqu'à 3 ans, il faut la moitié de la dose d'un adulte. Les besoins des femmes sont un peu inférieurs à ceux des hommes.

Cette vitamine doit son nom trivial de vitamine PP au fait qu'elle prévient la pellagre. L'étymologie *pella agra* signifie « peau rugueuse ». La maladie fut clairement décrite pour la première fois en Lombardie dans les années 1760. À la même époque, dans les Asturies en Espagne, s'appelait « *mal de la rosa* », qui signifiait mal de la rougeur, de l'érythème. Elle touchait les familles rurales pauvres consommant presque exclusivement du maïs. Mais à cette époque calmement sectaire, les manants étaient tranquillement considérés comme des arriérés ; si bien que la composante psychiatrique de la maladie fut ignorée jusqu'en 1818, date à laquelle un médecin exerçant dans les Landes, décrivit la maladie sous le nom de « *mal de la teste* », car il était plus préoccupé par les symptômes cérébraux que dermatologiques. Ironie de l'histoire, il officiait dans un village landais dénommé La Teste-de-Buch.

On résume les symptômes de la pellagre par le terme de « maladie des trois D », car elle provoque démence, dermatose, diarrhée. C'est en effet une maladie caractérisée par un problème de peau, associé à des difficultés intestinales ; mais elle est dominée par des problèmes psychiatriques, qui sont les plus précoces et les plus constants. Au début de la carence, les modifications du comportement prennent l'aspect psychonévrotique, puis apparaissent des états d'excitation, qui deviennent confusionnels. Quand le déficit se prolonge sur plusieurs années une démence irréversible peut s'installer, conduisant à l'internement, et même à la mort ! Or de tels états peuvent être la simple conséquence de carences en vitamine B3 !

Historiquement ce fut une maladie liée à l'utilisation quasi exclusive de maïs. Elle a causé, en Europe et aux États-Unis, des ravages d'autant plus graves que la consommation de viande (fournissant du tryptophane) était faible (souvenez-vous : cet acide aminé peut servir de précurseur efficace à la vitamine B3). Car le maïs est non seulement dépourvu de niacine et pauvre en tryptophane, mais contient de surcroît un facteur qui inhibe la transformation de cet acide aminé en vitamine. Cette caractéristique explique l'incidence d'une consommation quasi exclusive de cette céréale sur la progression de la pellagre, et l'apparition de cette maladie avec l'usage accru de maïs dans les contrées dont il n'était pas originaire.

L'histoire poignante de la pellagre en Europe coïncide donc avec l'introduction du maïs dans l'alimentation humaine, importé des États-Unis. En fait, les habitudes alimentaires des Indiens étaient adaptées – elles le sont restées ; au Mexique, les tortillas traditionnelles sont préparées en traitant d'abord le maïs par de la bouillie de chaux pendant une demi-heure de cuisson, avant de laisser le tout une nuit à température ordinaire. Dans ces conditions la « vitamine » est libérée. Ce traitement, dicté par la sagesse populaire multiséculaire, en Amérique du Sud, ne fut pas exporté en Europe ; l'invasion du maïs amena donc la maladie de carence. Au début du vingtième siècle cette pathologie fut enrayée par l'addition systématique de vitamines dans les aliments. Elle fut stoppée en 1941, quand le gouvernement fédéral américain imposa l'enrichissement systématique de la farine avec de la niacine. En quelques années la maladie disparut définitivement, après avoir fait des milliers de morts.

Actuellement, des formes mineures de déficit peuvent être observées chez des alcooliques, des personnes qui se nourrissent mal de manière chronique ou sont atteintes de malabsorption, ou bien encore au cours de certains traitements médicamenteux. Les aliments les plus riches en vitamine B3 sont le foie, la volaille et le lapin, suivis des lentilles, de la viande et de certains poissons. La vitamine B3 est la moins fragile des vitamines solubles dans l'eau. Lors de la cuisson ménagère, les pertes par destruction due à la chaleur sont toujours inférieures au cinquième. Les dégâts les plus importants proviennent en réalité de sa solubilité dans l'eau : la moitié dans le pot-au-feu par exemple. Ne jetez pas le consommé.

Pour la vitamine B3 (niacine), les allégations autorisées par l'Efsa sur les étiquettes sont

« Contribue au fonctionnement normal du système nerveux. »
« Contribue à des fonctions psychologiques normales. »
« Contribue à réduire la fatigue. »
« Contribue à un métabolisme énergétique normal. »
« Contribue au maintien des muqueuses normales. »
« Contribue au maintien d'une peau normale. ».

Rapport qualité/prix : la vitamine B3 la moins chère
Prix (en euros) pour la moitié
des apports journaliers recommandés

Vitamine B3 (niacine)	Euros pour 9 mg (50 % AJR, 56 % des AQR)
Foie de volaille, de génisse, saumon	***0,8***
Lentilles	***1,4***
Rôti et rognons de porc, foie de veau	***2,1***
Jambon cuit	***2,4***
Filet de porc	***3,5***
Saumon sauvage	18

En gras italique : aliments réellement utiles, compte tenu des portions usuelles. AQR : apports quotidiens de référence de l'Union européenne, *JOUE* du 22 novembre 2011 : 16 mg/jour.

L'ACIDE PANTOTHÉNIQUE (VITAMINE B5) : POUR TOUS LES NERFS

Grâce à cette vitamine, le dynamisme est assuré, les nerfs sont solides, l'intelligence est vive, la digestion efficace et harmonieuse ; les cheveux et les poils sont brillants. Ce qui est excellent pour le moral, évidemment ! Elle est le constituant fondamental du coenzyme A, substance qui s'accouple à nombre d'autres, permettant alors leur utilisation par les cellules des organes. Elle intervient à ce titre dans les réactions permettant la libération d'énergie à partir des glucides et des acides gras. Elle participe par ailleurs directement aux synthèses des acides gras et de nombreux autres composés comme les stérols, parmi lesquels certaines hormones sexuelles. De manière générale, elle active le métabolisme tissulaire.

Ainsi que son nom l'indique (en grec, *pantos* signifie « partout trouvé »), l'acide pantothénique est présent dans de nombreux aliments, les carences sont donc tout à fait exceptionnelles. Cependant, chez des individus mal nourris, le risque de subcarence existe, parallèlement à celui des autres vitamines du groupe B. L'acide pantothénique est présent en quantités appréciables dans les foies, les jaunes d'œufs, les saumons et les pastèques ; comme il se dissout facilement dans l'eau, il risque de s'échapper dans l'eau de cuisson, mais il est stable à la lumière, peu sensible à l'oxydation ; en revanche, il est facilement détruit par la

Grammes d'aliment fournissant 50 % AJR et AQR de B5 (soit 3 mg/jour)	Vitamine B5 (pantothénique)	Milligrammes de vitamine B5 dans 100 grammes d'aliment
40	***Foie (veau, agneau, génisse)***	***7,6***
50	***Foie de volaille***	***6,1***
60	***Jaune d'œuf***	***4,5***
100	***Rognon***	***3***
120	Cacahuète	2,7
130	***Cervelle***	***2,5***
160	***Saumon***	***1,8***
170	Roquefort	1,7
200	***Pastèque***	***1,5***
200	Lentille sèche	1,4
350	Veau, porc	0,8
400	Bœuf	0,7
400-1 500	Fromages	0,2-0,7
300-1 500	Poissons	0,2-0,9
250	Poulet	1,1
1 000	Lait	0,3
600-5 000	Fruits	0,06-0,5
600-3 000	Légumes	0,1-0,5
 350 200	Riz : blanc complet	 0,9 1,4

En gras italique : aliments réellement utiles, compte tenu des portions usuelles. AJR : apports journaliers recommandés pour un adulte (*JO* du 26 décembre 1993 : 6 mg/jour pour la vitamine B5). AQR : apports quotidiens de référence de l'Union européenne, *JOUE* du 22 novembre 2011 : 6 mg/jour. D'après INRA-CNEVA-CIQUAL. Aliments crus ; chiffres arrondis. Les AJR sont légèrement supérieurs aux ANC : 5 milligrammes. Pour un enfant ils sont de l'ordre de la moitié, ce qui représente 3 milligrammes jusque vers 9 ans. Les femmes qui allaitent leur enfant ont des besoins de 40 % supérieurs.

chaleur. Les usages médicamenteux ayant pour but de traiter la chute des cheveux (associés à la biotine) ou d'accélérer la cicatrisation, nécessitent des doses de l'ordre du gramme par jour ; de telles quantités sont nettement supérieures aux doses alimentaires conseillées !

Concernant la vitamine B5 (acide pantothénique), l'Efsa autorise les allégations suivantes sur les étiquettes sont :

« Contribue à réduire la fatigue. »
« Contribue à des performances intellectuelles normales. »
« Contribue à la synthèse normale et au métabolisme normal des hormones stéroïdes, de la vitamine D, et de certains neurotransmetteurs. »
« Contribue au métabolisme énergétique normal. »

LA VITAMINE B6 : bonne sociologie des cellules grises

La vitamine B6 (pyridoxine) participe activement à de multiples réactions biologiques de notre organisme. Particularité exceptionnelle, sa concentration est cent fois supérieure dans le cerveau que dans le sang ! Globalement, elle exerce une action déterminante dans les processus métaboliques cérébraux, notamment dans la synthèse de certains neurotransmetteurs qui assurent la communication entre les neurones. La vitamine B6 permet de surmonter l'asthénie, de vaincre l'irritabilité, d'éviter la dépression. Les conséquences de sa restriction ont malheureusement pu être parfaitement étudiées lors de carences observées chez des enfants qui ont reçu une formule lactée dépourvue accidentellement de cette vitamine. L'attention des pédiatres avait été alertée par une « épidémie » de convulsions ; l'injection de vitamine B6 l'a enrayée immédiatement. Il est intéressant de noter que les espèces qui ont des physiologies carnivores très marquées, comme certains poissons et les chats, sont celles qui manifestent le plus rapidement les signes de carence en cette vitamine, avec au premier chef des troubles nerveux : convulsions, hyperirritabilité, nage ou marche erratique.

La vitamine B6 participe à de très nombreux systèmes enzymatiques : plus d'une cinquantaine a été dénombrée. C'est pourquoi son importance biologique est exceptionnelle, surtout dans le cerveau. Elle améliore le rendement d'utilisation des protéines, elle participe à la synthèse et à la destruction des acides aminés, elle intervient dans les relations entre le métabolisme des acides aminés et celui des glucides ; ainsi que dans la dégradation du glycogène par le muscle lors du travail musculaire, et du peu de glycogène cérébral pendant de très courtes périodes de survie. Elle participe à de nombreuses autres réactions indispensables à la vie, telles que la synthèse de l'hème de l'hémoglobine, molécule d'intérêt considérable, car elle contient du fer et assure le transport de l'oxygène (dont les besoins du cerveau sont gigantesques) par les globules rouges du sang. La vitamine B6 contribue donc à la bonne oxygénation de tous les organes, du cerveau en particulier. Grâce à elle, le sang joue son rôle au mieux, en irriguant efficacement tous nos organes ; la peau et les muqueuses sont harmonieuses.

La vitamine B6 se trouve dans la plupart des aliments, animaux comme végétaux. Les produits laitiers contribuent pour 35 % des apports. Elle est présente dans le saumon, le foie, les lentilles et les haricots, le jambon et le hareng, la volaille et le veau… Elle est stable à la chaleur et plus encore à la lumière. Les pertes les plus importantes, du dixième à la moitié, sont provoquées par sa dissolution dans l'eau lors de la cuisson, qui n'est généralement pas consommée.

Grammes d'aliment fournissant 50 % AJR (71 % AQR) de B6 (soit 1 mg/jour)	Vitamine B6 (pyridoxine)	Milligrammes de vitamine B6 dans 100 grammes d'aliment
30	***Germe de blé***	***3***
35	***Cervelle***	***2,8***
110	***Saumon***	***0,9***
120	***Foie (veau, génisse)***	***0,8***
170	Lentille sèche, haricot blanc	0,6
200	Foie de volaille	0,5
220	Jambon, hareng	0,45
250	Poulet, porc, veau, dinde	0,4
350	Agneau, poivron	0,3
1 500-5 000	Fruits	0,02-0,07
1 000-3 000	Légumes	0,03-0,09
300-1 000	Poissons	0,1-0,3
1 000-2 500	Fromages	0,04-0,1
 250 150	Riz : blanc complet	 0,4 0,6

En gras italique : aliments réellement utiles, compte tenu des portions usuelles. AJR : apports journaliers recommandés pour un adulte (*JO* du 26 décembre 1993 : 2 mg/jour pour la vitamine B6). AQR : apports quotidiens de référence de l'Union européenne, *JOUE* du 22 novembre 2011 : 1,4 mg/jour. D'après INRA-CNEVA-CIQUAL. Aliments crus ; chiffres arrondis. Les AJR sont presque identiques aux ANC (apports nutritionnels conseillés) : 1,8 mg/jour. Pour un enfant, d'après les ANC, il faut un peu moins de la moitié de la ration d'un adulte. Les seniors ont des besoins augmentés de 25 %.

Concernant la vitamine B6, les allégations autorisées par l'Efsa sur les étiquettes sont :

« Contribue au fonctionnement normal du système nerveux. »
« Contribue à des fonctions psychologiques normales. »
« Contribue à réduire la fatigue. »
« Contribue à la synthèse normale de la cystéine. »
« Contribue à un métabolisme énergétique normal. »
« Contribue au métabolisme normal de l'homocystéine. »
« Contribue au métabolisme normal des protéines et du glycogène. »
« Contribue à la formation normale des globules rouges. »
« Contribue au fonctionnement normal du système immunitaire. »
« Contribue à réguler l'activité hormonale. »

Rapport qualité/prix : la vitamine B6 la moins chère
Prix (en euros) pour la moitié des apports journaliers recommandés

Vitamine B6	**Euros pour 1 mg (50 % AJR ou 71 % AQR)**
Lentilles	***0,3***
Saumon	***0,9***
Saumon sauvage	18
Foie de volaille	***1,1***
Œuf standard, foie de génisse	***1,9***
Rôti de porc	***2,6***
Rognons de porc, foie de veau, jambon cuit	***3,4***
Filet de porc	3,8
Œuf label rouge	5,4

En gras italique : aliments réellement utiles, compte tenu des portions usuelles.

Biosynthèse de la sérotonine

La pyridoxine contribue à la biosynthèse d'un neuromédiateur, la sérotonine, à partir d'un acide aminé précurseur, le tryptophane, qui est impliqué dans la synthèse de la mélatonine. La glande pinéale (en plus moderne : l'épiphyse) est donc concernée. Sa production est améliorée chez l'enfant quand on lui administre cette vitamine pendant les heures nocturnes.

Des carences peuvent être induites par diverses situations. Par exemple, la prise quotidienne de contraceptifs entraîne un besoin accru de vitamine B6, donc une probabilité réelle de déficit ; pouvant parfois déclencher des troubles menstruels, des manifestations dépressives, de l'agressivité, qui participent à ce qui est appelé le syndrome prémenstruel. La vitamine B6 prescrite à dose thérapeutique permet alors de faire régresser certains symptômes. Il faut souligner également que les vieillards présentent un risque relativement important de restriction en cette vitamine. Par ailleurs, des déficits peuvent survenir quand l'alimentation est très hyperprotéique, car elle accroît les besoins. Mais les carences sont en réalité le plus souvent dues à une réelle malnutrition quand ce n'est pas à la prise de médicaments présentant une activité antivitaminique.

LA BIOTINE (VITAMINE H OU B8) : LE TONUS

Le nom est bien sélectionné, clairement significatif. Car la biotine évite la fatigue et l'anorexie. Les ongles, la peau, les cils, sourcils et cheveux sont superbes, comme l'affirment avec juste raison les publicités cosmétologiques. En tant que coenzyme (partie non protéique de l'enzyme, indispensable à son activité), sa contribution est spécifiquement importante dans le métabolisme des glucides et des lipides. Les carences spontanées chez l'homme sont rarissimes. Cependant, d'exceptionnels cas liés à une consommation très exagérée d'œufs crus, qui contiennent de l'avidine, un antagoniste de la biotine, ont permis d'observer des syndromes neurologiques non spécifiques, associés à des altérations de la peau et des muqueuses ; tous ces symptômes disparaissant après un apport de biotine. La cuisson de l'œuf libère la biotine, comme cela a été expliqué précédemment.

Cette vitamine possède quelques particularités physico-chimiques intéressantes : elle est soluble dans l'eau, stable à la lumière, à la chaleur, peu sensible à l'oxydation, notamment à l'air.

Concernant la biotine (vitamine B8), l'Efsa autorise les allégations suivantes sur les étiquettes sont :

« Contribue au fonctionnement normal du système nerveux. »
« Contribue à un métabolisme énergétique normal. »
« Contribue au métabolisme normal des macronutriments. »
« Contribue à des fonctions physiologiques normales. »
« Contribue au maintien des cheveux normaux. »
« Contribue au maintien de muqueuses normales. »
« Contribue au maintien d'une peau normale. »

LA VITAMINE B9 : ASSURER LES RYTHMES DU DÉVELOPPEMENT, CROÎTRE ET MULTIPLIER

Cette vitamine trouve sa dénomination de folates ou encore d'acide folique dans le lieu de sa découverte : les feuilles d'épinard. Elle intervient puissamment lors de la mise en place chronologique et harmonieuse des événements ; notamment, au cours du développement des organes et des tissus, le cerveau au premier chef. Elle contribue à de nombreuses synthèses : celle d'un des quatre chaînons de l'ADN, celle du noyau purine et donc des acides nucléiques, celle d'un acide aminé soufré très important, la méthionine. Son rôle dans la réparation de l'ADN a récemment été mis en évidence. Cette vitamine se trouve aussi impliquée dans le métabolisme des protéines.

Une horloge biochimique contrôle avec beaucoup de précision les cycles de division des cellules, et ce dès la fécondation, des premiers stades les plus rudimentaires de l'embryon jusqu'à la formation et au maintien de l'organisme adulte. Or cette vitamine est étroitement partie prenante de ces événements, car elle participe directement à toutes les divisions et multiplications des cellules, et contrôle donc tous les systèmes qui se construisent ou se trouvent en renouvellement rapide. À ce titre, tout d'abord, elle assure le renouvellement harmonieux de nombre de tissus, notamment des muqueuses, des globules blancs, des plaquettes, des globules rouges ; tous les cent vingt jours, durée de vie d'un globule rouge ; en cas de déficit, il y a grand risque d'anémie macrocytaire, c'est-à-dire que les globules rouges sont alors de grande taille, laquelle augmente pour tenter de compenser leur trop petit nombre. Cette vitamine permet donc au sang de remplir efficacement ses fonctions, en particulier celle d'oxygénation de tous les organes, et notamment du cerveau.

Grammes d'aliment fournissant 50 % AJR (et AQR) de B9 (soit 100 µg/jour)	Vitamine B9 (folates)	Microgrammes de vitamine B9 dans 100 grammes d'aliment
15	***Foie de volaille***	***590***
20	***Germes de blé***	***430***
30	***Jaune d'œuf***	***320***
35	***Haricot blanc***	***300***
40	***Foie (veau, génisse, agneau)***	***240***
45	***Cresson, noix***	***220***
50	***Épinard***	***190***
70	***Brie, saint-marcellin***	***150***
70	***Châtaigne***	***140***
80	***Poireau, laitue***	***130***
125	***Asperge, brocolis, chou-fleur***	***80***
200-1 000	Légumes	10-50
100-1 000	Fromages	10-90
 400 250	Riz : blanc complet	 25 40
300	Jambon	30
1 000	Bœuf	10
2 000	Veau, porc	5
500-3 000	Poisson	3-20

En gras italique : aliments réellement utiles, compte tenu des portions usuelles. AJR : apports journaliers recommandés pour un adulte (*JO* du 26 décembre 1993 : 200 µg/jour pour la vitamine B9). AQR : apports quotidiens de référence de l'Union européenne, *JOUE* du 22 novembre 2011 : 200 µg/jour. D'après INRA-CNEVA-CIQUAL. Aliments crus ; chiffres arrondis. Les AJR sont inférieurs aux ANC (apports nutritionnels conseillés), qui sont pour un adulte de 330 µg, pour un enfant ils sont de l'ordre de 150 µg jusque vers 6 ans. Ils sont augmentés à 400 µg pour les femmes enceintes ou qui allaitent, chez les seniors.

Quel est le meilleur moment pour consommer des aliments riches en folates ?

Coup de chance pour vous : il ne semble pas y avoir de rythme circadien des folates. Vous pouvez donc les absorber quand bon vous semble.

Point de grande importance, le développement harmonieux de l'embryon et du fœtus exige la présence de cette vitamine. En effet, son déficit comporte des risques de malformation, de perturbations ou de retard du développement cérébral. Car elle intervient dans la genèse et la prévention des anomalies embryonnaires de non-fermeture du tube neural responsable de diverses malformations. L'une d'elles, loin d'être rare, consiste en une fissure de la colonne vertébrale, par un défaut de fermeture des vertèbres, à travers laquelle la moelle épinière fait hernie (c'est la spina-bifida). D'autres malformations sont dramatiques. Telle la présence du cerveau en dehors de la boîte crânienne (l'exencéphalie), voire l'absence de cerveau (l'anencéphalie). Ces effroyables pathologies ont une fréquence plus élevée dans les populations défavorisées des pays celtes, en particulier en Grande-Bretagne, où les études épidémiologiques les plus poussées ont été réalisées. Aux États-Unis, la très sévère FDA (Food and Drug Administration) ne permet que quelques allégations nutritionnelles, l'une d'elles concerne les folates, au motif du risque de malformations du système nerveux. Cette vitamine est donc capitale pendant la grossesse, et même avant.

Faire le plein d'acide folique avant une grossesse

La prescription d'acide folique doit se faire dès le désir de grossesse et avant même la conception, comme cela ressort de nombreuses études. En effet, il faut que la femme ait fait le plein de cette vitamine dès les premières multiplications cellulaires, qui suivent immédiatement la fécondation. Après le troisième mois de grossesse, le complément n'est que très peu utile, voire inefficace.

L'activité de la vitamine B9 est pratiquement toujours associée à la présence de vitamine B12. La biodisponibilité des folates est très variable selon les aliments, en raison notamment de l'inhibition exercée par certains composants acides, comme ceux du jus d'orange ou de la tomate, sur le système nécessaire à l'absorption de la vitamine. Il ne faut donc pas mélanger n'importe quels aliments ! Cette biodisponibilité se situe en moyenne entre 50 et 70 %. L'assimilation, notamment intestinale, augmente lorsque les réserves du corps diminuent ; en d'autres termes, plus l'organisme en a besoin, plus il la capte facilement.

Toutefois, il existe de fortes variations individuelles. Une fraction non négligeable de la population souffre d'un déficit d'apport alimentaire, elle présente donc un risque de déficience biologique de folates. Certaines tranches d'âge ou catégories de Français paraissent, d'après de récentes enquêtes, plus vulnérables : les adolescents, les femmes jeunes et les personnes âgées. On peut situer la prévalence (le nombre de personnes touchées) de la déficience entre 5 et 10 % des sujets dans chacune de ces catégories.

En revanche, point trop n'en faut ! En effet, la supplémentation excessive en acide folique sélectionne une sous-population déficiente en certains gènes travaillant avec cette vitamine, qui sont donc transmis, avec leurs faiblesses. L'effet peut donc s'avérer délétère à long terme !

Les aliments riches en folates (vitamine B9) sont le foie, l'œuf et un grand nombre de légumes (cresson, épinards, poireau, lentilles, radis, asperges, brocolis, chou-fleur), ainsi que les produits laitiers : fromages persillés (type bleu, roquefort) et surtout fermentés. Le maïs et les pois chiches, les amandes et les châtaignes en détiennent aussi, mais gare aux calories...

Concernant les folates, l'Efsa autorise les allégations suivantes sur les étiquettes sont :

« Contribuent à des fonctions psychologiques normales. »
« Contribuent à réduire la fatigue. »
« Contribuent à la croissance des tissus maternels durant la grossesse. »
« Contribuent à la synthèse normale des acides aminés. »
« Contribuent à la formation normale du sang. »
« Contribuent au métabolisme normal de l'homocystéine. »
« Contribuent au fonctionnement normal du système immunitaire. »
« Jouent un rôle dans le processus de division cellulaire. »

Rapport qualité/prix : la vitamine B9 la moins chère
Prix (en euros) pour la moitié des apports journaliers recommandés

Vitamine B9 (folates)	Euros pour 100 µg (50 % des AJR et AQR)
Cresson, épinards	0,15
Choux de Bruxelles, lentilles, haricots blancs secs, foie de volaille	0,18
Brocolis, carotte, chou-fleur, poireau, radis, noix	0,25
Betterave rouge, fenouil, pois cassé, pomme de terre, œuf standard	0,5
Concombre, courgette, haricots verts, navet ***Foie de veau et de génisse***	0,8
Aubergine, oignon, tomate ***Œuf label rouge, brie, saint-marcellin***	1-1,8
Maïs doux	2,5

En gras italique : aliments réellement utiles, compte tenu des portions usuelles. La vitamine B9, *alias* acide folique, n'est pas l'apanage du monde végétal : elle se trouve également en quantités intéressantes dans le foie, notamment de volaille, mais aussi dans les œufs, le brie et le saint-marcellin (mais pas dans tous les fromages, car leur contenu en cette vitamine peut varier de 1 à 20).

Les folates, relativement fragiles, sont sensibles à l'oxydation comme aux agents chimiquement réducteurs ainsi qu'à la lumière et aux milieux alcalins. Une fraction importante de ceux-ci peut migrer dans l'eau de cuisson ; ils sont par ailleurs détruits par une ébullition prolongée. De ce fait, les pertes dans les aliments peuvent atteindre la moitié de la teneur initiale. Ils sont par contre bien protégés, même en milieu acide, par la présence d'agents antioxydants, dont le meilleur est l'acide ascorbique, c'est-à-dire la vitamine C.

VITAMINE B12 : ALLURE DU CERVEAU, DES NERFS ET DU SANG

Le nom de vitamine B12 concerne des substances dites « cobalamines », en raison de leurs caractéristiques : la présence d'un atome de cobalt au centre de la molécule. Toutefois, même si elles ressemblent à la vitamine B12, toutes les molécules qui contiennent du cobalt n'ont pas nécessairement une activité vitaminique. Cette vitamine participe, entre autres, à la formation des cellules nerveuses et à l'élaboration des globules rouges, exerçant à ce titre une activité antianémique ; elle favorise aussi le bon état de la peau. Elle assure le mordant de l'intelligence, le dynamisme du cerveau et par conséquent celui du corps. En effet, en clinique humaine comme sur les modèles animaux, sa carence se définit en partie par les mêmes troubles que la restriction en acide folique : désordres neurologiques et psychiques, ainsi qu'altérations hématologiques. Historiquement, la mise en évidence de la vitamine B12 fut la démonstration de l'action antianémique du foie de veau, qui est capable d'arrêter l'évolution de la maladie de Biermer, une pathologie tout à fait particulière.

En fait, en cas de déficit, les perturbations neurologiques peuvent largement précéder les signes hématologiques. Les malaises sont extrêmement fréquents. Or un diagnostic précoce est indispensable, pour éviter les atteintes irréversibles du système nerveux ! Les principaux symptômes sont des pertes de mémoire, des douleurs et des sensations anormales aux extrémités des membres : refroidissement, engourdissement, impressions de brûlures, difficultés de la marche. Parfois la personne se plaint d'avoir les jambes sans repos, elle ressent le besoin irrésistible de bouger les membres, de déambuler, ce qui la soulage en général. La carence grave peut même confiner le malade au lit. Un grand nombre de déficits en cette vitamine ont été décrits, il s'agissait le plus souvent d'enfants dont les mères étaient des végétaliennes strictes. À défaut de donner aux petits de belles tranches de foie de veau, ils ont reçu de la vitamine, ce qui les a immédiatement guéris, preuve de la réalité de la carence. Chez le nourrisson, une réduction de vitamine B12 entraîne donc un retard neurologique irréversible, et peut même aboutir à la mort, par exemple lors du suivi de certains régimes alimentaires sectaires. Voulez-vous connaître un scandale récent ? Triste histoire, mais la même a été observée dans d'autres hôpitaux français, comme dans le monde entier. Le cas est spectaculairement exemplaire ! Le bébé a été hospitalisé à Rennes, à l'âge de 9 mois. Son existence avait mal commencé. Déjà, avant sa naissance, sa maman n'avait pas pris de poids au cours de sa grossesse. À sa venue au monde, le bébé montrait un retard de croissance intra-utérin. Toujours en allaitement maternel, il est admis à l'hôpital pour retard staturo-pondéral, altération de l'état général, apathie, somnolence et hypotonie ; une langue rouge et dépapillée, une anémie macrocytaire, avec vitamine B12 abaissée ; et, ce qui est gravissime pour le présent et le futur du bébé, une atrophie corticale (décelée lors d'une IRM). À l'interrogatoire des parents, les médecins découvrent qu'ils sont adeptes du régime végétalien strict, qui exclut tout produit ou sous-produit animal. Induisant invariablement des déficits protéiques, calciques, ainsi qu'en vitamines B12 et D. La transfusion de sang, la perfusion de vitamine B12, ainsi que la nutrition entérale en continu (par les veines) ont permis une rapide récupération du poids et de la taille, une régression des signes neurologiques. Mais les séquelles seront inévitables, espérons les plus faibles possible. Heureuse issue dans ce cas, car dans d'autres hôpitaux des enfants similaires sont morts. Pour l'un d'entre eux, à l'hôpital de la Salpêtrière, la presse s'en est émue, il y a trois ans (il était essentiellement nourri avec du jus végétal ; le soja, l'amande ou la châtaigne ne font donc pas du tout l'affaire). À l'autopsie a été constatée une atrophie cérébrale, conséquence de la malnutrition ; aggravée, fatalement, par la carence en vitamine B12.

À l'autre extrémité de la vie, le traitement par la vitamine B12 peut induire un évitement, sinon une récupération, des altérations cognitives chez les personnes âgées ; à condition qu'il soit institué avant le début des perturbations, la fenêtre d'efficacité est d'un an. Après une douzaine de mois de troubles intellectuels, le traitement devient malheureusement inefficace.

Pourquoi la vitamine B12 ne se trouve-t-elle que dans quelques classes d'aliments ?

Parce que pratiquement aucun animal, ni aucun végétal supérieur, ne possède de matériel génétique permettant sa synthèse. Car sa présence rendrait beaucoup trop de place dans le génome, et l'encombrerait. En effet, les cobalamines sont quasi uniquement synthétisées par les micro-organismes, bactéries et levures. Dans l'alimentation humaine, la vitamine B12 est presque exclusivement présente dans les aliments d'origine animale : viandes, œufs, crustacés, poissons, lait et dérivés.

La vitamine B12 est décomposée par les agents réducteurs (parmi lesquels… la vitamine C), les acides et les bases. Exemple spectaculaire de dysharmonie alimentaire : le foie de veau (ou d'autres espèces) ne doit pas être accompagné d'agrumes, ni avant, ni après, ni par trop de crucifères (quoique leur vitamine C soit partiellement détruite par la cuisson). La lumière et l'humidité accentuent cette réaction. Dans les conditions normales de préparation des aliments, on considère que les pertes n'excèdent pas 20 %.

Concernant la vitamine B12, les allégations autorisées par l'Efsa sur les étiquettes sont :

« Contribue au fonctionnement normal du système nerveux. »
« Contribue à réduire la fatigue. »
« Contribue à des fonctions psychologiques normales. »
« Contribue à un métabolisme énergétique normal. »
« Contribue au métabolisme normal de l'homocystéine. »
« Contribue à la formation normale des globules rouges. »
« Contribue au fonctionnement normal du système immunitaire. »
« Joue un rôle dans le processus de division cellulaire. »

Grammes d'aliment fournissant 50 % AJR (20 % des AQR) de B12 (soit 0,5 µg/jour)	Vitamine B12 (cobalamine)	Microgrammes (µg) de vitamine B12 dans 100 grammes d'aliment
0,5	***Foie (veau, génisse)***	***80***
1	***Foie (agneau, volaille)***	***60***
3	***Huître***	***1,6***
4	***Rognon***	***1,4***
6	***Hareng, cervelle***	***8***
10	***Jaune d'œuf***	***5***
12	***Saumon, bar, homard***	***4***
15	***Camembert***	***3***
25	***Bœuf, agneau***	***2***
50	***Porc***	***1***
80	***Jambon***	***0,6***
150	Poulet	0,3
30-150	Fromages	0,3-1,5
250	Lait	0,2
Impossible	Fruits	0
Impossible	Légumes	0

En gras italique : aliments réellement utiles, compte tenu des portions usuelles. AJR : apports journaliers recommandés pour un adulte (*JO* du 26 décembre 1993 : 1 mg/jour pour la vitamine B12). AQR : apports quotidiens de référence de l'Union européenne, *JOUE* du 22 novembre 2011 : 2,5 µg/jour. D'après INRA-CNEVA-CIQUAL. Aliments crus ; chiffres arrondis. *NB* : Les AJR sont beaucoup moins importants que les ANC (apports nutritionnels conseillés), qui sont de 2,4 µg ; il conviendrait donc de manger trois fois plus qu'inscrit sur ce tableau, par sécurité, et si l'on s'en réfère aux recommandations actuelles françaises et européennes. *Pour un enfant, il faut à peu près les deux tiers de la ration d'un adulte.*

Les crustacés en sont opulents, car ce sont des animaux filtreurs pour nombre d'entre eux (l'huître et la moule, par exemple). De ce fait, ils captent d'énormes quantités d'algues plus ou moins microscopiques, aptes à fabriquer cette vitamine, qu'ils stockent. Les viandes bovines, quant à elles, en sont particulièrement riches, du fait de sa synthèse par une flore intestinale, très développée chez les ruminants. Généralement, ils élaborent cette vitamine en grande quantité dans leur rumen, elle transite par la caillette, pour se retrouver dans l'intestin grêle où elle est finalement absorbée. Certaines algues (les spirulines par exemple), vendues notamment en magasin de diététique, contiennent des cobalamines, de pseudo-vitamine B12. Elles ne sont malheureusement parfois que peu biodisponibles, leur efficacité est donc restreinte. Mais c'est toujours mieux que rien.

Les produits riches en B12

Dans notre alimentation, les produits tripiers, certains poissons et fruits de mer sont particulièrement riches en B12. Toutefois, compte tenu de leur consommation, les produits laitiers sont le premier vecteur de vitamine B12 chez l'enfant et le deuxième chez l'adulte, derrière les viandes et les produits tripiers. Leur contribution monte à 26 % des apports chez les enfants et à 20 % chez les adultes.

La France est un pays amateur et bon consommateur de produits animaux et d'œufs. De ce fait, les restrictions d'apport ne concernent que des groupes limités d'individus végétariens, végétaliens, en particulier chez les jeunes enfants et les nourrissons. Mais elles peuvent aussi avoir pour origine des troubles métaboliques ou gastro-intestinaux, éventuellement congénitaux ; ou encore être causées par le vieillissement qui induit une diminution de l'acidité de l'estomac, par réduction de l'acide chlorhydrique. Une autre cause de carence réside dans la déficience du transporteur digestif, appelé facteur intrinsèque, normalement présent dans le suc gastrique ; cette anomalie provoque précisément une maladie dénommée anémie de Biermer.

La biodisponibilité de la vitamine B12

Elle est supérieure avec le lait de vache qu'avec des compléments alimentaires ! Il ne s'agit pas d'une formulation chimique (des cobalamines différentes), mais un effet de matrice, d'environnement de cette vitamine dans un aliment donné.

La vitamine B12 se trouve donc principalement dans le foie et les reins : 2 à 5 mg sont stockés dans le foie de l'homme. Cette énorme réserve est à mettre en parallèle avec les besoins journaliers, qui sont d'environ 2 µg. Le stock hépatique couvre théoriquement les besoins pendant plus d'une année ; malgré tout, les personnes déficitaires sont loin d'être rares ! L'homme est omnivore : il doit impérativement manger de la viande, ou des produits animaux. La biodisponibilité de la vitamine B12 y est de 40 à 80 %, selon l'aliment et son accompagnement. Exemple de coopération entre les micronutriments, le métabolisme de la vitamine B12 nécessite la présence chronologiquement simultanée d'autres vitamines, spécifiquement les vitamines B2 et B3.

Rapport qualité/prix : les aliments les plus efficaces
et les moins chers pour la vitamine B12
Prix (en euros) pour la moitié des apports journaliers recommandés

Vitamine B12 (cobalamine)	**Euros pour 0,5 µg (50 % AJR ou 20 % des AQR)**
Foie de veau	***0,04***
Saumon	***0,14***
Œuf : de frais à label rouge	***0,09-0,2***
Lait demi-écrémé UHT	***0,24***
Camembert 45 %	***0,26***
Petit-Suisse Gervais (40 %)	***0,29***
Emmental	***0,29***
11 fromages divers	
Comté	***0,5***
4 fromages divers	
Beaufort	***0,68***
5 fromages divers	
Viandes	***0,35-2***
Poulet	***0,91***
Cabillaud	0,68
Haddock fumé	0,47
Coquilles Saint-Jacques	6,4
Foie gras	1,8
Jambon cuit	2,6
Fruits et légumes	Impossible

En gras italique : compatible avec le grammage d'une portion habituellement mangée. Il faudrait manger 520 grammes de cabillaud, 220 grammes de haddock fumé, 360 grammes de coquilles Saint-Jacques, et même 170 grammes de jambon cuit (*La Nouvelle Diététique du cerveau*, J.-M. Bourre, Odile Jacob, 2006).

Une horloge ubiquitaire serait nichée au fin fond du génome ! Il s'agit d'un processus dénommé méthylation du génome. En cas de cancer du sein, il a même été trouvé qu'un endroit où le tissu mammaire est tout de même resté sain, il y est âgé de plus de 3 ans que le reste du corps, et que le tissu sain péritumoral est âgé de plus de 12 ans que le reste du corps. Le tic-tac de cette horloge est à vitesse constante à partir de 20 ans, mais il est plus rapide avant. Or cette méthylation nécessite des vitamines... notamment la B12.

La vitamine B12 intervient directement sur les horloges biologiques. Si vous avez des perturbations dans vos rythmes d'endormissement et de réveil, une supplémentation avec cette vitamine pourrait peut-être les corriger, à moins que vous ne préfériez manger beaucoup de foie (de l'animal de votre choix, pas obligatoirement celui du veau). Parmi d'autres mécanismes d'action, cette vitamine B12 facilite la synthèse de la mélatonine dans la glande pinéale et permettrait une meilleure cohérence avec les alternances de lumière. En amont, elle agit sur le rythme circadien de la rétine, qui transmet précisément les messages à la glande pinéale en suivant le cycle de luminosité.

La vitamine C : chroniquement ubiquitaire

La palpitante histoire de la découverte des vitamines, pour la C comme pour la B1, comporte des séries d'observations d'effets particuliers, décrits soit sur l'homme, soit sur des animaux commensaux ; elle procède d'une sagacité remarquable face aux aliments ou ingrédients adéquats. Il faudra attendre 1928 pour qu'Albert Szent-Gyorgyi isole la vitamine C, dont le nom chimique est acide ascorbique. Surprise ! La vitamine C, réputée dans le règne végétal des fruits et légumes, fut en fait découverte dans un tissu animal, la surrénale ; après qu'un principe actif indéterminé a été observé dans le jus de citron. Elle aurait pu être mise en évidence dans le cerveau, qui en est très riche lui aussi.

Grammes d'aliment fournissant 50 % AJR de vitamine C, 37 % des AQR (soit 30 mg/jour)	Vitamine C (acide ascorbique)	Milligrammes de vitamine C dans 100 grammes d'aliment
15	***Cassis, persil***	***200***
30	***Brocolis***	***110***
40	***Poivron, citron, kiwi***	***70***
60	***Fraise, cresson, orange, chou rouge***	***50***
75	***Chou vert, groseille, pomelo,***	***40***
100	***Riz et foie (veau, agneau, génisse)***	***30***
120	***Chou vert, bette, mandarine, melon***	***25***
150	Radis, poireau, tomate, cervelle	20
200	Laitue, rhubarbe, rognon, escargot	15
300	Pomme, oignon, banane, pêche	10
400	Huître, endive, courgette, concombre, céleri, pastèque	7
600	Cœur, grenouille, carotte, abricot, cerise,	5
1 500	Poire	2
3 000	Lait, poulet	1
6 000-300 000	Poisson	0,01-0,05
30 000-300 000	Fromages	0,01-0,1
Impossible	Viande (de bœuf, porc, mouton)	0

En gras italique : aliments réellement utiles, compte tenu des portions usuelles. AJR : apports journaliers recommandés pour un adulte (*JO* du 26 décembre 1993 : 60 mg/jour pour la vitamine C). Aliments crus ; chiffres arrondis. Les AJR sont inférieurs aux ANC (apports nutritionnels conseillés), qui sont de 110 mg ; la même dose est recommandée aux adolescents et aux femmes. Pour un enfant, il en faut un peu moins de la moitié jusqu'à 3 ans. Les AQR européens de 2011 sont de 80 mg.
Pour les fruits et même les légumes, les variations peuvent être considérables selon le cultivar, les méthodes de culture et surtout les provenances ! Les temps de transport et de conservation diminuent parfois considérablement les teneurs.

L'effet tonifiant de cette vitamine est bien connu, et d'ailleurs largement exploité. L'homme doit en user, il peut même en abuser sans trop de risques. En fait, la majeure partie des espèces animales terrestres est capable d'effectuer la synthèse de l'acide ascorbique. Cependant l'homme, les primates et quelques animaux comme le cobaye ou les poissons n'ont pas l'enzyme nécessaire à sa biosynthèse. Ils doivent donc impérativement en recevoir dans leur alimentation.

Concernant la vitamine C, les allégations autorisées par l'Efsa sur les étiquettes sont :

« Contribue à des fonctions psychologiques normales. »
« Contribue à réduire la fatigue. »
« Contribue à maintenir le fonctionnement normal du système immunitaire pendant et après un exercice physique intense. »
« Contribue à la formation normale du collagène pour assurer le fonctionnement normal des vaisseaux sanguins. »
« Contribue à la formation normale du collagène pour assurer la fonction normale des cartilages. »
« Contribue à la formation normale du collagène pour assurer la fonction normale de la peau. »
« Contribue à la formation normale du collagène pour assurer la fonction normale de dents. »
« Contribue à la formation normale de collagène pour assurer la fonction normale des os. »
« Contribue au fonctionnement normal du système immunitaire. »
« Contribue à protéger les cellules contre le stress oxydatif. »
« Contribue à la régénération de la forme réduite de la vitamine E. »
« Accroît l'absorption de fer. »

Les rôles de la vitamine C sont multiples : fonction hormonale, surrénalienne, thyroïdienne, sexuelle ; biodisponibilité du fer, des glucides, lipides, protéines et acides aminés (en particulier tyrosine et proline) ; métabolisme musculaire et cérébral ; contrôle de l'ossification ; lutte contre les infections bactériennes et virales ; participation aux mécanismes des défenses immunitaires. L'acide ascorbique intervient aussi dans le métabolisme de l'histamine, il module les réponses endocriniennes et allergiques. Des résultats expérimentaux récents ont même démontré son effet bénéfique sur la prévention du développement tumoral.

Une bonne dose régulière de vitamine C divise par quatre le risque de cataracte. En effet, cette substance joue un rôle important dans diverses réactions délétères d'oxydation qui mettent en jeu l'oxygène moléculaire. Ses propriétés réductrices et sa réaction avec les radicaux libres oxygénés semblent être au centre de ses fonctions biologiques. L'acide ascorbique influe subtilement sur l'élaboration et le fonctionnement du tissu nerveux. La biosynthèse de certains neurotransmetteurs (des catécholamines, adrénaline et noradrénaline) requiert sa présence pour transformer la dopamine en noradrénaline. La biosynthèse des catécholamines a, du reste, lieu dans des tissus riches en acide ascorbique comme le cerveau, mais aussi la surrénale. En conséquence, le cerveau, la cervelle pour les gastronomes (vive la vraie tête de veau !) est relativement riche en vitamine C.

Elle intervient directement, par exemple, dans la synthèse du collagène (une protéine complexe se transformant en gélatine sous l'action de l'eau bouillante, c'est un composant essentiel des tissus conjonctifs, la peau par exemple). Sa déficience est responsable de l'un des symptômes essentiels du scorbut : l'anomalie de trabéculation du tissu conjonctif. Le collagène peut cependant se former en l'absence d'acide ascorbique, mais les fibrilles sont alors peu nombreuses et porteuses d'aberrations. Cette anomalie du collagène explique les hémorragies et la réouverture de plaies lors de carences. La fermeture et la guérison de blessures requièrent la génération et le dépôt de collagène à l'endroit même de l'effraction, elle ne peut se réaliser qu'en recourant à la vitamine C. Toujours est-il qu'il y a quatre fois plus de vitamine C dans le sperme que dans le sang. Si sa quantité y est insuffisante, le matériel génétique s'oxyde, la génération suivante risque d'être affectée. L'amour fécond avant le sommeil se doit d'être vitaminé ! Mais pas juste avant l'acte, sinon le sommeil réparateur aura du mal à venir, car cette vitamine constitue un véritable excitant.

La vitamine C favorise la biosynthèse de la carnitine, nécessaire à l'entrée des acides gras dans les mitochondries, où ils sont oxydés. L'énergie nécessaire à l'effort musculaire prolongé dépend de cette oxydation.

À très fortes doses, au moins chez le rat, la vitamine C posséderait même un effet antistress. En fait l'expérience a consisté à ligoter les animaux, pour leur interdire tout mouvement pendant une heure chaque jour. Ceux qui avaient reçu des mégadoses de vitamine C fabriquaient moins d'hormone de stress que les autres. Avis donc aux saltimbanques, « mimes automates », qui restent pétrifiés des heures durant devant les musées et autres lieux fréquentés !

D'autres ont même mesuré une relation entre le taux sérique de vitamine C et le quotient intellectuel : celui-ci augmenterait de quatre unités lorsque la concentration plasmatique de vitamine C augmente de moitié.

Hypervitaminose C

Théoriquement, il n'y a pas possibilité d'hypervitaminose C, car la vitamine est éliminée, comme les autres vitamines dissoutes dans l'eau, par voie urinaire dès que les possibilités normales de stockage sont dépassées. Mais, malheureusement, cette élimination s'accompagne d'un rejet de minéraux (calcium, magnésium...) et d'oligoéléments (fer, cuivre, zinc) ce qui pourrait induire d'autres états carentiels lors de prises en excès répétées de vitamine C.

En fait, un double prix Nobel (de médecine et de la paix), Linus Pauling fut à l'origine d'une sorte de médecine autoqualifiée d'orthomoléculaire. Sa constatation est intéressante, mais sa conclusion un peu abusive. Il y a environ trente à quarante millions d'années (à l'éocène tardif), les « humains », contrairement à presque tous les autres mammifères et même les autres animaux, ont perdu la possibilité de fabriquer de la vitamine C (qui est donc de fait, une vitamine ; avec donc les primates proches, le cochon d'inde, une chauve-souris mangeuse de fruits ; ainsi que le bulbul à ventre rouge, parmi quelques oiseaux passeriformes). Sans doute parce qu'ils mangeaient beaucoup de fruits et légumes, par climat propice ; ceux qui ont perdu la possibilité de la fabriquer, en conséquence d'une mutation aléatoire, n'en furent pas affectés ; probablement, au contraire, cela leur permit-il d'autres possibilités, mais cela les rendait totalement dépendant de leur nourriture.

L'écart est gigantesque entre éviter la maladie (le scorbut, 10 à 20 milligrammes quotidiens suffisent) et une bonne qualité de vie (résistance aux maladies, immunité active, etc., 110 milligrammes environ selon les réglementations actuelles). Mais les pertes dues à la conservation, aux cuissons et préparations culinaires ne sont presque pas prises en compte. Les surdoses ne sont pas dangereuses : Pauling rappelle que deux essais ont montré que des prises aussi massives que 40 grammes et 100 grammes par jour pendant plusieurs jours n'ont rien fait à leurs boulimiques. Nos cousins proches les gorilles absorbent environ 4,5 grammes de vitamine C, pourquoi pas nous ? Son argument repose aussi sur une extrapolation : les rats synthétisent cette vitamine (à raison de 26 à 58 mg/kg de poids et par jour), cela ferait pour nous 1,8 à 4,8 g/jour pour un homme de 70 kilos ! Minimum, car d'une manière générale, la synthèse n'est exagérée, mais juste suboptimale, un peu au-dessous des besoins maximaux. Donc la recommandation est de 3 grammes par jour pour tout un chacun, et jusqu'à 40 grammes pour les personnes soumises à des stress (pour un Américain moyen et massif, qui absorbe tout de même 2 500 kcalories par jour) ; chez nous, c'est un peu moins heureusement ! En pratique, Pauling créa un vaste institut, richement financé. Ses chercheurs ont déclaré récemment que 200 milligrammes quotidiens de vitamine C représentent la dose optimale. Donc, inutile de vous bâfrer...

L'organisme contient environ 1 gramme et demi d'acide ascorbique, stock très limité compte tenu des besoins tissulaires. De quoi tenir une quinzaine de jours pour l'adulte, une bonne semaine seulement pour la femme enceinte. Les fruits (oranges, citrons et cassis) et légumes (chou blanc, chou-fleur, chou de Bruxelles et brocolis) fournissent l'essentiel de la vitamine C consommée, mais ni les viandes ni les produits tripiers, à l'exception du foie. Par contre, les charcuteries, dans lesquelles l'acide ascorbique est utilisé comme substance antioxydante, peuvent constituer une source complémentaire appréciable. Pour un même aliment, la teneur en vitamine est très variable selon son lieu de culture, sa variété, son mode de cueillette, la durée et la qualité de sa conservation. Les quantités quotidiennes consommées sont malheureusement bien souvent insuffisantes. Selon Suvimax, un Français sur trois absorbe moins des deux tiers des AJR ; il est réellement déficitaire ! L'acide ascorbique stimule l'absorption du fer, mais il ne faut pas oublier qu'en excès il inhibe celle du cuivre et de la vitamine B12.

La vitamine C est détruite par la chaleur, l'oxydation, la dessiccation, une alcalinisation, même faible. Elle fuit facilement dans les liquides de cuisson. La conservation et le flétrissement des légumes et des fruits frais à température ambiante diminuent également leur teneur. En revanche, la surgélation et la congélation conservent l'activité vitaminique. Elle disparaît du lait, en partie, lors de la pasteurisation. Le lait maternel humain apporte la quantité nécessaire de vitamine C, mais pas le lait de vache ni, bien sûr, ses dérivés. Nouvel exemple de coopération, l'acide ascorbique pourrait contribuer au recyclage d'une autre vitamine, l'acide folique.

Rapport qualité/prix : la vitamine C la moins chère
Prix (en euros) pour la moitié des apports journaliers recommandés

Vitamine C (acide ascorbique)	Euros pour 30 mg (50 % AJR)
Brocolis, choux de Bruxelles, orange, kiwi	***0,08***
Chou-fleur, cresson, épinards, choux vert, citron	***0,12***
Carotte, concombre, courgette, navet, poireau, pomme de terre, radis, tomate, fraise, banane	0,2-0,6
Endive, fenouil, haricots verts, oignon	0,6-1,4
Betterave rouge, pomme, poire	1-2
Cerises	25

En gras italique : aliments réellement utiles, compte tenu des portions usuelles. Délectez-vous de brocolis et de chou cru dont la vitamine C est aussi peu onéreuse que celle de l'orange, et vingt fois moins que celle de la cerise.

Récapitulatif des apports nutritionnels conseillés en vitamines

Apports conseillés en vitamines pour la population

	C mg	B1 mg	B2 mg	B3 mg	B5 mg	B6 mg	B8 µg	B9 µg	B12 µg	A µg	E mg	D µg	K µg
Nourrissons	50	0,2	0,4	3	2	0,3	6	70	0,5	350	4	20-25	5-10
Enfants 1-3 ans	60	0,4	0,8	6	2,5	0,6	12	100	0,8	400	6	10	15
4-6 ans	75	0,6	1	8	3	0,8	20	150	1,1	450	7,5	5	20
7-9 ans	90	0,8	1,3	9	3,5	1	25	200	1,4	500	9	5	30
10-12 ans Garçons Filles	100	1	1,4 1,3	10	4	1,3	35	250	1,9	550	11	5	40
Adolescents 13-15 ans	110	1,3	1,6	13	4,5	1,6	45	300	2,3	700	12	5	41
Adolescentes 13-15 ans	110	1,1	1,4	11	4,5	1,5	45	300	2,3	600	12	5	45
Adolescents 16-19 ans	110	1,3	1,6	14	5	1,8	50	330	2,4	800	12	5	65
Adolescentes 16-19 ans	110	1,1	1,5	11	5	1,5	50	300	2,4	600	12	5	65
Hommes adultes	110	1,3	1,6	14	5	1,5	50	330	2,4	800	12	5	45
Femmes adultes	110	1,1	1,5	11	5	1,5	50	300	2,4	600	12	5	45
AJR français 1993	60	1,4	1,6	18	6	2	150	200	1	800	10	6	
AQR UE	*80*	*1,1*	*1,4*	*16*	*6*	*1,4*	*50*	*200*	*2,5*	*800*	*12*	*5*	*75*
Personnes âgées > 75 ans Hommes Femmes	120	1,2	1,6	14 11	5	2,2	60	330 400	3	700 600	20 50	10 15	70
Femmes enceintes	120	1,8	1,6	16	5	2	50	400	2,6	700 3e T	12	10	45
Femmes qui allaitent	130	1,8	1,8	15	7	2	55	400	2,8	950	12	10	45

D'après CNERNA-AFFSA, A. Martin (coord.), Tec. & doc, Lavoisier, 2001. mg : milligramme. µg : microgramme, c'est-à-dire millième de milligramme. AJR français : arrêté du 3 décembre 1993, *JO* du 26 décembre 1993. AQR apports quotidiens de référence, *JOUE* du 22 novembre 2011.

La santé, par les minéraux et oligoéléments

Les organes renferment d'énormes quantités de macroéléments : l'oxygène, le carbone, l'hydrogène arrivent en tête ; le cerveau contient lui-même environ 80 % d'eau, formée, comme chacun le sait bien, d'oxygène et d'hydrogène ; il est constitué de matière organique dont l'élément principal est le carbone. En revanche, les oligoéléments sont présents en quantités variables mais toujours faibles. Les éléments sont donc classés en deux catégories selon leur abondance dans le corps humain.

D'une part ceux qui sont quantitativement majeurs, de ce fait dénommés macroéléments. Il s'agit du calcium (Ca), du chlore (CI), du magnésium (Mg), du phosphore (P), du potassium (K) et du sodium (Na). D'autre part ceux qui sont présents en quantités modestes, voire très faibles, ce sont les oligoéléments dénommés aussi : éléments traces. Principalement, par ordre alphabétique : le cobalt (Co), le chrome (Cr), le cuivre (Cu), le fer (Fe), le fluor (F), l'iode (I), le manganèse (Mn), le molybdène (Mo), le sélénium (Se), et le zinc (Zn). Les quantités s'expriment en centaines de grammes (voire en kilos) pour les plus abondants (Ca, Na, CI, Mg), en grammes pour d'autres (Fe, Zn), en fractions de gramme, voire en milligrammes (mg), sinon en microgrammes, pour d'autres encore ; c'est-à-dire en millièmes de milligramme, disséminés dans tout le corps. La fourchette de quantité s'étend de un à un milliard ! Toutefois l'importance physiologique (ou la toxicité du surdosage) de tel élément ne peut être déduite de la simple estimation de sa concentration, infime ou énorme.

Quelques autres minéraux sont détectables dans les tissus humains, mais leur caractère essentiel n'a pas été démontré. Ils peuvent, entre autres, provenir de contaminations des aliments ou de l'air. Il s'agit du cadmium, du lithium, de l'étain, de l'aluminium, du strontium, du mercure, du brome, du bore, du rubidium et du nickel. Certains, sont manifestement toxiques, tels le mercure, le plomb, le cadmium ; mais on s'interroge, pour les autres, au sujet des doses infimes : ne seraient-elles pas tout de même utiles à la physiologie humaine ? Ainsi, l'arsenic serait sur les rangs.

L'horloge biologique des minéraux et oligoéléments

Il en est de même que pour les vitamines : la participation des minéraux et oligoéléments au fonctionnement des divers organes, tissus et cellules est sous contrôle circadien. De ce fait les variations nycthémérales de leur teneur dans le sang se doivent d'être modiques, car chacun y puise à son tour, à son rythme, à des moments différents. Certains peuvent contribuer directement au fonctionnement intime moléculaire de certaines horloges. C'est précisément le cas du calcium, sous sa forme ionisée.

Une meute martiale organisée

Certains minéraux et oligoéléments interviennent en proportions massive dans la constitution de tissus ou d'organes, ou bien dans leurs fonctions biologiques. C'est ainsi que l'os séquestre (n'oubliez pas le crâne !), à lui tout seul, 99 % du calcium de tout le corps, 85 % du phosphore et 55 % du magnésium. Le fer indispensable au transport de l'oxygène (dont le cerveau présente un besoin énorme) se trouve en quantité énorme dans le sang, au sein de ses globules rouges. Il contribue également à la production d'énergie, notamment au niveau du cerveau ; en assurant, entre autres, le fonctionnement d'une enzyme dénommée cytochrome oxydase. Il contribue à l'activité d'enzymes élaborant des neuromédiateurs : les monoamines. Dans les neurones, les minuscules quantités impliquées exercent pourtant des influences considérables. D'autres minéraux et oligoéléments participent aux composantes notables de l'homéostasie : les équilibres ioniques des multiples liquides corporels ; il s'agit essentiellement du potassium, du sodium et du chlore.

Mais les minéraux, comme les oligoéléments, interviennent aussi pour la plupart d'entre eux, à faible concentration, sur d'innombrables fonctions vitales, dans le cerveau au premier chef. Les mécanismes impliqués sont ceux de catalyseurs aux rôles aussi nombreux que variés, d'activateurs et de régulateurs, à travers l'élaboration d'édifices moléculaires actifs, ou inactifs, selon les besoins. Ils sont indispensables pour l'utilisation de l'énergie et celle de nombreuses molécules, au transport de divers nutriments (calcium, potassium, sodium), à la transmission nerveuse et musculaire (sodium et potassium en premier lieu, sans négliger le magnésium et le calcium), à la perméabilité des membranes biologiques. Ils interviennent dans les structures des constructions moléculaires protectrices, sous forme de propriétés antioxydantes (le zinc et le sélénium, mais aussi le cuivre et le manganèse). Certains exercent de multiples rôles, participent à maintes fonctions physiologiques et biochimiques, fonctionnelles ou structurales ; tel le calcium qui contribue à la structure de l'os comme à la coagulation du sang ou à l'homéostasie des neurones. D'autres ont des missions plus spécifiques, voire uniques ; par exemple l'iode, dont la presque exclusive contribution se trouve dans la structure chimique des hormones thyroïdiennes, qui, elles-mêmes interviennent puissamment dans le développement du cerveau.

Sans exception, les minéraux et oligoéléments reconnus comme indispensables à l'organisme, sans aucune compromission possible, doivent être apportés par l'alimentation ; en quantité mais aussi en proportions : trop ou trop peu de l'un perturbe l'utilisation des autres. Il est sans doute utile de rappeler qu'une nourriture, variée et suffisante, ne néglige aucune famille d'aliments ; elle doit assurer la couverture de tous les nutriments, au premier chef ceux qui sont indispensables ; cela est particulièrement vrai pour les oligoéléments.

En fait, les rendements d'utilisation par le corps humain sont extrêmement divers, selon les éléments ; ils se situent entre presque rien et quasi tout. Ainsi, certains minéraux alimentaires (sodium, potassium, chlore) sont totalement captés par l'intestin ; pour être d'ailleurs ensuite éliminés en grande partie dans les urines. En revanche, d'autres (tels le calcium, le magnésium et le phosphore) ne sont absorbés qu'à raison de 25 à 50 %. L'iode, le molybdène et le sélénium sont bien assimilés alors que le manganèse et le chrome ne le sont presque pas. Pour ce qui concerne le fer, les coefficients d'absorption varient de 3 à 25 %, selon qu'il est situé dans les végétaux ou dans les viandes. Pour le zinc et le cuivre, la valeur se situe entre 10 à 40 %. Il est pour vous très important de savoir qu'il est particulièrement délicat d'apprécier vos besoins réels en oligoéléments. Car leur assimilation est modulée (en bien ou en mal) par la présence des autres constituants de l'alimentation, elle est modifiée (en plus ou en moins) par les interactions complexes entre minéraux eux-mêmes. En effet, il existe de sérieuses compétitions au niveau de l'absorption ; entre le cuivre et le zinc par exemple ; ou bien entre le fer et le calcium. Par conséquent, la biodisponibilité des micronutriments varie d'une part avec les aliments et d'autre part selon leurs combinaisons ; synchronies favorables ou non. Par ailleurs, la richesse de la nourriture, notamment en cuivre, en sélénium, en bore et en iode, est liée à la teneur du sol sur lequel elle est produite, ainsi qu'à la nature et à la quantité des engrais utilisés ; succession de chrono-alimentations, du végétal à l'homme, en passant par l'animal.

Enfin, la concentration en minéraux et oligoéléments dans l'organisme est soumise à de nombreux phénomènes de régulations (souvent hormonales). Or elles ne sont pas exactement les mêmes chez tout un chacun.

Peut-on être carencé en minéraux ou en oligoéléments ?

Tout d'abord, il faut reconnaître que, concernant notamment les oligoéléments, les animaux font pour nous une bonne partie du travail de la biodisponibilité, nous les présentant beaucoup plus absorbables. Pourquoi donc nous en priver ? Ce qui évite bien des déficits.

Nombre d'oligoéléments sont très importants dans le cerveau, plus que dans d'autres organes, en particulier pour certains. Chacun pense au magnésium, mais il y a aussi l'iode, le fer, le cuivre, et quelques autres. Pour ce qui est des déficits, concernant le calcium et l'iode, dont il sera question dans un chapitre suivant, les choses sont contrastées. Pour les autres minéraux et oligoéléments, les grandes carences (déficits majeurs), conduisant à des maladies patentes, sont rares dans l'ensemble des pays qualifiés de développés. Quoique les déficiences ne soient pas rares, voire de plus en plus fréquentes, hélas, comme le montrent les fréquentes anémies féminines par déficit en fer alimentaire de qualité. Car, en l'occurrence, toute réduction de la part de produits animaux (viande rouge, boudin noir, coquillages et certains poissons) induit un déficit en fer chez les femmes, entre la puberté et la ménopause, la perte par les règles n'étant que peu compensée par l'alimentation ; la moitié d'entre elles n'a pas de stocks suffisants pour faire face aux joies de l'existence – la grossesse – ni à ses vicissitudes, les maladies. La négligence des poissons et fruits de mer provoque une carence en iode préoccupante pour la santé mentale des enfants : le qualificatif de « crétin » n'est-il pas un terme strictement médical, définissant le déficit en iode pendant la grossesse, qui empêche le développent harmonieux du cerveau du fœtus, et donc de l'enfant.

Si les déficiences peuvent être consécutives à des apports insuffisants, elles sont également éventuellement liées à des anomalies de l'absorption, à une augmentation des besoins et/ou de l'excrétion, ou encore à des interactions avec d'autres composants de l'alimentation, à l'occasion de modes de vie déséquilibrés.

Le risque de maladie est majoré lorsque les apports sont inférieurs aux deux tiers des apports nutritionnels conseillés (ANC français), *alias* apports quotidiens de référence de l'UE (AQR). Des déficiences en certains minéraux et oligoéléments (notamment le calcium, le fer, le zinc et le sélénium) atteignent différents groupes de population, altérant leur santé et augmentant le risque d'apparition de certaines pathologies. Les personnes âgées sont touchées par la pénurie en zinc, sélénium, cuivre, calcium et chrome, qui exercent une influence sur la qualité du vieillissement, les maladies cardio-vasculaires, l'immunité, certains cancers, l'insulino-résistance (donc sur le diabète), l'os, l'inflammation, la cataracte et le déclin des fonctions cognitives ; bref, tout ne va pas très bien.

Les adolescentes manquent manifestement de calcium et de fer ; plus tard, ce sera encore le fer, mais aussi le zinc, le magnésium et le sélénium. Après la ménopause, il s'agit du zinc, du cuivre, du sélénium, et, bien évidemment, hélas, du calcium. Certaines personnes peuvent être affectées, en raison de leur mauvaise hygiène de vie (fumeurs, alcooliques), de leurs régimes alimentaires, de leur obésité ou quand elles sont sous traitement médicamenteux…

En France, la nourriture est généralement correcte en sodium, potassium, chlore, phosphore, manganèse, molybdène et chrome ; il y a même parfois, sinon souvent, des excès de sodium ; conséquence, pour certains, de la surconsommation de sel.

Risque de toxicité

Il convient de ne pas oublier qu'il existe un danger bien réel de toxicité (chronique ou aiguë) pour certains minéraux. Des limites de sécurité ont d'ailleurs été fixées par les autorités de santé. Il peut donc s'avérer dangereux de remplacer certains aliments par des compléments alimentaires riches en tel ou tel oligoélément ou minéral, tout au moins sans avis médical circonstancié et pertinent.

Chromer les neurones

> **Les allégations autorisées par l'Efsa pour le chrome sont :**
>
> « Contribue au métabolisme normal des macronutriments. »
> « Contribue au maintien d'une glycémie normale. »

Il y aurait à dire sur cet oligoélément, qui n'est pas réservé qu'aux accessoires des voitures ! Jusqu'en 1998, il a fait l'objet de controverses, d'autant plus vigoureuses que les arguments scientifiques et médicaux étaient faibles. Rappelons que le chrome participe au métabolisme des glucides, et des lipides. Seules les carences profondes touchent le cerveau : neuropathies périphériques, encéphalopathies ; son déficit pourrait jouer un rôle dans le risque d'accident cardio-vasculaire. En fait, le chrome participe à l'amélioration du diabète et des dyslipidémies (trop de triglycérides dans le sang, trop de cholestérol). Le maintien d'une glycémie normale est essentiel pour le cerveau ! Les aliments les plus riches sont le jaune d'œuf, le foie, les levures, ainsi que les épices, mais leur consommation, restreinte par définition, ne pourvoit pas de grandes quantités.

Cuivre : protéger en fanfare

> **Les allégations autorisées par l'Efsa sont :**
>
> « Contribue au fonctionnement normal du système nerveux. »
> « Contribue au maintien de tissus conjonctifs normaux. »
> « Contribue à un métabolisme énergétique normal. »
> « Contribue à la pigmentation normale des cheveux. »
> « Contribue au transport normal du fer dans l'organisme. »
> « Contribue au fonctionnement normal du système immunitaire. »
> « Contribue à protéger les cellules contre le stress oxydatif. »

Le corps humain contient de 75 à 100 milligrammes de cuivre, qui se répartissent de manière très inégale entre tous les organes. Il est dix fois plus concentré dans le foie et cinq fois plus dans le cerveau, que dans la rate ou dans le sang. Le foie constitue le principal organe de stockage. Particularité notable, la moitié du cuivre ingéré est absorbée dans l'estomac et la muqueuse de l'intestin grêle.

Grammes d'aliment fournissant 50 % ANC (100 % des AQR) de cuivre (soit 1,0 mg/jour)	Cuivre	Milligrammes de cuivre dans 100 grammes d'aliment
20	***Foie de veau, huître***	***5***
100	***Calamar***	***1***
100	Noisette	1
155	***Lentille, haricot blanc***	***0,7***
200	Rognon, champignon	0,5
250	Foie de volaille	0,4
350	Chèvre mi-sec	0,3
500	Moule, bifteck	0,2
650	Riz blanc	0,15
1 000	Dinde, jambon, porc, veau, thon, saumon, hareng, boudin	0,1
1 600	Œuf	0,06
2 000-5 000	Poisson	0,02-0,05
1 000-2 000	Fromages, légumes, fruits	0,05-0,1
2 000	Lait	0,05

En gras italique : aliments réellement utiles, compte tenu des portions usuelles. Il n'y a pas d'apports journaliers recommandés (AJR) pour le cuivre au *JO* du 26 décembre 1993. Seuls les ANC (apports nutritionnels conseillés) peuvent donc être pris en compte. AQR : apports quotidiens de référence de l'Union européenne, *JOUE* du 22 novembre 2011 : 1 mg/jour. En France, en fonction de l'âge, les ANC sont de 0,8 mg/jour chez les enfants de 1 à 3 ans. Aux autres âges ils sont de 1,5 mg/jour. Ils sont de 2 mg/jour chez les hommes et les femmes enceintes ou qui allaitent.

Le cuivre contribue à l'harmonie du fonctionnement cérébral en assurant la régulation des neuromédiateurs. C'est grâce à une enzyme (dénommée la dopamine bêta-hydroxylase) que les amines biogènes sont maîtrisées lors du stress et qu'est élaborée la noradrénaline à partir de la dopamine, agent de communication entre les neurones. L'implication directe du cuivre dans de nombreux systèmes biologiques et physiologiques a largement été mise en évidence, au travers de variations de ses teneurs dans maintes pathologies. Qui plus est, il participe à la libération, puis au transfert dans le plasma, du fer contenu dans l'intestin et le foie. Il entre dans la composition de nombreuses enzymes, en particulier celles indispensables à la bonne qualité des os, des cartilages et de la peau, dont il contrôle la réticulation, et par conséquent l'efficacité et l'intégrité. Il est essentiel au fonctionnement du cœur, en participant au métabolisme oxydatif, celui qui produit de l'énergie, comme à celui de l'organe-cerveau en y contrôlant la fabrication de l'énergie à partir du glucose.

Une enzyme très importante

Présente dans le cerveau, comme dans tous les autres organes, la superoxyde dismutase (SOD, enzyme à zinc et à cuivre) protège l'intégrité cellulaire contre l'effet toxique des radicaux libres et de la peroxydation lipidique. C'est-à-dire que, grâce à cette activité antioxydante, l'on ne rancit pas, au sens propre !

Le choix des aliments cuivrés est restreint : les produits tripiers, surtout le foie (pourquoi pas de volaille dans une salade composée), les mollusques et crustacés, dont particulièrement les huîtres et le calamar ; ainsi que les fruits secs et les graines oléagineuses. Le lait contient un peu de cuivre, de l'ordre de 0,01 mg-100 ml, mais par sa consommation notable par la population, il contribue à la couverture en ce métal.

Fer : de l'énergie pour les cellules grises

Les allégations autorisées par l'Efsa sont :

« Contribue à réduire la fatigue. »
« Contribue à une fonction cognitive normale. »
« Contribue à un métabolisme énergétique normal. »
« Contribue à la formation normale de globules rouges et d'hémoglobine. »
« Contribue au transport normal de l'oxygène dans l'organisme. »
« Contribue au fonctionnement normal du système immunitaire. »
« Joue un rôle dans le processus de division cellulaire. »

Parmi tous les atomes qui participent obligatoirement à la construction comme au fonctionnement de notre corps, le fer occupe une place particulière, il se situe à la charnière : c'est le plus lèger des macroéléments ou le plus pesant des microéléments. L'organisme humain contient deux fois moins de zinc, quarante fois moins de cuivre, deux cents fois moins de manganèse, mais trois mille fois plus de carbone et huit fois plus de magnésium. La quantité n'est finalement pas martiale. Pour preuve de sa passion infinie, un amoureux transi voulut offrir à sa belle une bague faite avec le fer de tout son sang. Elle déplut, parce que minuscule avec ses trois petits grammes de métal ! Car le fer ne représente que 0,005 % du poids corporel, quantité infime qui ne l'empêche pas d'être capital au titre d'innombrables fonctions biologiques. Ainsi, il intervient dans la constitution de l'hémoglobine des globules rouges, qui assure l'échange de l'oxygène (et du gaz carbonique) avec le milieu extérieur. Il participe à la structure de réserve de l'oxygène du muscle, sous forme de myoglobine. Il est associé à de nombreuses enzymes intervenant dans maintes réactions métaboliques. Il contribue même à la synthèse de l'ADN !

L'économie du fer

Notre corps est remarquablement économe de son fer : il n'en élimine quotidiennement qu'un seul petit milligramme, ce qui ne représente qu'une infime partie de ce qu'il contient. Toutefois, malgré la faiblesse de ces pertes, la dépendance envers l'extérieur n'en est pas moins d'une extrême importance ; car il est indispensable que les apports soient chronologiquement synchrones avec les déperditions, et très exactement équivalents. En cas de non-compensation immédiate, chrono-nutrition quasi quotidienne, au pire bihebdomadaire, une carence préoccupante peut s'installer, d'abord très insidieusement.

On distingue deux sortes de fer dans la nourriture. D'abord le fer héminique (de l'hémoglobine sanguine, mais aussi de la myoglobine du muscle), doté d'une excellente biodisponibilité. On le retrouve dans les aliments d'origine animale : viandes, volaille, abats ou produits tripiers, certains poissons… où il représente environ 50 % du fer contenu dans ces aliments. Globalement, un peu plus de 25 % de ce fer est capté pour être utilisé par l'organisme. Avantage supplémentaire : son absorption intestinale est peu influencée par les aliments qui l'accompagnent. Ensuite le fer non héminique, beaucoup moins biodisponible, dont l'assimilation est variable en fonction des aliments dans lesquels il se trouve : entre 1 et 8 % sont absorbés, en moyenne 4 %. Ainsi, prise au cours d'un même repas, synchronie malheureuse, une tasse de thé (et, dans une moindre mesure, de café) divise par quatre la quantité de fer « végétal » captée par l'organisme, tandis qu'un jus d'orange la double. Beaucoup de calcium la réduit : accompagner sa viande de bols de lait n'est pas obligatoirement une bonne idée. Ce n'est sans doute pas par hasard que cette habitude culturelle n'existe pas, nos ancêtres ayant intuitivement résolu le problème ! L'Ancien Testament a raison. Les protéines animales (de quelque origine, terrestre, maritime, aérienne) favorisent la captation du fer minéral, indépendamment du fait qu'elles peuvent contenir du fer héminique ; en revanche, les protéines de soja la diminuent un peu. Ne doutez pas que le boudin soit un aliment féminin. George Sand l'aimait, dans ses repas roboratifs : « Je me suis mis à table avec boudin, saucisses, andouilles, pâtés, gras double ». Guy de Maupassant en fait également un mets du beau sexe : « L'aubergiste radieux, la traita comme une dame, lui servit du poulet, du boudin, de l'andouille du gigot et du lard aux choux. » Tout comme Gustave Flaubert : « Elle lui servit un déjeuner où il y avait un aloyau, des tripes, du boudin, une fricassée de poulet, du cidre mousseux, une tarte aux compotes et des prunes à l'eau-de-vie. » Alors que Raymond Queneau y ajoute du léger : « Après le bouillon, il y avait du boudin noir avec des pommes savoyardes, et puis après du foie gras. » Mesdames, excellent appétit !

Le fer de la viande

Souvenez-vous que votre physiologie vous permet d'absorber 25 à 30 % du fer de la viande (il est qualifié d'héminique), mais seulement 2 ou 3 % de celui des végétaux (il est dit minéral). L'organisme humain capte cent fois plus de fer dans cent grammes de l'aliment animal le plus riche en fer héminique, c'est-à-dire le boudin noir cuit (6 milligrammes ; car il est élaboré avec du sang, de l'hémoglobine riche en fer, donc), que dans celui qui est le plus riche en fer dans le règne végétal, la lentille cuite (0,06 milligramme) ! Choix cornélien culinaire : 120 grammes de boudin noir ou 12 kilos de lentilles ?

Pour cette raison, le fer du boudin noir revient cinquante fois moins cher que celui des lentilles, malgré leurs prix respectifs qui vont pourtant du double au simple ! Popeye avait d'ailleurs compris que le métal des épinards n'était pas suffisant : il mangeait aussi la boîte, en fer. Les épinards possèdent fort heureusement de précieuses autres qualités nutritionnelles, notamment au titre de la vitamine B9 (les folates, découverts dans une feuille, comme le nom l'indique, d'épinard en l'occurrence), du magnésium et du potassium.

Certes, le thon rouge contient des quantités appréciables de fer héminique, mais il ne représente qu'une petite partie des diverses variétés de thon consommées : albacore, listao, germon (blanc), bonite, etc., qui, eux, en contiennent beaucoup moins. Les coquillages, bulots en tête sont riches en fer, mais leur usage reste très limité (chez nous, cela est moins vrai au Japon) ; ils ne contribuent donc pas significativement à l'apport en ce métal. En pratique, derrière le boudin noir, la viande rouge (essentiellement bovine chez nous) est l'aliment qui contient le plus de fer total, et de fer héminique, devant la viande de mouton, de porc et bien évidemment celle de volaille. Guy de Maupassant, dans *Contes et nouvelles* le reconnaît bien : « Que dit ton médecin ? Il parle d'anémie et m'ordonne du fer et de la viande rouge. »

Fer dans le muscle de diverses espèces (µg/g de poids frais)

Viande, muscle	Fer total	Fer non héminique	Fer héminique
Porc	10	5,2	4,9
Agneau	16,4	7,0	9,4
Bœuf	26,1	9,9	16,2

Le fer, notamment celui de la viande rouge, fut traditionnellement assimilé à un aliment viril, martial ; il doit impérativement se féminiser, car les femmes sont particulièrement sujettes à sa carence, comme le prouvent de très nombreuses études épidémiologiques récentes, y compris en France. Évidemment la viande ne « monte » pas au cerveau, elle ne rend pas agressif, comme d'aucuns ont pu le prétendre. Pourquoi cette perception masculine de la viande ? Car, autrefois, ceux qui avaient la chance de naître vigoureux, et que la nature avait préservés des maladies et des famines, devenaient les plus forts, ils étaient donc enrôlés dans les armées, ce qui les autorisait à piller, en particulier la nourriture carnée, qui entretenait leur robustesse ; une sorte de cercle vertueux. Les militaires, de sexe masculin car le matériel génétique permet aux hommes de posséder plus de muscles que les femmes, étaient donc d'aspect martial ; à l'image de Mars, dieu de la guerre. Les manants, quant à eux, ne mangeaient que rarement de la viande. Pour eux, tuer le cochon, jour de fête et de ripailles, assurait à toute la famille, une ration parcimonieuse de viande pendant toute l'année. Car, grâce au ciel, la salaison leur permettait de la préserver pendant des mois.

Se garantir un cerveau martial et une intelligence radieuse, grâce à une nourriture ferrugineuse ? Oui ? D'abord parce que cet organe en contient d'appréciables quantités, pour produire son énergie. Ensuite, sa principale influence se situe en amont : le déficit en fer provoque une anémie (diminution du nombre des globules rouges), donc une moindre oxygénation du cerveau et par conséquent un défaut fonctionnel. Ce fer permet de respirer à pleins poumons et de penser à pleins neurones. Le cerveau d'un adulte représente 2 % du poids du corps, mais il utilise 20 % de l'oxygène respiré ! Le régime végétarien est réellement associé à une anémie par carence martiale. Cela a été démontré, il y a quelques années, en comparant le taux d'hémoglobine et la prévalence au sein de populations d'origines différentes : Grande-Bretagne, Chine et Sud-Est asiatique. En moyenne, 23 % de ceux qui ne consomment pas de viande sont anémiques, contre seulement 13 % de ceux qui en consomment. C'est ainsi.

D'innombrables symptômes ont été décrits comme faisant partie des signes cliniques de déficit alimentaire en fer, même en l'absence d'anémie. Par exemple : apathie, somnolence, irritabilité, diminution d'attention, incapacité à se concentrer, perte de mémoire. Mais ces manifestations sont difficiles à interpréter, car elles sont éminemment subjectives. De nombreuses observations faites sur des populations carencées le montrent tout de même. Les perturbations des performances mentales, consécutives à la restriction alimentaire en fer, sont plus ou moins réversibles par la simple supplémentation martiale. Toutefois, l'étendue des facteurs environnementaux, souvent associés au déficit en ce métal, rend délicate l'appréciation du rôle spécifique de la carence en fer.

Par exemple, l'effet de la supplémentation par ce métal a été testé sur les performances mentales d'enfants guatémaltèques âgés de 4 à 5 ans, anémiques par déficit alimentaire, présentant des scores faibles à certains tests de compréhension. Après dix à douze semaines de traitement, il n'existait plus de différence significative avec le groupe d'enfants non carencés. Outre le grave déficit en énergie, il semble qu'une partie au moins des troubles cérébraux attribués au déficit en fer puisse résulter d'anomalies de l'élaboration et de la destruction de neuromédiateurs du cerveau. Au Chili, des programmes d'enrichissement de céréales et de gâteaux pour enfants avec des extraits de sang de bœuf ont prouvé leur efficacité ! Curieusement, la supplémentation en fer améliore aussi l'état des enfants hyperactifs. Affaire à suivre.

Le fer, indispensable au cerveau

Le fer participe, dans le cerveau, à l'élaboration de neuromédiateurs dénommés monoamines (sérotonine, dopamine, noradrénaline, adrénaline). Or celles-ci sont en relation avec nombre d'activités pendant le nycthémère.

Redoutables sont les effets de la carence en fer pendant la grossesse, tant sur le fœtus que sur sa mère. Pour les adultes, il faut bien évidemment rechercher et traiter la cause du déficit en fer, c'est-à-dire l'hémorragie, qui est souvent cachée. Ainsi, un saignement sournois des gencives ou de modestes hémorroïdes suffisent à induire de dramatiques carences martiales. Les pertes physiologiques naturelles peuvent être doublées par un petit saignement de 2 millilitres : il faut donc alors multiplier par deux les apports alimentaires pour le compenser. Car 10 petits millilitres de sang en contiennent 5 milligrammes. Alors que les apports quotidiens de référence sont de 14 milligrammes de fer : une hémorragie massive fait donc perdre plusieurs semaines de fer alimentaire. Normalement, les réserves en fer sont de l'ordre de 600 milligrammes : il faudrait alors, en théorie, saigner pendant longtemps pour les épuiser, avant l'apparition d'une anémie. Mais Suvimax a montré qu'une femme sur trois n'avait pas de réserve, d'où un état potentiel de carence ou de subcarence.

Du fer pour le QI de l'enfant à naître

En situation de déficit alimentaire en fer de la mère pendant la grossesse, le QI de son enfant plusieurs années après sa naissance est proportionnel au fer trouvé dans le cordon ombilical à la naissance... « Mesdames, mangez du boudin noir et de la viande rouge dès votre désir de grossesse et pendant toute la durée de celle-ci. »

Ainsi, en situation de carence ou même de simple déficit de leur mère, le QI des enfants âgés de 8 ans est en relation avec la teneur en fer du cordon ombilical du jour de leur naissance. Avantage ou inconvénient qui perdure. Ce résultat n'est pas inattendu, car le fer sert, notamment, d'une part à transporter l'oxygène aux organes, surtout au cerveau, et d'autre part il fait partie intégrante d'une puissante enzyme qui élabore l'énergie, la cytochrome-oxydase ; enfin il contribue à la synthèse de neuromédiateurs, les monoamines. Or 80 % de l'énergie alimentaire du nouveau-né (et donc du comburant, l'oxygène) ne sont utilisés que par son cerveau. La recommandation des pédiatres est la suivante : un nourrisson ou un jeune enfant qui ne consomme pas de lait de croissance doit manger de la viande deux fois par jour (en l'absence de viande et de lait de croissance son alimentation ne lui apporte que 20 % de ses besoins).

Équivalences alimentaires du mg quotidien que doit absorber un jeune enfant
330 millilitres de lait de croissance 10 grammes de boudin noir 60 grammes de foie de veau 105 grammes de viande de bœuf 180 grammes de viande de mouton 220 grammes de porc, de volaille 500 grammes de poisson 1,5 kilo de lentilles 2 kilos d'épinards

Les risques de carences en France

Comme l'a démontré l'étude Suvimax, ils sont réels : 8 % des femmes sont médicalement malades (c'est pire en Angleterre et aux États-Unis), et 30 % d'entre elles, entre la puberté et la ménopause sont dépourvues de réserve de fer ! Et 70 % des femmes en fin de grossesse sont déficientes ! D'où une vie moins facile, l'indisposition au moindre incident, des fatigues légères ou permanentes, des maladies trop longues, des convalescences laborieuses, des grossesses qui auraient pu mieux se passer, des accouchements plus difficiles qu'ils n'auraient dû l'être, des arrêts de travail prolongés, etc. Cela coûterait des milliers de fois moins cher à la Sécurité sociale d'offrir aux femmes une part de boudin noir tous les huit à dix jours que de rembourser les conséquences médicales et sociales de ce strict problème alimentaire ! Le choix carnassier est donc vite fait ! Il convient d'augmenter la part du fer héminique dans les aliments. Toutefois, la viande - terrestre, aérienne ou marine - ne contient pas uniquement du fer héminique, et toutes les viandes n'ont pas les mêmes teneurs de fer.

Les femmes sont plus frileuses que les hommes, paraît-il. Sans doute par manque de fer, car ce métal participe à la fabrication de la chaleur, qui permet de lutter contre le froid. Des expériences américaines très sérieuses, menées dans des piscines dont l'eau était plus ou moins froide, l'ont confirmé. Expérimentateurs sadiques ou cobayes masochistes ? Par ailleurs, en France, la perte de cheveux et le risque d'hypertension sont associés à des stocks de fer bas, chez les femmes !

À l'autre extrémité de la vie, chez les seniors, les pertes de mémoire sont plus fréquentes en cas d'anémie, même faible. Des épidémiologistes impliqués dans le suivi de la cohorte féminine intitulée Women's Health and Aging Study l'ont récemment confirmé en mesurant l'évolution des capacités intellectuelles de participantes (âgées de 70 à 80 ans) sur neuf années. Bingo ! De toute évidence, bien démontrée maintenant, une anémie, même légère, est associée à une altération cognitive et à une moindre qualité de vie. Or une faible diminution de la concentration sanguine en hémoglobine est fréquente avec l'âge. Elle est bien souvent négligée car considérée comme un corollaire du vieillissement normal et dénuée de signification clinique, alors que de multiples observations laissent à penser qu'une anémie est associée à une accélération du déclin physique. Une équipe italienne a voulu en évaluer les éventuelles répercussions cognitives et fonctionnelles, et plus largement, sur la qualité de vie. Cette autre étude a été menée sur 4 068 sujets âgés de 65 à 84 ans. Une anémie légère était définie par une hémoglobinémie comprise entre 10,0 et 11,9 g/100 ml pour les femmes et entre 10,0 et 12,9 g/100 ml pour les hommes (vérifiez donc votre dernière analyse...). Or une telle diminution du taux d'hémoglobine était bien associée à un déficit de l'attention sélective ainsi qu'à une moindre qualité de vie. À défaut de laisser s'installer cette anémie, il faut impérativement la corriger. Cela est facile. En mangeant bien et diversifié. En incluant le boudin noir et la viande rouge.

Pierre Cabanis témoignait de l'efficacité : « Un jeune homme attaqué d'une violente hémorragie, qu'on avait arrêtée plusieurs fois vainement, et qui se renouvelait sans cesse, fut soutenu dans ses défaillances, avec du bouillon très fort, ou, pour mieux dire, avec du jus de viande. »

Le fer serait-il donc toxique ? À ce titre, certains voudraient le réduire dans notre alimentation ! D'abord au prétexte qu'il serait en relation avec le cancer du côlon. Comme cela défraye la chronique tous les quinze ans, ce fut le cas en octobre 2015. Ensuite parce qu'ils se basent sur une toxicité (encore relativement théorique et spéculative) du fer héminique, y compris au niveau cérébral dans certaines pathologies (maladie de Parkinson). Enfin parce qu'il existe une maladie génétique, l'hémochromatose, qui accumule les globules rouges, et donc le fer, au point qu'il faut régulièrement procéder à des saignées. En quelque sorte à l'inverse d'une autre maladie génétique, la thalassémie, qui est la conséquence de la production altérée des globules rouges (mais qui peut tout de même présenter une surcharge en fer, conséquence de la destruction précoce des globules rouges anormaux). C'est la maladie méditerranéenne (*thalassa* veut dire mer), car cette pathologie apporte un avantage appréciable : elle aide à supporter la malaria et peut sauver la vie (terme utilisé par les Anglo-Saxons, de l'italien *mal'aria*, mauvais air), *alias* paludisme (du latin *paludis*, « marais »). Tout cela à cause des moustiques : l'enfer des anophèles, dont le parasite (le *Plasmodium falciparum*) fut découvert par un médecin militaire français œuvrant à Constantine, Alphonse Laveran, qui obtint à ce titre le prix Nobel en 1907.

Pour ne pas aggraver l'hémochomatose, ou d'autres maladies, d'aucuns voudraient restreindre le fer dans l'alimentation ! C'est oublier qu'une bonne moitié de l'humanité féminine, entre la puberté et la ménopause, souffre d'anémie à des degrés divers ; ce qui est très handicapant et extrêmement onéreux pour les collectivités. Cela par manque de fer alimentaire, dont il n'est donc pas question de restreindre la consommation. Il semble curieux que la nature ait choisi le fer héminique comme le meilleur pourvoyeur (dans les intestins) de fer à l'organisme humain, alors même qu'il serait toxique, spécifiquement au niveau intestinal, avec le cancer du côlon. Cette contradiction mériterait d'être éclairée. Mais elle ne semble pas déranger les détracteurs du fer. Il reste donc bien des choses à éclaircir, avant de faire des prescriptions péremptoires de limitation de l'apport alimentaire en fer, malvenue pour quelques centaines de millions de femmes. La précaution n'a pas d'intérêt là encore. Alain, dans son propos, voyait juste : « Car, selon mon opinion, tous ces cadavres, et toutes ces ruines, et ces folles dépenses, et ces offensives de précaution, sont l'œuvre d'hommes qui n'ont jamais su être heureux et qui ne peuvent supporter ceux qui essaient de l'être. »

Magnésium : les rythmes des nerfs

Les allégations autorisées par l'Efsa sont :

« Contribue à réduire la fatigue. »
« Contribue à des fonctions psychologiques normales. »
« Contribue au fonctionnement normal du système nerveux. »
« Contribue à un métabolisme énergétique normal. »
« Contribue à l'équilibre électrolytique normal. »
« Contribue à une fonction musculaire normale. »
« Contribue à une synthèse protéique normale. »
« Contribue au maintien d'une ossature normale. »
« Contribue au maintien d'en dentition normale. »
« Joue un rôle dans le processus de division cellulaire. »

La déficience en magnésium se manifeste par des altérations du métabolisme du calcium, du sodium et du potassium et induit une tétanie musculaire. Cet élément est bien connu, car il est impliqué dans la spasmophilie, un état caractérisé par des manifestations de tétanie, sans que le calcium soit quantitativement réduit dans l'organisme. Le mécanisme étant inconnu pour le moment, la réalité même de la maladie est parfois mise en doute. D'autant que beaucoup trop de problèmes lui sont mis sur le « dos ». Philippe Delerm, dans *Le Portique*, en fait une description pertinente : « Psychosomatique. Pour beaucoup de gens, la spasmophilie relevait de cette épithète condescendante, et même si on ajoutait que psychosomatique ne signifiait pas imaginaire, le discrédit était jeté. Une maladie pour femme, ou bien une maladie féminine, c'est-à-dire pour des gens compliqués, insatisfaits, fragiles. » En excès, par boulimie de compléments alimentaires, le magnésium provoque des sécrétions intestinales et des diarrhées sans effet majeur ; sauf si la personne souffre d'insuffisance rénale.

Bref, augmenter le magnésium alimentaire confère une protection contre le diabète, le syndrome métabolique, l'hypertension, les maladies cardio-vasculaires (et donc, indirectement, contre l'AVC). Ce qui n'est pas étonnant, car il est impliqué de manière critique dans les métabolismes énergétiques, de l'utilisation du glucose et des synthèses des acides gras.

Le magnésium chez les seniors

Les variations circadiennes des teneurs en magnésium du sang sont prioritairement contrôlées par le rein, qui bénéficie de ses rythmes propres. Mais il existe une évolution circadienne qui porte sur une modeste amplitude. En fait les variations nycthémérales sont plus importantes chez les seniors. Pourquoi ? Mystère !

Le capital magnésique (24 grammes chez un adulte) se situe pour plus de moitié dans l'os et pour un quart dans le muscle squelettique. Le reste se répartit sur l'ensemble de l'organisme, essentiellement dans le système nerveux, où sa faible concentration n'est pas en

Grammes d'aliment fournissant 50 % AJR (40 % des AQR) de magnésium (soit 150 mg/jour)	Magnésium	Milligrammes de magnésium dans 100 grammes d'aliment
60	***Amande, germe de blé, bigorneau, bulot, escargot***	***250***
80	***Haricot blanc, noix***	***180***
150	***Oseille, lentille***	***100***
250	***Moule, épinard, bette,***	***60***
250	Noisette	60
300	Pâtes, comté	50
325	Maquereau, calmar, huître, emmental, haricot rouge	45
375	Flétan, turbot, coquille Saint-Jacques, beaufort, maroilles, persil	40
500	Pain	30
375-750	Poissons, fromages	20-40
750	Porc, bœuf, agneau, foie, poulet	20
300-1 500	Légumes, fruits	10-50
1 000	Jaune d'œuf	15
1 500	Lait	10
 500 100	Riz : blanc complet	 30 140

En gras italique : aliments réellement utiles, compte tenu des portions usuelles. AJR : apports journaliers recommandés pour un adulte (*JO* du 26 décembre 1993 ; 300 mg/jour pour le magnésium). AQR : apports quotidiens de référence de l'Union européenne, *JOUE* du 22 novembre 2011 : 375 mg/jour. D'après INRA-CNEVA-CIQUAL. Aliments crus ; chiffres arrondis. Les AJR sont moins importants que les ANC (apports nutritionnels conseillés), qui sont de 420 mg quotidiens pour les hommes et de 360 mg pour les femmes. Pour un enfant il faut à peu près la moitié de la ration d'un adulte.

rapport avec le rôle considérable qu'il y exerce. Son rôle est double, structural et métabolique. Le magnésium constitue un stabilisateur des divers compartiments cellulaires. Participant à tous les grands métabolismes, il active un très grand nombre d'enzymes, trois cents environ ! C'est ainsi qu'il participe à la transmission de l'influx nerveux et intervient dans la synthèse des protéines, stimule l'immunité. Comme le montre la grande enquête épidémiologique Suvimax, le déficit magnésique atteint jusqu'à un cinquième de la population : 18 % des hommes et 23 % des femmes ont des apports inférieurs à deux tiers des apports nutritionnels conseillés. Dans les pays développés les apports magnésiques capables de compenser les bilans négatifs et leurs conséquences se situent aux environs de 400 mg/jour. Cet apport doit être majoré au cours de la grossesse (d'environ un bon tiers). La concurrence des autres nutriments s'exerce le plus nettement au niveau de l'absorption.

Malheureusement, dans la plupart des aliments, la quantité de magnésium est le plus souvent directement corrélée à l'apport calorique, tels le chocolat et les fruits secs. À titre de comparaison il y a autant de cet élément dans 170 grammes de chocolat en tablette et au lait, que dans un litre de lait. Mais, bien évidemment, le lait est beaucoup moins calorique car il contient beaucoup plus d'eau que le chocolat ! À bon entendeur de la gastronomie française, salut. En pratique, il convient de privilégier l'alimentation traditionnelle et variée par rapport à l'alimentation « rapide » type « snacks », sucreries, confiseries, viennoiseries, qui sont pauvres en une majorité de nutriments, dont le magnésium. Parmi les diverses sources possibles prédomine le magnésium de l'eau ou celui du lait. Concernant les aliments, par ordre de décroissance en teneur, on peut citer les bulots, bigorneaux et escargots (cinq fois plus riches que les huîtres), les haricots blancs et l'oseille, les lentilles et les moules, les épinards et les bettes, sans négliger le chocolat, bien évidemment.

Les produits laitiers participent pour 20 % des apports chez les enfants (de 19 à 25 %, selon l'âge) et 13 % chez les adultes, ce qui est appréciable.

Rapport qualité/prix : quels aliments
apportent le magnésium le moins cher ?
Prix (en euros) pour la moitié des apports journaliers recommandés

Magnésium	Euros pour 150 mg (50 % des AJR, 40 % des AQR)
Épinards, lentilles, haricots blancs secs, banane, noix, noisettes	***0,4***
Pomme de terre (environ deux tiers de kilo !)	0,8
Carotte	***0,9***
Brocoli, céleri, cresson ***Huîtres***	1,4
Betterave rouge, choux de Bruxelles, chou-fleur, citron ***Bulots, bigorneaux***	1,8
Aubergine, courgette, endive, navet, poireau, orange Moules de bouchot fraîches (400 g)	2 à 2,8
Chou vert, oignons, radis,	2,5 à 3
Fenouil, haricots verts, maïs doux	3 à 4
Tomates, poires	3,5 à 6
Poires, pommes, cerises	5 à 8
Coquilles Saint-Jacques	16
Viande (un steak de 600 g, une part de poulet de 300 g !)	7 à 25

En gras italique : aliments réellement utiles, compte tenu des portions usuelles. AJR : apports journaliers recommandés.

Le magnésium le moins onéreux

Il se retrouve dans les lentilles, les haricots secs, la banane, la noix et les noisettes ! Mais, derrière eux, pour juste deux fois plus cher, il y a les carottes… vingt fois moins caloriques que les noix ! Le magnésium des épinards est dix fois moins dispendieux que celui des choux, haricots, radis. Quant aux viandes, il faudrait en manger près d'un demi-kilo par jour, ce qui serait sans doute excessif. Celui du lait et des produits laitiers est tout à fait abordable.

Manganèse : retarder l'horloge biologique du vieillissement

Les allégations autorisées par l'Efsa sont :

« Contribue à un métabolisme énergétique normal. »
« Contribue au maintien d'une ossature normale. »
« Contribue à la formation normale de tissus conjonctifs. »
« Contribue à protéger les cellules contre le stress oxydatif. »

Le manganèse très important dans le cerveau. Les conséquences de déficits observés sur diverses espèces animales prouvent qu'il est impliqué dans de nombreux métabolismes : car cet oligoélément est indispensable à de nombreuses enzymes et peut se substituer au magnésium pour plusieurs d'entre elles. Il intervient particulièrement dans les métabolismes glucidiques (fondamental pour le cerveau) et lipidique. Point crucial, le manganèse entre dans la composition d'une enzyme très intéressante, dénommée superoxyde dismutase (déjà vue à propos du cuivre). Elle est tout particulièrement utile au sein des mécanismes de protection contre les radicaux libres oxygénés (véritable protection contre le rancissement). Elle est fondamentale, entre autres, dans le cadre de la prévention du vieillissement. Aucune carence sérieuse en manganèse n'a été observée chez l'homme, mais des apports insuffisants sont suspectés, pouvant entraîner des troubles osseux.

L'influence du manganèse sur l'activité cérébrale et nerveuse

Elle est complexe. Cet oligoélément est nécessaire (il en faut un minimum), mais il peut aussi s'avérer rapidement toxique (quand il y en a trop). Historiquement, l'expression populaire « travailler du chapeau » (en plus moderne, on dirait actuellement : « une araignée sous la toiture ») trouve son origine dans la folie de nombre de chapeliers, dont on sait maintenant qu'elle était due au manganèse, abondant dans les produits qu'ils utilisaient pour fabriquer les feutres !

Grammes d'aliment fournissant 50 % ANC (et AQR) de manganèse (soit 1 mg/jour)	Manganèse	Milligrammes de manganèse dans 100 grammes d'aliment
20	***Noisette***	***5***
100	***Riz blanc, persil, lentille***	***1***
125	***Pain***	***0,1***
150	***Huître, moule***	***0,6***
250	Bifteck, foie de volaille	0,4
300-1 000	Légumes	0,1-0,3
500	Foie de veau	0,2
1 000	Rognon	0,1
1 600	Boudin noir, porc	0,06
1 100-5 000	Poisson	0,02-0,09
1 600-10 000	Fromages, fruits	0,01-0,06
3 500	Dinde, poulet	0,03
10 000	Œuf, agneau, jambon, veau	0,01

En gras italique : aliments réellement utiles, compte tenu des portions usuelles. Il n'y a pas d'apports journaliers recommandés (AJR) pour le manganèse au *JO* du 26 décembre 1993. Seuls les ANC (apports nutritionnels conseillés) peuvent donc être pris en compte : 2-3 mg/jour. AQR : apports quotidiens de référence de l'Union européenne, *JOUE* du 22 novembre 2011 : 2 mg/jour. L'Efsa a récemment, enfin, (en 2013) augmenté la recommandation : 3 mg/jour pour les adultes.

Malraux n'écrivait-il pas dans *La Corde et les Souris* : « Continuez à travailler du chapeau et de la couronne de lauriers ! » En fait, c'est selon, avec trop ou ce qu'il faut de manganèse dans l'alimentation. En clinique, les signes de l'intoxication, outre une pathologie qui ressemble à la maladie de Parkinson, sont essentiellement psychiatriques, incluant compulsions, labilité émotionnelle, hallucinations. Les premiers malades intoxiqués par de l'oxyde de manganèse ont été identifiés en 1800. Il s'agissait de mineurs, et de fort consommateurs de végétaux récoltés autour de ces mines.

Les végétaux contiennent tous du manganèse, plus particulièrement les graines, les noix et même le thé. Les fruits et les légumes dans une moindre mesure, mais leur teneur reste encore très élevée par rapport à celle d'aliments d'origine animale. Le lait humain contient peu de manganèse ; toutefois, il semble qu'il y figure sous une forme particulièrement assimilable. Les taux très élevés de manganèse dans certains « laits » artificiels à base de soja inciteraient à la prudence ; même si le risque d'intoxication reste théorique.

Phosphore : le cerveau brillant

> **L'Efsa autorise les allégations suivantes :**
>
> « Contribue à un métabolisme énergétique normal. »
> « Contribue à un fonctionnement normal des membranes cellulaires. »
> « Contribue au maintien d'une ossature normale. »
> « Contribue au maintien d'une dentition normale. »

Le précieux phosphore participe à des processus biochimiques nombreux et complexes, en s'arrimant à de nombreuses molécules. Ainsi, la phosphorylation de molécules organiques représente une étape préalable nécessaire à l'efficacité biologique de leur transport et de leur utilisation.

Phosphorer ! Historiquement, pourquoi une telle expression populaire ? En fait, son origine est plutôt macabre. En effet, les premiers chimistes qui analysèrent le cerveau humain (notamment sur des cadavres déterrés du cimetière des Innocents à Paris, pour être transférés dans les catacombes) ont observé qu'il contenait beaucoup de phosphore. Relation un peu simpliste entre la cause et l'effet : ils en conclurent que le cerveau pense grâce au phosphore, entre autres. Depuis lors, les aliments qui en sont riches sont donc préconisés pour stimuler le cerveau, soutenir les neurones, attiser la mémoire et rendre l'esprit flamboyant ; d'autant que le phosphore est d'aspect tout particulièrement brillant et incendiaire lorsqu'il brûle. Or on sait maintenant que ce fantastique phosphore n'est pas tout nu et isolé dans le cerveau, il est le plus souvent inclus dans de très précieuses graisses aux formules chimiques complexes, dénommées phospholipides, constituants majeurs des membranes des neurones et de celles des autres cellules. Certains s'appellent d'ailleurs céphalines, d'autres portent le nom de lécithines, qui constituent une bonne partie du jaune de l'œuf. La description de Georges Duhamel, dans *Chronique des Pasquier*, est sidérante : « Nous admirions fort Schleiter. Il avait soutenu, l'année précédente, une thèse non pas brillante mais, exactement, monumentale sur la structure des graisses phosphorées dans les œufs d'oiseaux. À nos yeux cet ouvrage, presque en son entier fait de chiffres et de formules chimiques, représentait la charte de notre science. »

Toutefois, l'expression « phosphorer » n'en reste pas moins exacte. Car le phosphore est un maillon du processus d'utilisation et de stockage de l'énergie, principalement sous la forme d'une substance dénommée ATP (adénosine triphosphate), molécule qualifiée de « riche en énergie ». Elle est fondamentale pour tout l'organisme humain, y compris le cerveau, dont les besoins énergétiques sont considérables. En effet, le corps est un authentique artisan de « monnaie énergétique », en quantités énormes, qu'il dépense presque aussitôt. Un homme au repos consomme quarante kilos d'ATP en vingt-quatre heures, dont huit dans son cerveau. Phosphorer signifie donc ajouter du phosphore à l'ADP (adénosine diphosphate) pour le transformer en ATP. Henri Bergson, dans *L'Évolution créatrice*, en a une vision prémonitoire : « La conscience serait attachée à certains neurones, par exemple, et se dégagerait de leur travail comme une phosphorescence. »

Le phosphore laitier

En moyenne, le lait en contient 90 mg/100 ml. À ce titre, les produits laitiers participent pour 36 % des apports chez les enfants ; et 27 % chez les adultes, ce qui est tout à fait appréciable. Qui plus est, il est démontré que les apports élevés en phosphore laitier vont de pair avec une réduction de 15 % de l'hypertension artérielle, mais ce n'est pas le cas avec le phosphore d'autres origines. Cela correspond à ce que l'on appelle l'effet matrice de l'aliment. Globalement, l'effet d'une substance est plus efficace quand elle est incluse dans un aliment, que quand elle est toute seule.

Enfin, les phosphates en solution contribuent au maintien de l'équilibre acido-basique et du pouvoir tampon (le maintien du pH) des nombreux liquides biologiques. Il est l'un des socles de l'homéostasie extra- et intracellulaire. Il intervient donc à tous les niveaux des mécanismes de la vie, ô combien complexes !

Mais la nature de l'aliment qui contient le phosphore n'est absolument pas indifférente, puisque la structure de la molécule du nutriment correspondant est fondamentale. Quand nous le mangeons, le phosphore minéral n'a pas la même vocation que celui des phospholipides. Car ces derniers existent au sein de toutes les substances vivantes, ou qui l'ont été. La vie, qu'elle soit végétale ou animale, est constituée de cellules formées de membranes biologiques. Toutefois, les phospholipides d'origine végétale ne comportent pas les mêmes oméga-3 et oméga-6 que ceux d'origine animale, lesquels sont meilleurs, car plus élaborés (contenant DHA et EPA). De tout un peu, animal et végétal. Il faut savoir choisir le phosphore !

La variété alimentaire est le meilleur choix

D'une manière générale, les principaux aliments de l'homme sont riches en phosphore. De ce fait, pour ceux qui mangent réellement de manière variée et satisfaisante, la consommation moyenne journalière atteindrait, en France, un gramme et demi ; provenant à quantités égales des trois grands groupes d'aliments : d'une part les viandes, poissons et œufs ; d'autre part les laits et produits laitiers ; enfin les céréales, légumes et fruits. Une carence manifeste peut cependant apparaître dans certains cas de malabsorption intestinale, chez l'enfant comme l'adulte.

Dans notre alimentation s'y ajoute les phosphates (ortho- et polyphosphates) incorporés dans certains aliments pour des raisons technologiques, notamment les charcuteries ; leur consommation moyenne en France ne dépasserait pas, pour le moment, 100 milligrammes de phosphore par jour.

Sélénium : ralentir le temps, vieillir jeune ?

L'Efsa autorise les allégations suivantes :

« Contribue à une fonction thyroïdienne normale. »
« Contribue à protéger les cellules contre le stress oxydatif. »
« Contribue à une spermatogenèse normale. »
« Contribue au maintien des cheveux normaux. »
« Contribue au maintien d'ongles normaux. »
« Contribue au fonctionnement normal du système immunitaire. »

Le phosphore dans quelques aliments
(mg/100 g)

Huiles végétales	0
Carotte	15
Beurre	22
Orange, poire, pomme, cerise, banane	20
Endive, laitue, poireau, haricot vert, concombre, tomate	25
Épinard, pomme de terre, chou-fleur	50
Châtaigne	75
Lait	90
Pain	100
Yaourt	110
Petits pois, limande	125
Jambon, cabillaud, thon	190
Bifteck	250
Foie de veau, sardine	270
Camembert, lentille sèche	300
Noix	360
Saint-nectaire	375
Jaune d'œuf	520
Comté	710

Caractéristique à signaler d'entrée de jeu : le sélénium est présent en grandes quantités dans des aliments qui ne sont consommés qu'occasionnellement. Cela justifie donc une alimentation diversifiée, car nombre d'aliments n'en recèlent que trop peu. En fait, le sélénium abonde majoritairement dans les volailles et gibiers, les poissons, la charcuterie et dans la viande. Les poissons et fruits de mer sont les plus intéressants. Les bivalves en sont riches, car ces organismes filtrent l'eau, accumulent le sélénium, induisant ce que l'on appelle une bioamplification, une concentration donc.

Des apports insuffisants en sélénium peuvent provoquer une dystrophie, qui constitue par définition un trouble de la nutrition d'un organe ou d'une partie anatomique, avec les lésions qui en sont la conséquence. Elle touche particulièrement les muscles, et induit des retards de développement neurologique, aggravés par une fréquence accrue des infections. En fait, ce métal a connu une histoire récente exceptionnellement mouvementée : en quelques décennies seulement, il fut dénigré puis encensé, et se trouve de nouveau actuellement vénéré. Curieusement, avant d'être reconnu comme un agent protecteur contre le cancer, il avait été identifié comme un agent le provoquant ; mais on sait maintenant qu'il s'agit de dose, une fois encore.

Grammes d'aliment fournissant 50 % ANC (54 % des AQR) de sélénium (soit 30 µg/jour)	Sélénium	Microgrammes de sélénium dans 100 grammes d'aliment
25	***Cèpes du Périgord, rognon***	***130***
30	***Thon***	***100***
80	***Foie de veau, lépiote***	***40***
120	***Pâtes aux œufs, moule, huître***	***30***
80-150	***Poisson***	***20-40***
150	Œuf, lentille	20
200	Escalope de veau, côtelette, poivron rouge	15
350	Jambon, mouton, courgette, carotte, poireau	8
600	Agneau, poulet, pain, ail, champignon de Paris, eau de La Roche-Posay	5
350-750	Fromage	4-9
1 500	Noisette	2
3 000	Lait	1
3 000-30 000	Fruits et légumes	0,1-1

En gras italique : aliments réellement utiles, compte tenu des portions usuelles. D'après INRA-CNEVA-CIQUAL et Simonof. Aliments crus ; chiffres arrondis. Il n'y a pas d'AJR pour le sélénium au *JO* du 26 décembre 1993. Seuls les ANC (apports nutritionnels conseillés) peuvent donc être pris en compte : 60 microgrammes par jour pour un homme, 50 pour une femme et pour tous entre 10 et 20 ans. Pour un enfant, il faut à peu près la moitié de la ration d'un adulte. Il faut monter à 80 microgrammes quotidiens au-delà de 75 ans. AQR : apports quotidiens de référence de l'Union européenne, *JOUE* du 22 novembre 2011 : 55 µg/jour.

Récemment, une étude française, a montré que le risque de démence augmente avec la réduction de consommation de poissons, gras si possible. Les oméga-3 sont évidemment directement concernés, mais le sélénium l'est aussi ! Globalement, le sélénium est présent dans la prévention et le traitement de nombreuses pathologies, notamment celles accompagnant le vieillissement, avec leurs cortèges de ravages cérébraux et cutanés. Il existe également une relation entre un faible statut en sélénium et l'incidence des maladies cardio-vasculaires. Par ailleurs, ce minéral participe à la bonne et indispensable mobilité des spermatozoïdes, il réduit le risque de fausse couche. Sa carence a même été mise en relation avec des perturbations de l'humeur…

Enfin, cet oligoélément exerce un rôle tout à fait particulier, celui de grand préservateur ! Eh oui, car ce minéral protège (entre autres) contre le vieillissement, en symbiose avec divers oligoéléments, en particulier le zinc, le cuivre et le manganèse, et certaines vitamines (la vitamine E principalement). En effet, il permet de lutter contre les radicaux libres, ces déchets toxiques inévitables. Grâce à une enzyme qui participe directement à la lutte contre eux, la glutathion-peroxydase, qui neutralise l'eau oxygénée et les peroxydes lipidiques. En fait, outre ce rôle physiologique, l'implication du sélénium dans les divers organes reste mal connue. Dans le sang et les globules rouges, il est associé pour plus de 90 % à cette glutathion peroxydase. En revanche, dans le cerveau par exemple, seulement 5 % du sélénium est en relation avec cette enzyme, c'est-à-dire que l'on ignore 95 % de son rôle ! Parmi les autres séléno-enzymes identifiées à l'heure actuelle, l'une d'entre elles active l'hormone thyroïdienne ; le sélénium garantit donc l'activité normale de la glande thyroïde ; elle-même indispensable au bon fonctionnement du corps, et du cerveau tout particulièrement, après avoir contribué à son développement, comme nous l'examinerons dans un chapitre suivant, à propos de l'iode. En fait, le cerveau et la glande thyroïde contiennent la plus forte concentration en sélénium ! *Iode et sélénium travaillent de concert, en harmonie.*

L'efficacité biologique du sélénium réside essentiellement dans l'acide aminé qui le contient, la séléno-cystéine (qui est alors dénommée le vingt et unième acide aminé). Au sein de la molécule de cystéine le soufre est remplacé par du sélénium. Des machineries, relativement complexes mais originales, insèrent cet acide aminé dans les protéines. Elles sont nombreuses, vingt-cinq gènes sont impliqués dans leur physiologie chez l'homme !

Où trouver du sélénium ?

Puisque le sélénium existe sous forme organique, principalement dans des séléno-protéines, les aliments riches en protéines sont les meilleures sources de sélénium, où il est donc le mieux biodisponible. Les boissons en sont globalement très pauvres, les fruits et légumes relativement dépourvus ; sauf, semble-t-il, la courgette, le poireau, la carotte, le poivron rouge. Concernant les champignons, les quantités sont modestes, à l'exception du cèpe du Périgord aux teneurs considérables ; notamment celui ramassé en Corrèze. Parfois les végétaux n'ont que peu de sélénium, car ils sont tributaires du sol sur lequel ils poussent. Les animaux qui le mangent auront donc plus ou moins de sélénium à leur disposition. Le lait et les produits laitiers contiennent du sélénium de bonne qualité nutritionnelle, ils contribuent, surtout chez les enfants, à la couverture en ce nutriment.

La Corrèze vue… par Honoré de Balzac (*Le Curé de village*) : « Il se trouve alors de vastes plaines incultes, des steppes sans herbe ni chevaux, mais bordés à l'horizon par les hauteurs de la Corrèze. Ces montagnes n'offrent aux yeux du voyageur ni l'élévation à pied droit des Alpes et leurs sublimes déchirures, ni les gorges chaudes et les cimes désolées de l'Apennin ni le grandiose des Pyrénées ; leurs ondulations, dues au mouvement des eaux, accusent l'apaisement de la grande catastrophe et le calme avec lequel les masses fluides se sont retirées. »

Les compléments alimentaires (en vente sur le marché) contiennent pour la plupart des extraits de micro-organismes (généralement des levures) qui ont poussé sur des milieux enrichis en sélénium minéral et l'ont transformé en sélénium organique. Les capsules et les gélules vendues en pharmacie apportent chacune de vingt à cinquante microgrammes de cet oligoélément. Parfois, il s'agit de sélénite, minéral dont votre corps n'a pratiquement rien à faire ; l'absorber est superflu, sauf pour le porte-monnaie de celui qui vous vend cette pierre de lune, comme son étymologie l'indique (*selênê* signifie « lune » en grec). Il existe aussi des préparations injectables, dermatologiques et ophtalmiques. En moyenne, un œuf apporte l'équivalent de quatre gélules, alors qu'il faudrait plusieurs kilogrammes de la majorité des fruits ou des légumes ! Certaines eaux de cure, des eaux minérales donc, sont particulièrement séléniées, telles celles de La Roche-Posay.

Zinc : assurer goût et plaisir au cerveau

> **Les allégations, autorisées par l'Efsa sont :**
>
> « Contribue à une fonction cognitive normale. »
> « Contribue au maintien d'une vue normale. »
> « Contribue au métabolisme normal de la vitamine A. »
> « Contribue à un métabolisme acido-basique normal. »
> « Contribue à un métabolisme glucidique normal. »
> « Contribue à la synthèse normale de l'ADN. »
> « Contribue à une fertilité et à une reproduction normales. »
> « Contribue au métabolisme normal des macronutriments. »
> « Contribue au métabolisme normal des acides gras. »
> « Contribue à une synthèse protéique normale. »
> « Contribue au maintien d'une ossature normale. »
> « Contribue au maintien de cheveux normaux. »
> « Contribue au maintien d'ongles normaux. »
> « Contribue au maintien d'une peau normale. »
> « Contribue au maintien d'un taux normal de testostérone dans le sang. »
> « Contribue au fonctionnement normal du système immunitaire. »
> « Contribue à protéger les cellules contre le stress oxydatif. »
> « Joue un rôle dans le processus de division cellulaire. »

Trait d'union entre la nutrition et le plaisir, le zinc est indispensable à la perception du goût, tant au niveau de la bouche que du cerveau. Car, pour ce qui concerne la gustation, certains oligoéléments jouent sans ambiguïté un rôle déterminant, dont principalement le zinc (mais aussi le cuivre, et peut-être le nickel). Les régions du cerveau qui perçoivent et interprètent le plaisir alimentaire sont elles-mêmes très riches en zinc. En complément, il intervient dans une substance spécifique, appelée gustine, molécule bien nommée car son nom traduit parfaitement sa fonction, qui est de participer aux perceptions des goûts. Par ailleurs, la carence en zinc provoque une baisse de la synthèse des protéines au niveau des bourgeons du goût, petites régions anatomiques dévolues aux rôles de récepteurs sensoriels. En cas de déficience, une supplémentation de 25 à 50 milligrammes par jour doit être instaurée. Pour les grincheux, sachez que le risque d'intoxication (c'est-à-dire essentiellement des vomissements) peut se produire vers 1 à 2 grammes : il faudrait pour cela manger quotidiennement plus d'une boîte de complément, ou préférer 2 à 4 kilos de chair d'huître, ce qui représente l'engloutissement de multiples douzaines !

Le zinc des produits laitiers

Habitude d'intérêt considérable, les produits laitiers contribuent pour près de la moitié des apports chez les enfants et 40 % chez les adultes ; ce qui rend leur consommation incontournable, au titre de leur teneur en zinc, comme de celle du calcium. Pour ceux qui n'aiment pas beaucoup la viande, ils constituent la première source. Par exemple, le poids à la naissance est corrélé avec le zinc d'origine animale mangé par la mère, et ne l'est pas avec le zinc d'autres origines. Cela s'appelle l'effet matrice, c'est-à-dire que dans certains aliments, il s'y trouve des substances qui aident à la biodisponibilité, du zinc en l'occurrence. Ainsi, on sait que le zinc des produits laitiers est particulièrement bien assimilé du fait de la présence de lactose et de protéines.

Concernant un autre organe sensoriel, la vision, ce métal agit à tous les plans, véritable « oligoélément-orchestre » depuis le niveau moléculaire jusqu'aux mécanismes physiologiques. C'est ainsi qu'il concourt au métabolisme de la vitamine A, dans sa mobilisation hépatique (lieu de stockage), dans le fonctionnement des cellules de la rétine (les cônes et les bâtonnets), dans l'intégrité du nerf optique qui transfère les informations vers le cerveau.

Certains troubles psychiatriques pourraient être en relation avec un rationnement en zinc ; l'expérimentation animale montre clairement que sa carence (en particulier pendant la gestation) génère une diminution du nombre des neurones, ainsi qu'une réduction du volume du cerveau… En pratique, le zinc joue un rôle majeur dans la croissance et le développement, les fonctions neurologiques et l'immunocompétence, la maturation testiculaire, ainsi que dans la formation osseuse et la cicatrisation des blessures – véritable cercle vicieux, les déchets de tissus lésés entraînant du zinc lors de leur élimination, qui est donc perdu. Le zinc est maintenant reconnu comme un facteur majeur dans le cadre de la prévention et du traitement de l'ostéoporose ; car il active les ostéoblastes (qui élaborent l'os) et inhibe les ostéoclastes (qui induisent sa destruction). En son absence, les tissus en croissance cessent de se multiplier ; la peau, les muqueuses, les cellules sanguines et bien d'autres sont donc perturbées.

Le zinc est essentiel dans le fonctionnement de nombreuses enzymes, dans presque tous les mécanismes. Car il contribue au métabolisme des protéines, glucides et lipides (à ce titre, il est directement impliqué dans la synthèse des oméga-3 et des oméga-6, d'importance considérable dans les membranes biologiques, notamment cérébrales). Acteur d'une multitude de mécanismes physiologiques, par exemple à différentes étapes de la synthèse protéique, initiateur de la lecture du génome. Ce métal insigne intervient directement dans les mécanismes biochimiques producteurs d'énergie en facilitant l'utilisation efficace de l'oxygène, il participe à la protection contre les radicaux libres générés en permanence par tous nos organes. Autant dire qu'il est partout, lui aussi ! Il participe à la structure d'hormones peptidiques importantes telles que l'insuline, dont le rôle est primordial dans le métabolisme glucidique pour tout un chacun. Ce besoin se fait sentir, tant avant que pendant et surtout après l'exercice, lors de la régénération des réserves de glycogène (l'« amidon » animal).

Les aliments carnés, nombre de fruits de mer, le lait et les fromages constituent l'une des principales sources de zinc ; ainsi que, mais dans une moindre mesure, les produits céréaliers. En pratique, personne ne l'ignore, les huîtres en sont les plus nanties (mais nous n'en consommons que trop peu), dix fois plus que les aliments les plus riches qui leur succèdent : les fromages de type comté, beaufort et maroilles, mais aussi le bifteck et les foies de volaille. Ainsi, une simple portion de collier de bœuf (bourguignon) de 120 grammes apporte la totalité de la recommandation quotidienne en zinc. Pourquoi vous en priver ? Les légumes verts, les fruits, le sucre, les matières grasses et les boissons sont, par contre, assez dépourvues en zinc ; les eaux de source étant généralement plus pauvres que celles de distribution.

Ce métal, dans les aliments d'origine animale, est généralement beaucoup mieux absorbé que celui d'origine végétale. En effet le lactose (le sucre naturel du lait), certains acides aminés (histidine et la cystéine) et les protéines animales activent son absorption intestinale. Au contraire, les phytates (présents dans de nombreux produits céréaliers) ont un effet inhibiteur.

Grammes d'aliment fournissant 50 % AJR (75 % des AQR) de zinc (soit 7,5 mg/jour)	**Zinc**	**Milligrammes de zinc dans 100 grammes d'aliment**
10	***Huître***	***70***
75-100	Beaufort, comté, maroilles	8-10
125	***Bifteck, foie de volaille***	***6***
150 à 250	Bleu, brie, camembert, cantal, coulommiers, munster, roquefort, saint-nectaire	3 à 5
250	Jambon, escalope de veau, mouton, dinde, foie de veau	3
375	Porc, rognon, moule, noisette	2
750	Œuf, poulet, riz blanc, escargot	1
1 000	Boudin noir	0,7
750 à 1 250	Chèvre	0,6 à 1
750 à 1 500	Poisson, légumes	0,5 à 1
1 800	Lait	0,4
1 500 à 7 500	Fruits	0,1 à 0,5

En gras italique : aliments réellement utiles, compte tenu des portions usuelles. AJR : apports journaliers recommandés pour un adulte (*JO* du 26 décembre 1993 ; 15 mg/jour pour le zinc). AQR : apports quotidiens de référence de l'Union européenne, *JOUE* du 22 novembre 2011 : 10 mg/jour. D'après INRA-CNEVA-CIQUAL. Aliments crus : chiffres arrondis. *NB :* les AJR sont plus élevés que les ANC. Ces derniers sont de 12 mg pour un homme et de 10 mg pour une femme. Pour un enfant il faut à peu près les deux tiers de la ration d'un adulte.

Potassium ou sodium

L'Efsa autorise les allégations suivantes :

« Contribue au fonctionnement normal du système nerveux. »
« Contribue à une fonction musculaire normale. »
« Contribue au maintien d'une pression sanguine normale. »

Ces deux minéraux occupent une place prépondérante dans le fonctionnement du cerveau et des nerfs. Car ils contribuent directement à la conduction nerveuse, c'est-à-dire à la création et à la propagation du signal électrique. Cela est d'ailleurs souvent occulté ! Socle de la conduction électrique, la pompe à sodium et à potassium (avec la neurotransmission) consomme au moins la moitié de l'énergie du cerveau ; c'est-à-dire plus de 10 % de l'énergie de tout le corps au repos !

Le potassium (dont le sigle est K, car il se dénomme kalium en allemand, un chimiste autrichien l'ayant découvert) est indispensable au métabolisme cellulaire ; il participe directement au maintien de l'équilibre acido-basique comme de l'équilibre osmotique (c'est-à-dire à l'homéostasie des liquides du corps et de ce qu'ils contiennent). Il joue également un rôle dans la pression artérielle, la transmission de l'influx nerveux et la contraction musculaire. Les sources alimentaires sont pratiquement illimitées, mais il n'en reste pas moins vrai que de nombreuses personnes n'en consomment pas assez, et que l'équilibre avec le sodium s'en trouve mauvais. Une alimentation normale apporte 2 à 4 grammes de potassium quotidiens ; principalement grâce aux fruits (bananes), légumes (pommes de terre, légumes verts), céréales et chocolat.

Le sodium, pourtant tant décrié, joue un rôle important dans le maintien de la pression cellulaire, dans la rétention d'eau par l'organisme et dans le bon fonctionnement des muscles. Il est en général associé au chlore sous forme de chlorure de sodium. Les principales sources sont bien évidemment les aliments les plus salés, comme les chips, plats cuisinés, charcuteries et fromages ; ou bien les plus consommés, comme le pain, les fromages et produits céréaliers. Mais le sodium est aussi naturellement présent dans tous les aliments, qu'il s'agisse des fruits de mer, de nombre d'eaux de boisson, en particulier minérales, des légumes ; mais aussi du lait. En effet, tout ce qui vit en contient ! Les besoins en sodium de l'organisme sont largement couverts par les apports alimentaires : la consommation habituelle de chlorure de sodium chez l'adulte est de l'ordre de 8 à 15 grammes par jour ; alors que, en théorie et selon les recommandations, 3 à 5 grammes suffiraient. Sachant qu'il y a réel danger en dessous de 2 grammes quotidiens. L'Afssa recommande de ne pas dépasser 8 grammes de sel (NaCI) par jour, soit 3 grammes de sodium quotidiens.

Hypertension artérielle

Une dysfonction de l'horloge circadienne entraîne une hypertension artérielle sensible au sel. Cette découverte constituera peut-être un espoir pour arrêter le matraquage antisel, en permettant de sélectionner celles et ceux qui sont réellement sensibles ?

Récapitulatif des apports nutritionnels conseillés en minéraux et oligoéléments

	Ca mg	P mg	Mg mg	Fe mg	Zn mg	Cu mg	F mg	I µg	Se µg	Cr µg
Enfants 1-3 ans	500	360	80	7	6	0,8	0,5	80	20	25
Enfants 4-6 ans	700	450	130	7	7	1,0	0,8	90	30	35
Enfants 7-9 ans	900	600	200	8	9	1,2	1,2	120	40	40
Enfants 10-12 ans	1 200	830	280	10	12	1,5	1,5	150	45	45
Adolescents 13-15 ans	1 200	830	410	13	13	1,5	2,0	150	50	50
Adolescentes 13-15 ans	1 200	800	370	16	10	1,5	2,0	150	50	50
Adolescents 16-19 ans	1 200	800	410	13	13	1,5	2,0	150	50	50
Adolescentes 16-19 ans	1 200	800	370	16	10	1,5	2,0	150	50	50
Hommes adultes	900	750	420	9	12	2,0	2,5	150	60	65
Femmes adultes	900	750	360	16	10	1,5	2,0	150	50	55
AJR français	800	800	300	14	15	—	—	150	—	—
AQR UE	*800*	*700*	*375*	*14*	*10*	*1*	*3,5*	*150*	*55*	*40*
Hommes > 65 ans	1 200	750	420	9	11	1,5	2,5	150	70	70
Femmes > 55 ans	1 200	800	360	9	11	1,5	2,0	150	60	60
Femmes enceintes 3e trimestre	1 000	800	400	30	14	2,0	2,0	200	60	60
Femmes qui allaitent	1 000	850	390	10	19	2,0	2,0	200	60	55
Personnes âgées > 75 ans	1 200	800	400	10	12	1,5	2,0	150	80	—

D'après les ANC 2001, A. Martin (coord.), Tec. & Doc, Lavoisier ; AJR français : arrêté du 3 décembre 1993, *JO* du 26 décembre 1993. AQR : apports quotidiens de référence, *JOUE* du 22 novembre 2011. mg : milligrammes. µg : microgramme, c'est-à-dire millième de milligramme. Ca : calcium. P : phosphore. Mg : magnésium. Fe : fer. Zn : zinc. Cu : cuivre. F : fluor. I : iode. Se : sélénium. Cr : chrome.

3

Manger et boire : rythmes et circonstances particulières

Directement en relation avec l'alimentation, certaines circonstances de la vie biologique surviennent en rythme, d'autres conditionnent toute la suite de la vie, d'autres enfin sont en phase avec des rythmes séculaires, voire plus. De quoi s'agit-il donc ? D'abord d'horloges. Et donc de chrono-alimentation. La chrono-alimentation, sinon la chrono-diététique, ne se résume pas à la composition des trois ou quatre repas quotidiens. Encore moins à quelques préceptes simplistes, quoique multiséculaires pour certains. Tels de grands classiques : gras le matin, protéique à midi, sucré pour le goûter, et léger le soir (erreur gigantesque pour le cerveau). Ni au rythme des saisons chinoises : salé en hiver, acide et aigre au printemps, amer en été et piquant en automne ; avec pour eux une cinquième saison, sorte d'été indien, autorisant le doux et le sucré. Encore moins, *a fortiori*, les soi-disant maximes du type « le melon le matin, c'est de l'or ; à midi, de l'argent ; le soir du poison ». Mais comment donc tout cela ?

Certaines périodes plus délicates de la vie, nombre de maladies, impliquent une mauvaise régulation des horloges biologiques. Parfois couvrant un temps beaucoup plus long que l'événement lui-même : par exemple la grossesse, qui ne dure pas neuf mois, mais au moins le double, sans ignorer les deux ans qui suivent la naissance… Les fameux mille jours ! Car, dès la conception, suit une période cruciale qui conditionne plus ou moins tout le reste de la vie. Celle du cerveau en particulier. Qui plus est, grande peut être l'influence d'aliments mangés par la future mère, plusieurs mois avant la conception (oméga-3 et vitamine B9).

Connaissez-vous l'épigénétique, véritable programmation fœtale ?

La première observation date de l'étude de la grande famine en Hollande, pendant la guerre de 1939-1945 et montre que des mères squelettiques ont donné naissance à des enfants qui sont devenus obèses, ainsi que leurs petits-enfants. Grand-mère (et grand-père) a mal mangé, les petits-enfants trinquent... sorte d'hérédité acquise... Puissamment à l'étude actuellement.

Autres exemples : le qualificatif de crétin est strictement médical, il faut le répéter, qualifiant la conséquence d'une carence en iode pendant la grossesse ; durant cette période, le déficit en oméga-3 induit un cerveau moins efficace, comme celui en vitamine B12. L'insuffisance en fer de qualité provoque une anémie chez la mère, qui asphyxie plus ou moins le cerveau de son enfant. La fourchette vitale dépend du coup de fourchette de la mère, comme du coup de biberon de son nourrisson, sachant que les micro-organismes peuplant nos intestins, dix fois plus nombreux que les cellules de notre corps, ont une implication dans notre santé... mentale, entre autres ! Car l'homme étant perçu comme un partenaire de la chaîne de la vie, cela implique que d'autres rythmes sont centenaires, voire millénaires (les micro-organismes de nos intestins) !

Chez certains malades, l'horloge est ralentie (les parkinsoniens), chez d'autres elle est accélérée (les schizophrènes) ; quels sont pour eux les retentissements sur la maladie des altérations de la prise alimentaire ? La boulimie occasionnelle est, entre autres, une chrono-alimentation erratique ! L'anorexie (psychogène) abolit les rythmes alimentaires, qui laissent la place à une succession d'alternances anarchiques de refus alimentaires et d'accès de boulimie ; elle s'inaugure par l'arrêt des règles, phénomène biologique cyclique par excellence.

Quotidiennement, chaque moment accompagne – ou commande – des activités biologiques particulières, mais il constitue aussi un risque privilégié pour nombre de pathologies, qui ne se déclarent pas au hasard dans la journée. La désorganisation des rythmes, y compris ceux concernant l'alimentation, est source de nombreuses maladies ; et inversement. Certaines se démasquent fréquemment à des moments précis de la journée : la crise d'asthme et celle de goutte se manifestent pendant la seconde partie de la nuit, l'AVC (accident vasculaire cérébral) se déclare souvent au réveil. L'infarctus du myocarde sévit plutôt en milieu de matinée ; de plus, il est 20 % plus étendu (en surface et en volume du muscle cardiaque altéré, voire détruit) au lever du jour, donc plus grave. Cause ou conséquence des rythmes, des aliments ? Par touches successives, alternatives, le cerveau contrôle l'appétit, la faim, le rassasiement et la satiété, qui sont des sensations très différentes, comme nous l'avons vu précédemment dans ce livre. Presque tout est mis en mesure par le cerveau ; quelques circuits neuronaux, complexes, multiples et largement inconnus, contrôlent la prise alimentaire. Triste exemple : certains leucémiques sont irradiés au niveau du cerveau pour des motifs thérapeutiques, ce qui les sauve ; mais beaucoup deviennent obèses, au moins pour un temps, montrant que le centre cérébral a été touché. Ronsard écrivait : « Le temps s'en va, le temps s'en va, ma Dame ; las le temps non, mais nous, nous nous en allons. » Il faudrait ajouter : en rythme, selon une chonobiologie impliquant la chrono-alimentation.

Les rythmes de notre corps

Rien n'est plus lié à notre appréhension du temps que la perception des rythmes. Notre corps est gouverné par eux, qui sont journaliers, hebdomadaires, lunaires, voire plus. Leurs implications se retrouvent absolument partout. Alors même que l'aliment est la première médecine, ce qui est connu pour la médecine (la chrono-pharmacologie) reste encore largement obscur en alimentation (la chrono-alimentation) ! Il est scientifiquement prouvé, et médicalement mis en pratique, que la même dose de certains médicaments se révèle plus ou moins active selon l'heure de prise, l'efficacité pouvant aller du simple au double ; cette observation est très largement intégrée dans le traitement de maladies, le cancer au premier chef ! Les animaux sont aussi soumis à des rythmes biologiques, dont les vétérinaires tiennent compte. On sait tout cela depuis longtemps. Pour les aliments il en va finalement de même, mais on ne s'en est rendu compte que récemment. Car les traditions alimentaires n'étant pas toujours (fréquemment ?) respectées, les dérives alimentaires et les modes (parfois sectaires) ont démasqué de graves problèmes de santé. Les aliments doivent s'organiser dans les repas, se succéder dans une relation causale logique, de l'un à l'autre, sur environ une semaine. Vaste programme.

Diogène avait même reconnu que « le cadran solaire est une belle invention pour rappeler l'heure des repas ». S'il en était besoin. Les Grecs respectaient le dieu Chronos. Avec lui la chronologie est devenue la science de la fixation des dates situant et classant les événements historiques ; insérer, dans le mot, le radical « bio » identifie la chrono*bio*logie, qui constitue l'étude du facteur temps, manifesté par des rythmes biologiques des êtres vivants. Étymologiquement, outre *chronos*, dans chronologie, il y a *logos*, le « langage ». En l'impliquant expressément, la chronobiologie s'ouvre au monde de la culture (alimentaire, gastronomique), partageant la gestion sociale du temps (le respect des calendriers) avec la représentation collective de son déroulement (l'histoire, de l'alimentation en l'occurrence). Parlons-en donc !

Chronobiologie ? Chrono-physiologie ? Chrono-biochimie ?

Le défi est de taille : les apports alimentaires sont présentés de manière discontinue, alors que les besoins de l'ensemble des tissus et organes sont permanents ; de plus ils sont variables, selon la température et l'activité physique – sans négliger les vicissitudes de la vie ! Dans chaque organe, chaque tissu, dans chaque cellule et chacun de ses organites (ses compartimentations), il en est de même. Poupées russes de complexité. Quoi qu'il en soit, l'harmonie du corps repose – entre autres – sur la modalité et la chronologie de prise des aliments (ainsi que sur leurs qualités, évidemment) ; pour l'homme disposant de nourriture à volonté, la cadence est sans conteste de trois ou quatre repas quotidiens, pris à heures relativement fixes. Même les cosmonautes ont besoin de repas structurés, car la tentative de leur faire absorber des ersatz de repas ne leur a pas réussi. Il est faux de prétendre que ce rythme résulte de contraintes socioculturelles, car il est en réalité chronologiquement déterminé par nos gènes, notre patrimoine génétique, et mis en harmonie avec l'environnement par la rétine. En effet, les études réalisées chez les nouveau-nés, les enfants et les adultes montrent qu'il s'établit spontanément, et ce dans toutes les civilisations. Chez l'homme adulte privé de tout repère horaire en vivant dans des grottes, cette alternance demeure. Soit qu'il se trouve en éclairement ou en obscurité continue, soit en éclairement à volonté. Dans l'idéal, le déjeuner devrait être dégusté à midi d'après l'heure solaire, c'est-à-dire à 13 heures à l'heure dite d'hiver et à 14 heures à l'heure d'été. Décalage horaire institutionnel oblige : votre corps trouve alors midi à 14 heures !

Les rythmes biologiques correspondent à une adaptation des êtres vivants, aux variations prévisibles des événements terrestre. Ils contribuent donc à la survie des individus (et des espèces) dépendants de la périodicité du milieu extérieur. Alors que leur milieu intérieur, contre vents et marées, doit impérativement se maintenir dans un état globalement stable. Malgré les fluctuations et changements survenant au sein de son environnement, qui n'est jamais constant, évoluant sans cesse (cette capacité correspond au célèbre concept d'homéostasie). Ces modifications sont *rythmiques*, facilement prévisibles (la Terre tourne sur elle-même et autour du Soleil, ce qui induit une alternance lumière/obscurité ainsi que l'existence des saisons), mais aussi *aléatoires*, source de difficulté de perception, et donc imprévisibles. L'homéostasie doit donc impérativement intégrer les notions de dynamique, de biopériodicité, de durée. L'équilibre vital est en quelque sorte un déséquilibre perpétuellement compensé ; sa rupture signe la mort. Les phénomènes périodiques, retrouvés à tous les niveaux de la biologie, sont la conséquence de contrôles de toutes les activités, de leurs régulations qui nécessitent des va-et-vient, des oscillations, autour du point d'équilibre. Mais les rythmes du vivant, de la cellule jusqu'à l'organisme, peuvent varier sur des échelles gigantesques, de la fraction de seconde à plusieurs dizaines d'années.

En réalité notre corps est gouverné par une population d'oscillateurs, qui interfèrent entre eux, se régulent, se mettent en phase, ou non. Les études des comportements au cours des vols spatiaux, ou beaucoup d'oscillateurs se dérèglent et se désynchronisent, ont montré la grande complexité de ces phénomènes.

L'homme préhistorique possédait déjà une connaissance sommaire de l'organisation temporelle des êtres vivants (maturité des fruits, migration du gibier, frai des saumons, représentés dans les grottes de Lascaux, etc.). Plus tard, celui du néolithique put maîtriser l'agriculture et l'élevage par sa connaissance de deux cycles fondamentaux : végétal et reproducteur des animaux. Logiquement donc, les premiers écrits connus décrivant les rythmes biologiques traitent du monde végétal. Ils remontent au IVe siècle avant J.-C. Ainsi, Théophraste rapporte, dans son *Histoire des plantes*, qu'Androsthène observe sur l'île de Tylos un arbre « dont les indigènes disent qu'il dort » : ce photopériodisme concerne probablement le tamarinier, et Pline relate la rythmicité dans la reproduction, la floraison, l'hibernation ou la migration.

La découverte du rythme circadien

Il faut attendre le XVIIe siècle, pour que le médecin italien Santorio mette rustiquement en évidence le rythme circadien chez l'homme, en mesurant la variation journalière de son poids. En 1751, le naturaliste suédois Carl von Linné conçoit une horloge florale (phénomène qu'il dénomme nyctinastie, dans son ouvrage au titre évocateur *Horologium Plantarum*). Au début du XXe siècle, l'éthologiste allemand Karl von Frisch montre que l'abeille dispose d'une horloge interne, avec trois mécanismes de synchronisation ou de réglage. En 1935, le biologiste allemand Erwin Bünning découvre l'origine génétique du rythme circadien chez les plantes et des insectes. Enfin, Franz Halberg, de l'Université du Minnesota, étudiant l'influence de l'heure d'administration des médicaments, a inventé le mot « circadien » en 1959 ; il est considéré comme le père de la chronobiologie moderne.

Les rythmes circadiens, quasiment ubiquitaires, car retrouvés chez à peu près tout ce qui vit, sont certainement les rythmes biologiques les plus remarquables, et d'ailleurs aussi les plus facilement observables. Notre horloge interne tourne sur environ vingt-quatre heures. Mais cela fait plus savant de le dire ou de l'écrire en latin. Car « à peu près » se dit *circa* et « jour » : *dies*, donc « à peu près un jour » peut se traduire par « circadien ». Alors que le mot nycthéméral dérive du grec, *nux*, *nuktos* : nuit et *hêmera* : jour… à bon entendeur et beau parleur, salut ! La ronde des heures n'est pas un chiffre rond. En fait, on décline aussi des rythmes septénaires (environ une semaine), des rythmes circamensuels (environ un mois), et des rythmes circannuels, ou saisonniers. Dans la vie animale, les rythmes surpadiens contrôlent, entre autres, la reproduction, les migrations, l'hibernation. Un rythme ultradien est pluriquotidien. Plus que les saisons, les équinoxes constituent alors des bornes pour nombre d'espèces animales, gérant leurs migrations, leur alimentation, leur reproduction. D'aucuns affirment que la saison de naissance influe sur l'horloge interne.

Quelques neurones chefs d'orchestre des horloges du corps

Pour faire simple, il faut considérer que le rythme, notamment circadien, constitue la résultante de deux composantes. L'une est exogène (ou externe), au diapason de multiples facteurs environnementaux. L'autre, endogène (ou interne), est gouvernée par notre code génétique. Indissociables, s'influençant mutuellement, elles interagissent et interviennent de façon conjointe.

Les journées des femmes sont plus... courtes que celles des hommes !

Leurs rythmes circadiens s'écartent de six minutes. Bien évidemment, il existe une différence dans la chronobiologie des hommes et celle des femmes, ce qui implique une chronopharmacologie distincte, due à une pharmaco-cinétique elle-même dissimilaire.

L'horloge principale de notre corps est localisée dans une région du cerveau dénommée hypothalamus. Le rôle crucial du noyau central de l'hypothalamus, le noyau suprachiasmatique, est clairement démontré par des expériences de suppression chirurgicale chez l'animal. Opération qui entraîne une altération des rythmes circadiens, de la régulation de la température, de la consommation d'eau et de boissons, de la fréquence cardiaque, de la sécrétion de la mélatonine et de corticostérone. Tout se tient donc ! Opération inverse, la greffe de neurones spécifiques restaure tout cela ! Les deux noyaux suprachiasmatiques (un par hémisphère cérébral) sont constitués seulement de 10 000 neurones chacun. Qui plus est, ils sont parmi les plus petites « cellules grises » du cerveau !

Minuscule nombre de neurones, combien important pour assurer l'harmonie de la biologie de la vie ! Cette horloge synchronise et coordonne directement les variations circadiennes d'hormones telles que le cortisol et la mélatonine, mais aussi des paramètres physiologiques comme la fréquence cardiaque ou la température corporelle, entre autres.

La composante d'un rythme biologique, endogène, fait partie de l'intimité de notre corps. Innée, ne résultant d'aucun apprentissage individuel, elle est gouvernée par des horloges biologiques (dénommées aussi garde-temps). Elle est expérimentalement mise en évidence par des expériences d'isolement dites hors du temps, dans des grottes ou des laboratoires spécialement aménagés. Les médias s'en sont fait largement écho depuis les années 1960. Ces expériences ont montré que diverses fonctions humaines (physiologiques, cognitives et comportementales) sont contrôlées par une horloge circadienne de période endogène de vingt-quatre heures et demie. Conséquence de l'isolement, l'horloge n'est plus régulée par les synchroniseurs de l'environnement. Les rythmes circadiens persistent ; toutefois leur période s'avère légèrement différente de vingt-quatre heures Cette composante endogène est sous la dépendance de gènes, elle concerne au premier chef une petite partie du cerveau, mais aussi divers organes. Chez l'homme, les vertébrés, et même au-delà. En pratique, l'horloge circadienne de l'homme est réglée sur 24,5 heures.

Observations amusantes, riches d'enseignements pour tenter de comprendre ce qui se passe chez l'homme. Comment se règlent les animaux hibernant et ceux vivant dans des régions polaires, avec des jours infinis et des nuits tout aussi longues ? Comment les mammifères arctiques parviennent-ils à réguler leur cycle de vie dans un milieu sans alternance régulière entre le jour et la nuit ? Des chercheurs norvégiens viennent de répondre à cette question en étudiant le renne. Selon eux, c'est l'intensité de la lumière, variable selon les saisons, qui contrôle directement les cycles de reproduction en régulant la synthèse de la mélatonine. Disparue, donc, chez nombre de mammifères arctiques, l'horloge interne calée sur vingt-quatre heures, elle qui contrôle la production de cette hormone chez les mammifères des régions tempérées… Le renne s'est débarrassé de son horloge interne ! En fait le signal est probablement celui des équinoxes, quand la durée du jour égale celle de la nuit.

L'horloge hépathique

Une horloge biologique, située dans le foie, expliquerait partiellement la survenue de la stéatose (le foie gras !), et surtout l'augmentation du risque de syndrome métabolique, diabète au premier chef, au moins dans le travail posté. Cette horloge hépatique contrôle l'homéostasie du glucose, qui doit être constante, alors que les apports sont discontinus, liés aux rythmes des repas. Elle permet aussi de neutraliser en temps voulu les multiples substances présentes dans les aliments, dont certaines sont toxiques.

Outre le cerveau, d'autres organes possèdent des horloges secondaires dont certaines sont gérées, elles aussi, au niveau cérébral. Ces deux types d'horloges biologiques, l'une centrale et l'autre périphérique, sont reliés entre eux. Plusieurs gènes codent diverses horloges biologiques : on a, par exemple, décrit une horloge alimentaire qui réglerait la préparation digestive au repas à venir. En fait, notre appétit se régule (en partie) sur le temps qui nous sépare du repas suivant, ainsi que sur sa qualité espérée ; et non pas uniquement sur le pouvoir rassasiant du précédent. *Globalement, les horloges permettent aux organes et tissus de se préparer au mieux à des événements prévisibles, car cycliques.* Parmi les organes périphériques, le foie et le rein sont impliqués, car ils possèdent des horloges actives. Depuis peu un autre régulateur périphérique a été identifié, situé dans le système cardio-vasculaire et gouverné par un récepteur nucléaire (à sigle barbare de PPAR-gamma), que l'on connaît déjà car il est ciblé par certains médicaments antidiabétiques ! Les bénéfices de ces derniers (thiazolidinediones en l'occurrence) sur le système cardio-vasculaire pourraient passer par un effet de restauration des rythmes circadiens. Quoi qu'il en soit, les variations nycthémérales de la tension artérielle et de la fréquence cardiaque focalisent l'intérêt des cliniciens et des chercheurs. En effet, tout ce qui concerne le cardio-vasculaire implique la chronobiologie : le volume plasmatique, le tonus coronarien, la pression sanguine, le rythme cardiaque, le besoin du myocarde en oxygène, la coagulation sanguine – tout cela expliquant la vulnérabilité du matin, période maximale de risque de crise. Car il est d'observation classique que la tension artérielle augmente avant le réveil, les plus hautes valeurs se situant ensuite vers le milieu de la matinée. De nombreux accidents cardio-vasculaires (tels la mort subite cardiaque, l'infarctus du myocarde, l'accident vasculaire cérébral) suivent ces variations, avec un pic de fréquence au petit jour. La réduction de la baisse, normale et nocturne, de la tension artérielle est prédictive d'événements cardio-vasculaires et de dommages aux organes distaux chez les patients hypertendus ayant des problèmes vasculaires. Il a aussi été montré qu'une réduction de la variation du rythme cardiaque est un facteur pronostique après un infarctus du myocarde.

Manger beaucoup trop gras pourrait altérer les rythmes biologiques de la pression sanguine, et même les battements cardiaques !

La rétine, entre cerveau et environnement

Grâce à la rétine, toutes les horloges sont synchronisées avec l'environnement, selon le rythme nycthéméral. Elle-même possède une horloge, située dans des cellules particulières. Les cônes y sont indispensables pour la mise en phase avec la lumière et l'expression des gènes de l'horloge. Une molécule est directement impliquée : la mélanopsine, qui participe à la régulation de l'horloge rétinienne et à la régulation par la dopamine par la lumière, photopigment agissant sur les rythmes circadiens. Or elle exerce un impact sur l'hypothalamus, crucial dans le fonctionnement de l'horloge centrale. A *contrario*, l'absence de mélanopsine altère l'expression des gènes de l'horloge rétinienne, elle régule la rétine elle-même. En pratique, cela pourrait expliquer pourquoi les horloges biologiques sont altérées : du glaucome à la rétinopathie diabétique et chez certains aveugles, ces maladies, outre les troubles de la vision qu'elles provoquent, peuvent conduire à des perturbations du sommeil quand les cellules à mélanopsine sont affectées.

Si l'on souffre du jet-lag, c'est également à cause d'une protéine. Elle répond à l'acronyme charmant de SIK1, elle freine la mise à l'heure de l'horloge interne après un décalage horaire. En pratique, réduire chez la souris la quantité de cette protéine dans le cerveau a permis à leur horloge biologique de s'adapter trois fois plus vite.

Les végétaux n'échappent pas à la règle. Ainsi, la teneur en menthol de la menthe que vous cueillez est plus faible le soir. Récoltez en journée, pour votre tisane du soir.

Les horloges de l'environnement

L'horloge exogène correspond aux innombrables rythmes et harmonies de notre environnement ; d'abord, de manière primordiale, l'alternance activité/repos, lumière/obscurité au niveau quotidien, mais aussi la photopériode (jours courts/jours longs), la température à l'échelon annuel ou saisonnier. Ces synchroniseurs (qualifiés aussi de donneurs de temps) ne créent pas véritablement les rythmes biologiques, car c'est le cerveau qui se met au diapason, et qui décide pour tout le corps. Ils ne font que moduler les organes et l'ensemble de l'organisme, les entraînant sur vingt-quatre heures, par exemple. Chez l'animal, les synchroniseurs prépondérants sont essentiellement de nature environnementale. Chez l'homme s'y sont ajoutés ceux d'origine socio-écologique par la force des traditions et des civilisations, voire des influences cognitives. En d'autres termes, le cerveau peut créer de nouveaux rythmes, au risque d'en perturber ou d'en annihiler d'autres, ce qui peut s'avérer dangereux. En voulez-vous un exemple avec le grignotage ? Cette activité consiste à manger quand on pense avoir faim, c'est-à-dire quasi en permanence. Avec cette activité, on n'a jamais faim, mais on n'a jamais plus faim, non plus. L'équilibre temporel entre la faim et le rassasiement est rompu. Facteur aggravant, les « aliments » de grignotage sont de piètre qualité nutritionnelle, pour être poli. Le rythme de la prise des repas ainsi que celui du cycle veille-sommeil constituent donc tous deux des éléments essentiels de la régulation des rythmes biologiques.

Le synchroniseur est susceptible de modifier la phase d'un cycle biologique, c'est-à-dire son rythme et son amplitude. L'exemple classique est l'alternance de lumière et d'obscurité qui induit le cycle veille-sommeil. Le sommeil occupe une place énorme et fondamentale dans la structuration des rythmes circadiens. La lumière entraîne le système circadien chez l'homme, son manque induit des comportements alimentaires déviants et des pathologies dont la plus commune est la dépression (observation fréquente en région circumpolaire). Pour les enfants, sur le plan de la vie sociale, à ces synchroniseurs naturels de l'environnement s'ajoutent le rythme de vie de leurs parents et les contraintes institutionnelles, l'école au premier chef ; cela fait débat depuis des décennies. Ce qui génère, sous des prétextes souvent contestables, des modifications réitérées dommageables aux cycles scolaires. La préservation des rythmes, qu'ils soient biologiques ou psychophysiologiques, est donc indispensable à la bonne santé de l'enfant qui dépend, entre autres, de la qualité de son sommeil dans sa durée et sa régularité.

D'autant que, chez l'enfant, il est bien démontré qu'une privation partielle de sommeil en une seule fois (avec une nuit de seulement cinq heures) suffit à perturber l'apprentissage de tâches les plus complexes (de créativité, par exemple), sur plusieurs jours. En pratique, celles qui sont les plus éloignées des besognes habituelles sont prioritairement affectées. Incidemment, chez les adolescents, la pratique d'horaires décalés pendant le week-end aggrave les difficultés d'endormissement, augmente – pendant le reste de la semaine – la tendance à la somnolence diurne, déjà naturelle pour des raisons physiologiques. Quel que soit leur âge, pour tous les élèves, la coupure du week-end se répercute défavorablement sur le jour qui suit. Les variations journalières de l'activité intellectuelle des enfants sont principalement liées à leurs rythmes biologiques propres, alors que les fluctuations au cours de la semaine résultent davantage de l'influence de l'emploi du temps scolaire. La chrono-psychologie a de l'avenir !

Lapalissade ignorée : un organisme est synchronisé lorsqu'il y a résonance entre ses rythmes biologiques (son horloge biologique) et l'environnement. Toutefois, le mécanisme peut s'enrayer ! Il peut se *désynchroniser !* Le principal motif (hors maladies particulières) de désynchronisation des rythmes circadiens se démasque quand l'harmonie est rompue entre l'horloge biologique qui les contrôle et l'environnement, c'est-à-dire le temps affiché par notre montre. Cette désynchronisation induit « normalement » des affections diverses, elle s'accompagne d'abord de troubles plus ou moins spécifiques, comme la fatigue, la mauvaise qualité du sommeil et de l'appétit, une altération de la concentration et des performances, ce qui gêne bien évidemment l'adulte, et plus encore l'enfant, dont l'activité scolaire et la vie sociale pourront s'en trouver modifiées, engageant son avenir.

D'où peuvent prévenir les désynchronisations ? Deux sont fréquentes : travail de nuit et jet-lag dû aux vols transméridiens, de durée supérieure à environ cinq heures. Retenez tout de même qu'après un modeste vol de cinq heures, votre cycle nycthéméral se recadre en deux jours, tandis que celui de votre température corporelle demande une semaine, et que la sécrétion du fameux cortisol n'est normalisée qu'au terme de quinze à vingt jours.

La *désynchronisation interne* est quant à elle pour le moins mal comprise. Elle est affectée par l'âge, la dépression, ou quelques pathologies, dont les cancers hormono-dépendants (sein, ovaires, prostate, etc.). Bien évidemment certaines maladies, tumeurs cérébrales au premier chef, peuvent directement affecter les régions du cerveau concernées, annihilant leurs fonctions, dissolvant la notion de temps, cassant les rythmes de veille et de sommeil jusqu'à provoquer des rêves éveillés, une prise alimentaire erratique. Tout est désynchronisé. Une maladie rare, dont il a été beaucoup question lors de l'épisode de la vache folle, est dénommée « insomnie familiale fatale », variante des encéphalopathies spongiformes. Elle provoque, entre autres, des hallucinations, des rêves éveillés, des insomnies rebelles, une disparition absolue de la notion de temps, une prise alimentaire anarchique. Les aveugles dont la rétine est complètement inopérante présentent de nombreux troubles de leur organisation temporelle. Car la rétine contient des récepteurs spécifiques et non impliqués dans la perception de la lumière, permettant de stimuler la sécrétion de mélatonine par la glande pinéale. La lumière ne pouvant pas être traduite en signal hormonal de synchronisation, il s'ensuit des symptômes similaires à ceux pouvant apparaître dans d'autres cas de désynchronisation. La moitié des aveugles ont un rythme spontané d'environ vingt-cinq heures, témoignant d'une désynchronisation permanente, mais ce que ne fait plus la rétine est compensé par l'oreille : la sonnerie des cloches ou de l'horloge familiale les informe régulièrement de l'heure. Les douze coups de minuit les recalent ! Plus subtils sont les syndromes de retard, ou d'avance du sommeil. Dans le premier cas, le besoin de se coucher ne se fait sentir qu'en fin de nuit, rendant la vie sociale et alimentaire délicate, car ce retard, presque immuable chez la personne concernée, reste stable ; ce fut le cas de Marcel Proust.

Le footing au bon moment

Il faudrait choisir son heure de la journée pour battre les records ! Pour tout un chacun, il faut mieux faire du sport entre l'heure du thé et celle du dîner, car l'efficacité biologique est optimale en fin d'après-midi et en début de soirée. Ainsi, livré à votre footing, vous accélérez mieux votre rythme cardiaque à cette période de la journée que le matin.

C'est une observation bien commune : l'efficience de l'attention et l'acuité des facultés cognitives (qui sont en quelque sorte l'expression de l'intelligence) sont très variables au cours du nycthémère. Le matin, jusque vers midi, les performances sont supérieures à celles de l'après-midi et, bien évidemment, de la nuit (sauf chez les travailleurs postés, en décalage). Ces fluctuations spontanées portent tout aussi bien sur le traitement de l'information que sur les mécanismes purement cognitifs, comme par exemple l'estimation du temps. D'une manière générale, l'efficacité des processus cognitifs est liée à la qualité des diverses parties du nycthémère, en particulier à celle du sommeil suivant les performances sollicitées. Une mauvaise nuit ne peut que rendre l'examen moins brillant et l'activité sportive moins glorieuse ! Or les oscillations des processus attentionnels et cognitifs sont globalement superposables à l'évolution d'autres paramètres physiologiques, comme la température corporelle, les taux de glucocorticoïdes circulants, ou encore l'excrétion du potassium, traduisant un déterminisme biologique ! Tout se tient.

Et le cortisol dans tout cela ? Le maximum de la teneur en cortisol du sang est observé à 8 heures du matin, le minimum vers minuit. Les amplitudes de variations sont considérables, dans la mesure où les teneurs sont multipliées par au moins cinq ! Les enzymes, très nombreuses, synthétisées sous le contrôle du cortisol ont souvent le même rythme, mais avec des délais, des retards, qui leur sont propres. Il en est de même pour d'autres substances. Si l'on prend comme exemple l'hormone de croissance, les acides gras et les glucides diminuent sa libération, alors que certains acides aminés l'augmentent.

Ce qu'indique le taux de cortisol

Deux importants systèmes présentant des variations nycthémérales sont la synthèse du cholestérol et le cortisol (découvert dans les années 1950...). La survenue d'une crise cardiaque se prédit dans les cheveux. Comment ? En mesurant la teneur en cortisol, qui y augmente trois mois avant la crise. Tout au moins chez les Canadiens qui ont étudié le phénomène.

Quelles interférences entre la chronobiologie et le stress ? Ce dernier pourrait augmenter le taux de graisses dans le sang suivant le repas (son accroissement trop rapide et trop ample est dangereux ; cela se dénomme lipémie postprandiale) et, de ce fait, majorer le risque de cardiopathie ischémique. La souffrance elle-même, outre ses pulsations propres, obéit à des rythmes. Ainsi, une chrono-pharmacologie du traitement de la douleur est la conséquence d'une chronobiologie de la douleur. Ainsi, au moins chez la souris, le rythme de l'effet analgésique de la morphine est à mettre en parallèle avec celui de récepteurs μ. La peau elle-même est soumise à une horloge circadienne ! Combinaison intéressante de chronothérapie : la lumière (afin de recaler le système immunitaire) avec les corticoïdes, dans le traitement de la sclérose en plaques.

Mélatonine : la baguette du chef d'orchestre

La mélatonine est sécrétée par la glande pinéale, ou épiphyse (par distinction avec une autre structure du cerveau, l'hypophyse). Glande qui connut son heure de gloire avec Descartes : il y trouva la localisation de l'âme. Rien de moins. Auparavant, elle fut considérée comme le réceptacle-toilette des résidus et déchets produits par la « distillation » des esprits animaux du cerveau. En fait, on sait maintenant que, sous l'effet de la stimulation par la lumière (le jour), elle arrête de sécréter la mélatonine, c'est la veille ; quand elle recommence à le faire, c'est la nuit. Comme l'écrivait Voltaire : « Le soleil est l'horloge de l'univers. » Preuve de son rôle central : dans une maladie héréditaire génétique rare (le syndrome de

Smith-Magenis), l'inversion du rythme circadien du sommeil est associée à celle de la sécrétion de mélatonine. Incidemment, cette substance n'est pas recommandée aux asthmatiques, dont la chronobiologie des crises prévoit le maximum vers 4 heures du matin, car elle aggrave les symptômes nocturnes. L'un des rôles de la mélatonine (une indole-amine dénommée N-acétyl-5-méthoxytryptamine) est de neutraliser les radicaux libres ; en supplémentation elle évite la peroxydation (et de ce fait a été proposée comme vitamine). Elle a même été prescrite dans le cadre de la prévention de la cataracte et du glaucome, outre son indication classique dans l'évitement du jet-lag. Sa présence dans quelques plantes médicinales pourrait expliquer leurs activités.

Mélatonine : de la plante à l'homme ?

Cette substance a été trouvée dans certains fruits (cerises Montmorency et Balaton, *Prunus cerasus*). Sa présence a été montrée (par radio-immuno-essai) dans ces végétaux comestibles, son rôle étant probablement de réaliser la synchronie avec le rythme circadien. En général, il en est de même pour les fleurs et les végétaux : sa concentration s'accroît durant le mûrissement, alors que, dans les graines, elle pourrait participer à leur protection.

Il convient de ne pas négliger le fait que la mélatonine existe en quantités importantes dans la sphère gastro-intestinale (il y en a quatre cents fois plus que dans la glande pinéale). Sa présence dans le lait a permis de proposer son rôle dans la mise en place du rythme circadien chez les nourrissons ; résultat, hélas non confirmé, tout au moins chez le rat.

L'hormone de l'obscurité : attention aux LED !

Le cerveau élabore la mélatonine la nuit, quand la rétine ne reçoit plus d'éclairage. Observation importante : la lumière bleue est la plus efficace pour éteindre cette synthèse, par conséquent perturber l'endormissement et donc le sommeil. Or la lumière de vos ampoules LED, qui présente bien des avantages, émet beaucoup en bleu ! En conséquence pratique : ne travaillez pas trop tard le soir devant votre écran d'ordinateur, sur votre smartphone ou votre tablette, car leur luminosité affaiblira la synthèse de mélatonine dans votre cerveau, empêchant l'endormissement. Si, pendant la nuit, vous avez une petite fringale (ce qui n'est pas recommandable), ou une envie pressante (messieurs, à parti d'un certain âge, prostate oblige), n'allumez surtout pas la lumière, surtout si les ampoules sont LED. Ce flash stoppe les synthèses de mélatonine dans votre cerveau et, en conséquence, empêchera votre rendormissement, puis votre sommeil. Vous pouvez aussi acheter des lunettes qui filtrent la lumière bleue, mais c'est plus cher.

Contre la somnolence au volant, la lumière bleue s'avère aussi efficace que le café ! Tout au moins à partir du moment ou le conducteur n'est pas gêné par elle. Trop de lumière, à de mauvais moments, nuit à la bonne santé : la pollution lumineuse est donc un nouveau risque de la civilisation moderne. Même la pleine lune exerce un effet sur le sommeil ! Globalement, la nuit se trouve écourtée d'environ vingt minutes, qui plus est, il est plus difficile de s'endormir (en moyenne, cinq minutes de plus). Avec 30 % de moins de sommeil profond. Histoire à suivre.

Concernant la mélatonine, les allégations autorisées sur les emballages par l'Efsa sont :

« Contribue à atténuer les effets du décalage horaire. »
« Contribue à réduire le temps d'endormissement. »

Alzheimer et mélatonine ? La maladie d'Alzheimer, quand elle est déjà avancée, s'accompagne d'une manifeste déstructuration du sommeil. Les caractéristiques sont des éveils nocturnes fréquents, des épisodes de sommeil diurne, tout cela lié à une agitation globale et à de multiples défauts de l'attention (ces symptômes sont liés à des systèmes de neurotransmission fonctionnant avec un neuromédiateur particulier, l'acétylcholine). Par ailleurs d'autres perturbations des rythmes circadiens sont relativement communes : altérations de la prise alimentaire, du métabolisme, de la régulation de la température corporelle et des rythmes endocriniens, en particulier de la mélatonine et du cortisol. De ce fait, il n'est pas illégitime de penser que le centre du contrôle circadien soit aussi touché par la maladie. Il est donc possible d'envisager des traitements pour « resynchroniser » l'activité des patients en agissant sur le niveau d'éclairement ou sur les taux de mélatonine circulante. Quelques études rapportent une amélioration des comportements de certains patients après photothérapie (qui diminue la sécrétion de mélatonine par la glande pinéale, via la stimulation de la rétine par la lumière) ou l'administration de mélatonine. Mais hélas pas tous ! Pourquoi les poussées de sclérose en plaques semblent-elles moins fréquentes en automne et en hiver ? Sans doute à cause d'une insuffisance de mélatonine (la vitamine D serait aussi impliquée).

Le rythme circadien des personnes âgées

Ce rythme est perturbé. Il est en outre accentué par les maladies de Parkinson, d'Alzheimer, la chorée de Huntington. Des facteurs circulants seraient impliqués, outre le cerveau lui-même, le cortisol et la mélatonine. Il y a donc encore beaucoup de mystères à percer !

Sans mémoire, il n'y aurait pas de possibilité de constatation du changement, et par conséquent pas d'appréhension du temps qui s'écoule. Or la mémoire elle-même flanche quand l'horloge interne n'est pas respectée. L'expérience mérite d'être contée. Des chercheurs de la célèbre Université de Stanford, aux États-Unis, ont perturbé le cycle circadien de hamsters en les exposant à la lumière, avant de les placer, pendant un temps, en présence de plusieurs objets, pour qu'ils se familiarisent avec eux. Ils ont ensuite introduit un objet inconnu. Normalement, cet intrus aurait dû générer une curiosité accrue de la part des animaux. Or ceux dont l'horloge interne a été perturbée, ont autant dédaigné le nouvel objet que les autres babioles, comme si tous leur semblaient similaires. La chimie fine du cerveau est mise en pratique, car un neurotransmetteur y est présent en trop grande quantité lorsque l'horloge interne est modifiée : le GABA (acide gamma-amino-butyrique) ; il inhiberait le fonctionnement des structures cérébrales impliquées dans la mémorisation. Preuve *a contrario*, lorsqu'un antagoniste du GABA est injecté aux hamsters, ils retrouvent la mémoire.

Le travail de nuit ou posté induit une perturbation de l'organisation temporelle de l'intéressé, associée à des difficultés pour assurer une alimentation régulière et satisfaisante. Pour les individus (et leurs employeurs), le grand problème social, et économique, résulte de la difficulté de savoir sélectionner les personnes tolérantes ou non à ce type de travail. Cela pourrait cependant rendre bien des services ! La chrono-prévention des risques (influences du travail posté et de celui de nuit) sur la santé au travail, sur l'analyse et la couverture des risques, constitue un véritable problème de santé publique ; elle a de l'avenir. Le travail en trois-huit peut-il non seulement dérégler, mais aussi rendre malade ? Le cancer du sein est plus fréquent (contrairement à celui du poumon) chez les travailleuses qui sont surexposées à la lumière la nuit ! Cela a été démontré en Israël, en comparant des villes très éclairées la nuit, à d'autres qui ne le sont pas, ou beaucoup moins. Ce qui est sans doute à mettre en relation avec le dérèglement de la mélatonine qui exerce des propriétés arrêtant l'évolution des tumeurs (oncostatiques) et antioxydantes. Le travail de nuit est aussi néfaste pour l'os.

La mélatonine à la bonne heure

Absorber de la mélatonine le matin perturbe ensuite les fonctions psychomotrices et la vigilance. C'est la raison pour laquelle, il est recommandé de suivre les prescriptions du médecin.

À certains âges de la vie : les besoins spécifiques du cerveau. Histoires de rachitiques et de crétins

Certaines étapes chronologiques de la vie entraînent des conséquences permanentes, alors que d'autres s'exprimeront bien longtemps après. Car la qualité de l'alimentation peut rendre continûment la vie invivable, ou bien induire un bon (ou mauvais) état de santé plusieurs décennies plus tard. Ainsi, concernant les crétins et les rachitiques, les choses sont, à partir d'un moment donné, « pliées » pour des décennies. Pour les victimes de la carence en iode, les dés sont définitivement jetés : c'est l'idiotie ! Le qualificatif de crétin est d'ordre médical, conséquence d'un déficit en iode de la mère pendant la grossesse, et cela pour le restant des jours de l'enfant, devenu adulte, c'est-à-dire des dizaines d'années ! Exemple, s'il en fallait, de l'effet d'un nutriment (présent dans un aliment) sur la structure et la fonction du cerveau. Pour les autres, la conséquence du déficit en vitamine D ne se démasquera que trois ou quatre décennies plus tard ; le calcium alimentaire et l'exercice physique de la petite fille font le lit, ou non, de son ostéoporose quarante ans plus tard, irrémédiablement. La femme de 50 ans a préparé sa ménopause dès l'âge de 12 ans. Ce sont deux exemples d'effets à long terme, de séquences impitoyables. Gare alors, pendant l'enfance, au déficit alimentaire en vitamine D et en calcium (ainsi qu'en protéines de qualité), et au manque d'exercice physique.

L'iode influe directement sur le fonctionnement cérébral et l'intelligence !

La preuve en est l'expression « crétin des Alpes », conséquence du retard mental provoqué, chez les enfants de ces régions, par la carence alimentaire en iode de leur mère pendant leur grossesse. L'injure de « crétin » est donc un terme strictement médical... du moins à son origine.

L'iode : le cerveau intelligent dès avant la naissance !

Les allégations autorisées par l'Efsa sont :

« Contribue à une fonction cognitive normale. »
« Contribue au fonctionnement normal du système nerveux. »
« Contribue à un métabolisme énergétique normal. »
« Contribue au maintien d'une peau normale. »
« Contribue à la production normale d'hormone thyroïdienne et à une fonction thyroïdienne normale. »

Bien que le crétinisme alpin soit connu depuis au moins le XIIIe siècle, la relation entre le goitre et le déficit en iode alimentaire n'a été faite pour la première fois qu'en 1848, par une commission mandatée par le roi de Sardaigne. Incidemment, le mot « crétin » viendrait de chrétien, car les esprits simples (vivant dans les régions affectées par un goitre endémique), qualifiés alors d'innocents ou de benêts, étaient protégés de Dieu. Pour d'autres, l'étymologie est *creta*, craie, à cause du teint blanchâtre des malades affectés. Allez savoir ! Sans surprise, grand témoin de son époque, Honoré de Balzac, dans *Le Médecin de campagne*, l'a bien identifié : « Là où se trouvent des crétins, la population croit que la présence d'un être de cette espèce porte bonheur à la famille. Cette croyance sert à rendre douce une vie qui, dans le sein des villes, serait condamnée aux rigueurs d'une fausse philanthropie et à la discipline d'un hospice. Dans la vallée supérieure de l'Isère, où ils abondent, les crétins vivent en plein air avec les troupeaux qu'ils sont dressés à garder. Au moins sont-ils libres et respectés comme doit l'être le malheur. » En tout état de cause les médecins qualifiaient d'idiotie cet effondrement des fonctions intellectuelles. Tout cela à cause du manque d'iode alimentaire. Le déficit en cet oligoélément représente la première cause mondiale de déficit intellectuel, qu'il serait pourtant possible de prévenir.

L'iode fut découvert en 1811 dans les algues marines (dont le carbonate de sodium était utilisé pour fabriquer la poudre à canon, avec le salpêtre), et dénommé comme tel par Gay-Luyssac (qui n'eut pas à manifester une grande imagination : *iôdês* signifie « violet », la couleur des vapeurs d'iode). Il constitue l'un des oligoéléments présents dans le corps humain en quantités extrêmement faibles : 15 à 20 mg chez un adulte ! C'est donc un élément réellement trace ; preuve, s'il en faut, que d'infimes quantités peuvent développer des influences phénoménales. Il occupe en effet la fonction de clef de voûte, ou plutôt de chef d'orchestre. Car, chez l'être humain, sa seule activité majeure connue à l'heure actuelle est de participer à la composition des hormones sécrétées par la glande thyroïde (leurs noms sont tétra-iodothyronine, thyroxine ou T4, découverte en 1910 par un Américain, à partir de 3 tonnes de thyroïde de porc ; et tri-iodothyronine ou T3, substance la plus active, détectée en 1952 par un Français). Cette glande thyroïde (qualificatif qui signifie : « en forme de bouclier ») est située à la base du coup ; son volume signifiait la virginité, tout au moins à Rome. Ces hormones jouent un rôle déterminant dans le métabolisme de toutes les cellules de l'organisme ; plus spécialement dans le processus de croissance de la plupart des organes, du cerveau au premier chef. Chez l'homme, le développement cérébral s'effectue essentiellement durant la vie fœtale, puis se poursuit encore très activement jusqu'à la fin de la troisième année de la vie. Par conséquent, un déficit en iode ou en hormones thyroïdiennes, survenant durant cette période critique de la vie, chronologiquement bien précise, aura pour conséquence non seulement un ralentissement de l'activité métabolique de toutes les cellules, mais également des altérations permanentes dans le développement du cerveau, dont la plus évidente est un retard mental irréversible. Le déficit alimentaire en iode, outre les altérations intellectuelles et des perturbations motrices, touche aussi l'audition, à tous les âges.

Protéger sa thyroïde

L'hormone thyroïdienne active (la T3) est élaborée à partir de la thyroxine (la T4) grâce à des mécanismes enzymatiques qui impliquent le sélénium. Par ailleurs, cet oligoélément (intégré dans des molécules relativement simples) protège la thyroïde contre les mécanismes délétères d'oxydation. De ce fait, c'est le tissu du corps humain qui contient le plus d'iode et de sélénium (rapporté à son poids). Mangez de l'iode et du sélénium : abusez du poisson !

Pour l'homme, bien évidemment, la source exclusive d'iode est la nourriture. L'oligoélément étant essentiellement maritime, il n'est pas surprenant que le taux le plus élevé se trouve dans les produits de la mer ;

ainsi que dans le sel iodé. Distinction importante : si les poissons de mer en sont riches, ceux d'eau douce le sont beaucoup moins. La quantité d'iode présente dans les végétaux, les céréales ou l'eau, est fonction de sa teneur dans les sols afférents. Le lait et les produits laitiers en sont une bonne source, quoique les teneurs soient relativement variables selon les saisons, l'alimentation des animaux et les régions ; c'est-à-dire selon la nature des sols, l'abondance de la pluviométrie et sa charge en iode. Il a même été proposé d'améliorer la ration des animaux avec de l'iode, pour qu'il fournisse un lait naturellement enrichi ; opération fructueuse et modérément onéreuse, puisque pour la vache Holstein, par exemple, 40 % de l'ajout est retrouvé dans son lait. Incidemment, la teneur en iode dans le lait bio est de 40 % inférieure à celle du lait habituel. Tiens donc !

L'iode des produits laitiers

Les produits laitiers assurent près de 70 % des apports en iode chez les enfants et la moitié chez les adultes, ce qui est considérable, il n'y a pas que le calcium qui soit à mettre sur la cimaise ! Toutefois, cette position dominante ne devrait pas être, car elle est la conséquence de la négligence coupable en poissons et fruits de mer ! Très sérieusement, il est envisagé d'ajouter de l'iode aux aliments du bétail, afin que le lait s'en trouve plus riche.

Les besoins en iode augmentent de 50 % pendant la grossesse ! Car la mère a besoin de plus grandes quantités d'iode pour elle-même, ensuite elle en transfère beaucoup à son fœtus ; de plus elle en élimine plus dans les urines. Spécificité exceptionnelle : la biodisponibilité de l'iode est supérieure à 90 %. Sur une population entière, le déficit en iode diminue le QI de 12 à 13 points, ce qui est considérable. Drame mondial : le coût de la supplémentation en iode revient à 0,02 à 0,05 dollar par enfant, alors que le coût d'une vie préservée est de 1 000 dollars, et le bénéfice par année de vie de qualité préservée de 34 à 36 dollars…

Concernant la couverture en iode, l'impact de la consommation de poissons et de fruits de mer est évident. Celle du lait peut sembler inattendue à certains, alors qu'elle est pourtant bien documentée. En pratique, la consommation de lait est en relation avec l'état thyroïdien. Par exemple, en Islande, pourtant pays insulaire, mais soumis aux mêmes aléas alimentaires que tous les pays qualifiés de développés, abusivement en l'occurrence, la source alimentaire d'iode est le lait et le poisson ; or, leur consommation diminuant, les pouvoirs publics envisagent de supplémenter le sel… En Espagne, la probabilité pour qu'un enfant souffre d'un QI bas est en relation avec la négligence du sel iodé, ainsi qu'avec la consommation de moins d'une portion quotidienne de lait ! En Chine, en 2007, 375 millions de personnes souffrent d'un goitre ! Pour y remédier, de gigantesques programmes de promotion de sel iodé dans certaines régions ont abouti à une augmentation du QI des enfants (de près de 6 points dans certaines régions), se traduisant par un meilleur taux de succès scolaire (passant, en dix ans, de 1995 à 2005, de 21 à 51 %, alors que le nombre de goitres était divisé par trois). Le QI des enfants en Afghanistan est réduit d'au moins 10 points par déficit en iode, ce défaut a été corrigé au Rajasthan par la supplémentation.

Certains pays africains côtiers consomment du poisson séché au soleil. Or il est presque dépourvu d'iode, car, volatil, il s'évapore lors de ce type de dessiccation ; ses consommateurs sont donc touchés par le goitre. Pour des raisons de volatilité, le sel iodé est du sel de mer (séché éventuellement au soleil, procédé lui faisant perdre son iode, le célébrissime sel de Guérande n'échappe pas à la règle) auquel on ajoute de l'iode. Donc, contrairement aux idées reçues, le sel gemme ne contient pas moins d'iode que le sel de mer. La démonstration indéniable en fut donnée par Boussingault (fondateur de la chimie agricole, né la même année que Victor Hugo), en Amérique du Sud. Il observait un plus grand nombre de goitreux chez les populations consommant du sel de mer que chez celles utilisant celui des carrières. Le Chili, avec ses mines, produit encore à ce jour les quatre cinquièmes du sel exporté dans le monde ; dans ses *salares* de la cordillère des Andes. Ce sel gemme est extrait de mines de sel, de triste renommée pendant la dernière guerre, épuisant les prisonniers qui y travaillaient dans des conditions effroyables, notamment en Silésie. Finalement, au bord de la mer, pour ioder l'organisme, il est beaucoup plus efficace de manger des moules, des huîtres et des poissons que de respirer à pleins poumons l'air iodé… car la diversité alimentaire, une fois de plus est incontournable. Chacun le sait bien, l'océan constitue le principal réservoir d'iode sur le globe terrestre ; chimiquement il s'y trouve sous forme d'iodures, que la lumière solaire oxyde en iode élémentaire à la surface de l'eau. Comme cet élément est volatil, il diffuse dans l'atmosphère et se retrouve dans les nuages : ce sont donc les premières précipitations, près des mers et des océans, qui contiennent les plus grandes quantités d'iode ; sa concentration dans l'eau de pluie et dans l'atmosphère diminue par conséquent au fur et à mesure que l'on s'éloigne des côtes maritimes. L'iode présent dans le sol est, quant à lui, finalement entraîné vers les rivières par les eaux de ruissellement, qui retournent à la mer, bouclant le circuit. Les sols les plus pauvres, et sur lesquels les populations présentent un risque majeur de développer des maladies thyroïdiennes par carence, sont par conséquent les zones montagneuses qui ont été le plus longtemps recouvertes par les glaciers du quaternaire, ainsi que les régions situées au centre des continents, car elles sont arrosées par une eau de pluie très pauvre en iode. Comme les Alpes, les Andes, l'Himalaya.

Le sel, pauvre en iode ?

Contrairement à une idée fort répandue, le sel de mer ne contient que très peu d'iode, car il s'est évaporé lors du séchage à l'air libre et au soleil, dans les marais salants. Il faut donc obligatoirement en rajouter, pour proposer du sel réellement iodé.

La prévention des insuffisances thyroïdiennes a été organisée sur une très large échelle dans le monde, grâce à des programmes de supplémentation de l'alimentation : l'iodation du sel s'est avérée remarquablement efficace ; dès qu'elle a été institutionnalisée. Le sel iodé a ainsi rendu des services inestimables. À condition toutefois de ne pas le stocker trop longtemps dans des boîtes en carton. En effet, cet élément tend à se concentrer dans le carton, puis à s'évaporer, au point de disparaître au bout de quelques années. Le sel de table, iodé, fut un véritable alicament avant l'heure. Lorsque ce moyen faisait défaut, d'autres techniques y ont suppléé, telles que l'administration d'huile iodée, lentement résorbable, bue ou injecté en piqûre intramusculaire, ou encore l'iodation de l'eau de boisson. Ces actions ont permis non seulement l'éradication du goitre et du crétinisme endémique, mais aussi une amélioration des performances intellectuelles d'enfants.

Le déficit en iode constitue dorénavant un grave problème de santé publique, en Angleterre, par exemple. Chez nous aussi, donc ! Il est plus que temps que nos autorités sanitaires le prennent en compte. En France, le crétinisme touche tout de même en moyenne un nouveau-né sur 4 500 naissances, alors que dans les régions déficitaires, le chiffre est multiplié par 10 : entre 1 % et 5 %, voire plus ! Pour ce qui concerne les adultes, selon les régions françaises, de 5 à 21 % des hommes et de 9 à 23 % des femmes ont un goitre débutant ou des nodules, conséquence d'une déficience alimentaire en iode ! Les fréquences les plus élevées sont constatées dans l'Est, le Centre et les Alpes. Globalement, plus le goitre est gros, plus l'iode dans le sang est faible et plus l'alimentation en est déficitaire. Le goitre tend actuellement à réapparaître, car les personnes consomment une part croissante de plats préparés industriellement, chez eux et surtout en restauration collective. Or le sel iodé y est interdit : pas de sel iodé pour préparer les charcuteries ! Quelle ineptie ! Il y a quelques années déjà, l'Académie de médecine notait avec autorité : « Il paraît *illogique* de ne pas ioder la totalité du sel agroalimentaire. En effet, il est bien connu que le sel dit de table ne représente qu'une faible proportion (moins de 2 grammes) des apports quotidiens en chlorure de sodium, estimés à 10 grammes environ quotidien. Il est donc à craindre que l'enrichissement du seul sel de table, même s'il est augmenté à 20 milligrammes par kilo de sel (il est actuellement de 10 à 15 milligrammes d'iode par kilo), ne soit trop faible pour assurer un apport iodé suffisant. C'est pourquoi la totalité du sel alimentaire en France devrait être iodée, quelles que soient sa provenance et son utilisation, familiale ou industrielle… » Il est par ailleurs recommandé que les emballages soient strictement hermétiques, avec une date limite d'utilisation n'excédant pas trois mois !

À quel moment optimiser sa consommation d'iode ?

Les variations circadiennes de la teneur en iode du sang montrent un minimum le matin entre 8 et 11 heures En fait, elles dépendent largement de l'alimentation, c'est pourquoi vous devez obligatoirement recueillir les urines de vingt-quatre heures pour y faire doser l'iode, afin d'éviter les fluctuations et d'obtenir des résultats fiables. Globalement, la glande thyroïde trouve à sa disposition deux fois plus d'iode pendant la nuit. Le poisson et les fruits de mer, au dîner du soir, ne sont donc sans doute pas inutiles.

Et ne pas oublier que l'iode seul n'est que modérément efficace ; ainsi, la fabrication dans la thyroïde de l'hormone thyroïdienne nécessite la présence de sélénium, entre autres.

Dans quels aliments trouver utilement l'iode ?

Grammes d'aliment fournissant 50 % AJR (ou des AQR) d'iode (soit 75 µg/jour)	Iode	Microgrammes d'iode dans 100 grammes d'aliment
25	***Moule (chair)***	***300***
50	***Cabillaud***	***150***
100 (4-6 huîtres n°s 2-3)	***Huître (chair)***	***70***
125 à 250	***Poisson***	***30 à 60***
150	Roquefort, œuf	50
200 à 300	Fromages	25 à 40
300	yaourt	20
650	Lait, steak, rognon	11
1 000	Riz blanc	8
1 250	Pain, pâtes, jambon, persil	6
1 500-7 500	Viande	1 à 5
2 500	Banane, reine-claude	3
2 500-15 000	Légumes	0,5 à 3
7 500-75 000	Fruits	0,1 à 1

En gras italique : sélection des aliments réellement utiles ; notamment compte tenu des portions usuelles. D'après INRA-CNEVA-CIQUAL. Aliments crus ; chiffres arrondis. AJR : apports journaliers recommandés pour un adulte (*JO* du 26 décembre 1993 ; 150 µg/jour pour l'iode). Les AJR sont identiques aux ANC (apports nutritionnels conseillés). Pour un enfant il faut à peu près la moitié de la ration d'un adulte. AQR : apports quotidiens de référence de l'Union européenne, *JOUE* du 22 novembre 2011 : 150 µg/jour. L'œuf standard fournit un iode au même prix que celui des moules, deux aliments particulièrement bon marché ; et dix fois inférieur à celui des huîtres (sachant que, tout de même, l'efficacité biologique demande un luxe très modeste qui se situe à... six huîtres, quand elles sont des numéros 2 ou 3) ; et huit à dix fois inférieur à celui des poissons les mieux pourvus, exception faite du cabillaud.

La vitamine D : pas seulement au diapason du calcium. Crâne et cerveau

> **Les allégations autorisées par l'Efsa sont :**
>
> « Contribue à l'absorption et à l'utilisation normale du calcium et du phosphore. »
> « Contribue à une calcémie normale. »
> « Contribue au maintien d'une ossature normale. »
> « Contribue au maintien d'une fonction musculaire normale. »
> « Contribue au maintien d'une dentition normale. »
> « Contribue au fonctionnement normal du système immunitaire. »
> « Joue un rôle dans le processus de division cellulaire. »

Tout d'abord, un petit point de nomenclature : la vitamine D recouvre indifféremment la vitamine D3 (cholécalciférol, d'origine animale et donc humaine) et la vitamine D2 (ergocalciférol, végétal). Quitte à acheter des ampoules, demandez donc de la vitamine D3. Le qualificatif de vitamine est inapproprié, car nous savons la fabriquer (dans la peau, grâce au cholestérol et aux UVB), aisément quand on est jeune, beaucoup moins après !

Des résultats récents ont défrayé la chronique : moins de vitamine D induirait moins de mémoire ! Et surtout moins de cognition... Mais il est encore trop tôt pour conclure définitivement. De plus, la découverte date de peu, la vitamine D joue un rôle dans la régulation des biorythmes du cerveau, et plus particulièrement au niveau de quelques neurones du noyau central de l'amygdale (ceux de la région périventriculaire de l'hypothalamus). Point d'importance, elle est impliquée dans la régulation de certaines fonctions de la barrière hémato-encéphalique (BHE) chez des espèces touchées par les changements saisonniers.

La vitamine D agit donc là où personne n'ignore qu'elle est indispensable : dans la chronologie de l'ossification. Coexistence alimentaire et sociale : l'os, au rythme du calcium, de la vitamine D, des protéines, de l'exercice physique ! Mais cette vitamine revient en force sur le devant de scène de la bonne santé, car elle concerne directement le rein, le pancréas, le côlon, la parathyroïde, la prostate, les tissus adipeux (adipocytes), l'utérus (ses cellules déciduales), les macrophages (intervenant dans l'immunité), les cellules dendritiques. Au fil du temps, ne tombez donc pas sur un os (c'est le cas de le dire !) : mangez des aliments riches en vitamine D ; ensoleillez-vous le corps et l'esprit. Par exemple, elle rend meilleure la performance musculaire du senior. En outre, autre mise en évidence récente, elle améliorerait l'immunité contre la tuberculose (alors que le mécanisme d'action contre le bacille *Mycobacterium tuberculosis* a tout de même été débusqué en 1980 : sous l'action de la vitamine D, les cellules qui l'attaquent, les macrophages, sécrètent une sorte d'antibiotique naturel). À une époque où les antibiotiques n'existaient pas, les sanatoriums avaient donc du bon ! D'une manière générale, non seulement la vitamine D écarte le risque infectieux, mais elle contribue à le prévenir, en optimisant l'efficacité de la vaccination. Elle éviterait, dans une certaine mesure, le rhume et la grippe. Sa présence dans les aliments divise par deux ou trois le risque de maladie cardio-vasculaire, sans doute parce qu'elle améliore les paramètres biologiques des facteurs de risque, La vitamine D contribue manifestement à diminuer la pression artérielle, réduisant par conséquent nombre de pathologies associées à une pression trop élevée, et même l'AVC. Constatation inquiétante : 75 % femmes souffrant d'un cancer ont un niveau bas de vitamine D. Elle serait utile dans la sclérose en plaques. Une méta-analyse de 18 essais d'intervention (vitamine D contre placebo) regroupant environ 50 000 patients a même retrouvé un taux de mortalité significativement plus faible (de 7 %) dans les groupes « vitamine D » que dans les groupes placebo. Cette vitamine touche près de 200 gènes qui influencent prolifération cellulaire, apoptose (mort cellulaire programmée, naturelle), angiogenèse, différenciation des cellules normales et cancéreuses.

Vitamine D et anorexie mentale

L'horloge biologique des cartilages est sous contrôle de la vitamine D. Plus généralement, pour ce qui concerne l'anorexie mentale (qui altère le renouvellement osseux), accompagnant sa récupération objectivée par un gain de poids, l'horloge circadienne de résorption osseuse est restaurée grâce à la vitamine D.

Souvenez-vous que la vitamine D dont l'être humain dispose trouve son origine dans deux sources totalement différentes : la fabrication par la peau et les aliments. Leur importance relative varie considérablement selon les situations climatiques et les habitudes alimentaires. La synthèse est réalisée dans les couches profondes de la peau (le derme). Sous l'action des rayons ultraviolets de la lumière solaire (UVB), les stérols naturellement présents dans l'organisme s'y transforment alors en vitamine D. Cette production peut normalement couvrir l'essentiel des besoins de l'homme adulte, à la stricte condition qu'il soit jeune, au soleil, qui plus est vivant presque nu, à poil mais pas trop velu (pour que les rayons solaires atteignent la peau). Elle s'avère donc le plus souvent insuffisante par défaut quantitatif ou qualitatif du rayonnement ultraviolet. Plusieurs causes concourent au déficit dermatologique : les contraintes et habitudes vestimentaires, la pollution de l'air qui filtre les UV, un séjour permanent sous un faible ensoleillement, ainsi que la couleur de la peau. Blanche, elle peut par exemple en synthétiser cinquante fois plus que si elle est noire. Enfin, la qualité de la peau elle-même joue un rôle important : pour une même exposition au soleil, l'efficacité de synthèse est quadruple à 20 ans de ce qu'elle est à 80 ans ! Deux exemples montrent que le soleil ne fait pas tout. D'abord, malgré le soleil, les athlètes moyen-orientaux sont curieusement déficients en vitamine D, pour 90 % d'entre eux ; ils sont pourtant bien ensoleillés ! Ensuite, les enfants africains sont les plus sujets au rachitisme. Pour des raisons alimentaires, évidemment, hélas, mais aussi parce que le soleil tapant fort, ils passent leur vie à l'ombre.

Les femmes enceintes doivent être supplémentées systématiquement dès le septième mois de grossesse. Mais vous êtes aussi probablement concerné, car plus de 70 % des Français sont déficients en vitamine D ; ce qui ne veut pas dire qu'ils soient obligatoirement carencés, donc malades ! L'étude française Suvimax le révèle et d'autres enquêtes le confirment (celle du Credoc en particulier). Les autorités de santé préconisent une supplémentation médicamenteuse en hiver, pour presque tous ; elle l'est systématiquement en pédiatrie… Les produits laitiers enrichis présentent alors incontestablement une utilité pour les personnes (à risque, c'est-à-dire beaucoup de monde) sans médication. Pour les plus de 60 ans, la supplémentation hivernale en vitamine D est nécessaire pour obtenir des taux sériques suffisants en vue d'une bonne santé générale et osseuse. La fréquence de l'insuffisance en vitamine D étant extrêmement importante, la question qui se pose n'est plus de savoir s'il faut supplémenter, mais plutôt quand faut-il supplémenter systématiquement et à quelles doses.

Un duo de choc : calcium et vitamine D

Le calcium est vain, s'il n'est pas accompagné de vitamine D, qui assure, entre autres, sa captation au niveau des intestins, puis sa fixation sur l'os. N'hésitez pas à reprendre du poisson (ou des fruits de mer) *et* du fromage !

Sa fonction première est évidemment d'accroître l'absorption digestive du calcium, mais elle intervient aussi dans son dépôt au sein de la cellule osseuse sous forme de phosphate de calcium. Elle en régule enfin l'élimination rénale. Les nombreux rôles que jouent les dérivés de la vitamine D permettent de la considérer comme une véritable hormone contrôlant, avec la parathormone et la thyrocalcitonine, le métabolisme de ce minéral.

La vitamine D stimule l'immunité

Qu'il s'agisse de celle qui est innée (lutte anti-infectieuse) ou de celle qui est acquise, manifestée par des maladies auto-immunes (peut-être diabète de type 1 et sclérose en plaques).

Les apports alimentaires de vitamine D s'avèrent donc fondamentaux. Or ils sont malheureusement presque toujours faibles, car les nourritures qui en sont riches sont rares, sinon peu diversifiées. Le saumon, le hareng, l'huître, le flétan et l'œuf sont les aliments les plus nantis, avant le foie d'animal et après l'huile de foie de morue. Le lait et le beurre contiennent aussi naturellement de la vitamine D. À moins que vous ne préfériez le médicament du pharmacien ? Ne grimacez pas ! Ajouté dans la salade ou sur une tartine beurrée, le contenu de l'ampoule de foie de morue est presque imperceptible. Il est tout à fait astucieux de supplémenter les huiles d'assaisonnement, du fait même des caractéristiques physico-chimiques de la vitamine D ; car elle se dissout parfaitement dans les graisses, donc dans l'huile. Physiologiquement et culinairement parlant, le plus efficace est de rajouter des morceaux de fromage dans la salade composée assaisonnée avec de l'huile de colza (pour les oméga-3), enrichie elle-même en vitamine D.

Démonstration *a contrario* de l'importance de l'apport alimentaire

Une étude anglaise a montré que 55 % des enfants végétaliens (ni viandes, ni laitages, ni œufs) étaient médicalement rachitiques… En fait la préoccupation de santé publique concerne la mise en place de structures d'accueil pour ces futures femmes quand elles accoucheront : leur rachitisme leur posera des problèmes obstétriques à ce moment-là.

Pour lire sur l'étiquette de l'ampoule de vitamine D : 1 mg = 40 000 UI (on préfère utiliser comme mesure le µg : 1 µg = 40 UI). C'est une vitamine qui est stockée dans l'organisme ; il est donc possible de se « recharger » en vitamine D pour trois mois, voire six. Les ampoules contiennent des quantités *ad hoc*, représentant plusieurs dizaines de fois les recommandations de consommation quotidienne. Les apports conseillés actuels sont de 200 à 600 UI/jour, selon les âges, le sexe, mais les experts proposent 1 000 à 4 000 ! Affaire à suivre.

La vitamine D est sensible à l'oxydation, à la lumière et à la chaleur. Les pertes, lors de la cuisson, sont du même ordre de grandeur que celles de la vitamine A, c'est-à-dire généralement inférieures à 20 %. Bien évidemment, les conditions de stockage des produits, quels qu'ils soient, jouent également un rôle important.

Rapport qualité/prix : la vitamine D la moins chère
Prix (en euros) pour la moitié des apports journaliers recommandés

Vitamine D	Euros pour 3 µg (50 % AJR, 60 % AQR)
Hareng, maquereau, sardine	***0,18***
Saumon	***0,45***
Œuf standard	***0,6***
Thon, truite, œuf labellisés	***1,3***
Huîtres (environ 6 huîtres nos 2 ou 3)	***2,4***
Foie de génisse	***3,3***
Anguille, rouget	12
Foie de volaille	17
Lotte	26
Foie de veau	35

En gras italique : les aliments réellement utiles, compte tenu des portions usuelles. Contrairement à ce qui généralement affirmé, tous les poissons ne sont pas riches en vitamine D, certains en sont même extrêmement pauvres, comme la sole. Il s'agit donc de ne pas tomber dans le lieu commun, sans mauvais jeu de mots maritime, et de savoir sélectionner les meilleurs. AQR : apports quotidiens de référence de l'Union européenne, *JOUE* du 22 novembre 2011 : 5 µg/jour.

Le calcium, pierre après pierre !

Les allégations autorisées par l'Efsa sont :

« Contribue à une neurotransmission normale. »
« Contribue à une coagulation sanguine normale. »
« Contribue à un métabolisme énergétique normal. »
« Contribue à une fonction musculaire normale. »
« Contribue au fonctionnement normal des enzymes digestives. »
« Joue un rôle dans les processus de division et de spécialisation cellulaires. »
« Est nécessaire au maintien d'une ossature normale. »
« Est nécessaire au maintien d'une dentition normale. »

La vitamine D et le calcium forment un couple synchrone, qu'en est-il donc maintenant de ce minéral ? En fait, il est formidablement important dans le cerveau : ne serait-ce que parce qu'il participe directement à la transmission nerveuse ! Donc, tout est fait pour que le cerveau soit approvisionné en calcium, avec une régularité absolue. En conséquence, la concentration en calcium dans le sang doit être d'une régularité aussi parfaite que possible. Elle est maintenue dans des limites étroites par le jeu très complexe de régulations hormonales. Or ce taux étant prioritaire, il se maintient, si besoin, aux dépens du calcium osseux. Réserve de secours, certes, mais il est dangereux de l'utiliser, au péril de l'os lui-même ! Véritablement, on déshabille Paul, pour habiller Pierre.

Allez savoir pourquoi

Une hormone (dénommée ostéocalcine), jusque-là réputée impliquée principalement dans l'ossification, influence le développement du cerveau et les fonctions cognitives. Elle agit directement sur l'élaboration des neuromédiateurs. 80 % de cette hormone chez l'embryon vient de la mère, si la quantité est réduite, le cerveau s'en trouvera affecté.

Le calcium exerce une activité ubiquitaire : coagulation, exercice musculaire, transmission nerveuse, tension artérielle… Oui, le calcium est indispensable pour assurer le bon fonctionnement « électrique » du cerveau tout autant que la bonne transmission des ordres aux nerfs. Sa concentration à l'intérieur des cellules est plus de mille fois inférieure à la teneur extracellulaire ! Les variations fortes et rapides du calcium situé à l'intérieur des cellules (toutes celles du corps) en font un messager, indispensable à tous les échanges cellulaires. Ce différentiel se maintient à l'aide de mécanismes très sophistiqués.

Le calcium de nos os

Bien qu'elle soit très modeste, la faible part (seulement 1 %) du calcium corporel extra-osseux est biologiquement tout aussi importante que la vaste réserve squelettique. En effet, elle intervient (par sa fraction ionisée libre, Ca^{++}) dans de très nombreuses fonctions : excitabilité neuromusculaire, conduction nerveuse, contraction musculaire, coagulation sanguine, perméabilité membranaire, libération d'hormones, activation d'enzymes et messager dans le traitement des signaux cellulaires… Bref, le cerveau est largement impliqué !

La marche pour éviter le déclin cérébral ? Oui, car il a été démontré que parcourir 1 mile par jour (c'est-à-dire un peu plus de 1,6 kilomètre, l'étude est anglo-saxonne) diminuait de 13 % la baisse cognitive due au vieillissement. Vive le squelette bien calcifié au service du cerveau ! Il existe un véritable effet-dose, mais pas la peine de vous transformer en jogger qui s'épuise, ce qui fatigue tous les organes, y compris le cerveau. À l'occasion, il convient de rappeler que la fraction minérale de l'os est fixée sur une trame organique, principalement constituée de collagène, une protéine qui nécessite une bonne alimentation, pour s'élaborer et se maintenir. Car il convient de ne pas oublier que la qualité des protéines de l'os résulte aussi de la nature des protéines qui ont été mangées.

Faites pratique : portion qui vous apporte 300 mg de calcium

Fromage frais ou fromage de chèvre	250 à 300 g
Lait entier, demi-écrémé, écrémé	250 g
Yaourt	200 g
Fromage à pâte molle à croûte fleurie	70 à 100 g
Fromage à pâte pressée non cuite ou molle à croûte lavée ou fondue ou persillée	50 g
Fromage à pâte pressée cuite	30 g

Depuis de nombreuses années, dans tous les pays occidentaux, il est recommandé, selon l'âge, le sexe et l'état physiologique, de consommer quotidiennement trois portions de produits laitiers (de 200 milligrammes de calcium chacune). Sachant que la teneur en calcium des produits laitiers est très variable, le nombre de parts journalières ne peut être qu'indicatif. Par exemple, selon le produit concerné, cela peut aller d'une simple portion de fromage à pâte dure, à douze petites, mais de fromage frais ! Au quotidien et en moyenne, si une partie des produits laitiers consommés est constituée de yaourt et de fromage, à vue de nez, la recommandation de consommation de calcium est suivie avec environ « trois ou quatre produits laitiers par jour » tant décriés par quelques-uns ; alors qu'elle est mieux étayée scientifiquement et médicalement que la recommandation de cinq fruits ou légumes quotidiens.

Le calcium dans les aliments : la vérité

Grammes d'aliment fournissant 50 % AJR (et AQR) de calcium (soit 400 mg/jour)	**Calcium**	**Milligrammes de calcium dans 100 grammes d'aliment**
40	***Comté, cantal, beaufort, emmental***	***1 000***
50	***Roquefort, saint-nectaire, vacherin, bleu, maroilles, saint-paulin***	***800***
130	Persil, amande, chabichou, chaource	300
250	Escargot, saint-marcellin, jaune d'œuf	150
330	*yaourt*	*125*
340	***Lait***	***120***
500	Huître, fenouil, bette	80
650	Noix, olive, cassis, poireau	60
800	Colin, carpe, céleri, chou, châtaigne, noisette	50
1 000	Orange, lentille	40
1 300	Turbot, endive, fraise, oignon, chou-fleur	30
2 000	Flétan, pâte, concombre, pamplemousse	20
4 000	Bœuf, porc, agneau, produits tripiers	10
 1 300 300	Riz : blanc complet	 30 140

En gras italique : aliments réellement utiles, compte tenu des portions usuelles. AJR : apports journaliers recommandés pour un adulte (*JO* du 26 décembre 1993 ; 800 mg/jour pour le calcium). AQR : apports quotidiens de référence de l'Union européenne, *JO UE* du 22 novembre 2011 : 800 mg/jour. Aliments crus ; chiffres arrondis. D'après INRA-CNEVA-CIQUAL. Les AJR français sont voisins des ANC français (apports nutritionnels conseillés) qui sont de 900 mg/jour pour un adulte. Pour un enfant, il faut à peu près les deux tiers de la ration d'un adulte. Au-delà de 55 ans chez les femmes et de 65 ans chez les hommes il convient d'absorber 1 200 mg quotidiennement ; il en faut autant entre 10 et 20 ans (source : J.-M. Bourre, *La Nouvelle Diététique du cerveau*, Odile Jacob, 2006).

Concernant le calcium, comme pour tous les nutriments, notre tube digestif ne sait pas en capter l'intégralité. En d'autres termes, le calcium alimentaire n'est pas biodisponible à 100 % ; en pratique, il l'est au mieux de 40 % chez l'adulte. Notre physiologie en a ainsi décidé. Par conséquent, les préconisations de consommations doivent être supérieures aux besoins physiologiques.

Globalement, le calcium présent dans les produits laitiers est plus biodisponible dans nos intestins que celui d'origine végétale. En effet, nombre d'aliments contiennent des substances qui s'opposent partiellement à la captation du calcium (et des oligoéléments) par les intestins. De ce fait, ils sont beaucoup moins intéressants que les produits laitiers. Ainsi, les phytates, présents dans un grand nombre de végétaux, insolubilisent le calcium (et le phosphore), ce qui les rend généralement moins disponibles que ceux des produits laitiers ; sont principalement impliqués les céréales, le son, le soja, les haricots. D'autres molécules alimentaires exercent le même effet de réduction de la biodisponibilité : l'acide oxalique (des épinards, de l'oseille, de la betterave, du cacao), et certaines pectines (substances qui constituent le socle des extraits de pomme, que tout un chacun utilise pour mieux gélifier les confitures). Ainsi, l'absorbabilité du calcium de l'épinard ne dépasse pas 5 %. Il existe quelques exceptions, concernant certains végétaux riches en fibres mais pauvres en phytates et oxalates ; il s'agit du chou, des crucifères d'une manière générale. Mais le chou n'apporte tout de même que de modestes quantités (31 mg/100 g) ; pour absorber 300 mg de ce minéral ; au petit déjeuner, vous avez le choix entre un quart de litre de lait, ou plus de 1 kilo de chou !

Allez vérifier

Les tables françaises de composition des aliments montrent que les sardines en boîte sont de très bonnes sources de calcium : 400 mg/100 g dans les sardines à l'huile en conserve égouttées, alors que les sardines crues n'en délivrent que 85. Toutefois, à dose égale de calcium, le lait contient beaucoup moins de calories !

Il existe aussi des combinaisons alimentaires défavorables. Par exemple, comme nous l'avons déjà vu, il est préférable d'éviter de consommer simultanément les produits laitiers et les aliments riches en fer, car le calcium diminue l'absorption du fer (non héminique) de près de 50 %. Mais personne, au moins chez nous culturellement, ne boit du lait pour accompagner son bifteck. Fort heureusement pour les amateurs de fromages, au-delà d'une certaine quantité de calcium, il n'y a plus de diminution de la biodisponibilité du fer. Concernant un autre type de boisson, bonne nouvelle à chuchoter, pour éviter l'ire de quelques doctrinaires : l'alcool augmente un peu la biodisponibilté du fer. L'eau ferrugineuse chère à Bourvil ? D'autre part, Il semblerait que les prébiotiques, en particulier les oligosaccharides non digestibles, aillent dans le même sens.

Incidemment, et curieusement, une mère qui allaite, fait moins d'ostéoporose plus tard, alors qu'elle donne beaucoup de calcium à son enfant ! Elle développe aussi moins de cancer du sein.

Quelques chiffres concernant le nourrisson,
entre la naissance et 1 an

	Taille	**Poids**	**Cerveau**
Naissance	50 centimètres	3,5 kilos	350 grammes
1 an	1 mètre	13 kilos	1 100 grammes

Pour éviter les chrono-kilos, prendre le temps de dormir !

Comme cela a déjà été dit précédemment, le cerveau travaille intensément pendant le sommeil – encore plus pendant les rêves et les cauchemars. Pendant ces périodes, il faut donc qu'il soit bien nourri, en particulier approvisionné en énergie. Nous avons compris, dans un chapitre précédent, pourquoi le dîner ne doit pas être à distance du coucher, ou plutôt de l'endormissement ; tout au moins pour les lecteurs assidus, par exemple ; sinon les intoxiqués de

Rapport qualité/prix : les aliments
les plus avantageux pour le calcium
Prix (en euros) pour la moitié des apports journaliers recommandés

Calcium	Euros pour 400 mg (50 % AJR ou des AQR)
Lait demi-écrémé UHT	***0,38***
Eaux minérales Contrex, emmental	***0,48***
Saint-paulin	***0,59***
Yaourt nature	***0,67***
Morbier	***0,79***
Comté, beaufort	***0,89***
Camembert 45 %	1,3
Petit-suisse 40 %	1,4
Sardines à l'huile égouttées, Haricots cuits	1,5
Œuf frais	1,6
Amandes (fumées salées)	3,9
Noisettes (fumées salées), saint-marcellin	4,2
Œuf label rouge	4,8
Chabichou	5,6
Chèvre demi-sec	7,9
Saumon	20,4
Foie de veau	162
Viandes	140-900

En gras italique : aliments réellement utiles, compte tenu des portions usuelles. Il faudrait absorber près de 400 grammes de petits-suisses ou de haricots secs... et même 100 grammes de camembert, au lieu de 40 grammes d'emmental.

télévision, de consoles et autre ordinateur. Mais il y a plus : bien dormir protège les neurones ! Cela concerne les gènes assurant la pérennité des structures, notamment pour ce qui concerne la myéline. À l'inverse, les gènes impliqués dans quelques formes de dégénérescence cellulaire sont activés lors de la privation de sommeil. Cela vient d'être démontré chez la souris. Bonne nuit ! Pour que le cerveau soit régulièrement approvisionné en glucose, il faut que la glycémie ne soit pas perturbée. Or, nombre de situations, de pathologies, l'altèrent. Diabétique : couchez-vous tôt ! Car les couche-tard ont du

Comment sélectionner les aliments ?
Équivalences calciques pratiques
400 mg de calcium

40 grammes	Emmental, beaufort
37 grammes	Parmesan
118 grammes	Camembert 45 %
79 grammes	Roquefort
0,45 litre	Lait
274 (2,2 yaourts)	Yaourt nature
0,86 litre	Eau minérale Hépar
7 900 grammes	Viande bifteck
4 300 g	Volaille (poulet)
2 500 g	Saumon
300 à 3 000 g	Légumes
2 000 g (8 baguettes)	Pain

Le choix est vite fait : seuls les produits laitiers sont réellement efficaces. À partir de 7 ans, 40 grammes d'emmental ou de comté apportent environ 40 à 50 % des apports conseillés, près de 100 % avant cet âge !

mal à contrôler leur glycémie. Tout au moins en mesurant les effets sur ce que l'on appelle l'hémoglobine glycosylée, paramètre maintenant mesuré pour surveiller les effets de l'augmentation de la glycémie. Et ce quel que soit l'âge !

Maman dort mal, bébé deviendra un gros adulte ! Comme le montre une étude réalisée, pour le moment, sur des animaux (des souris en l'occurrence). Si l'on fragmente le sommeil à l'équivalent du troisième trimestre de grossesse de la femme, les souriceaux à la naissance sont normaux, notamment de poids. Mais, devenus adultes, ils pèseront en moyenne 10 % de plus que leurs congénères nés de mères bénéficiant des bons bras de Morphée. Facteur aggravant, leurs problèmes de santé seront plus importants, en particulier pour ce qui est de la glycémie (risque de diabète) et de la cholestérolémie (risque d'infarctus) !

Le sommeil fait grandir les bébés !

Toutes les siestes supplémentaires sont utlles. Car, probablement, l'hormone de croissance s'élève après l'endormissement, et pendant les phases de sommeil profond.

Intéressons-nous un instant aux enfants. Le rôle primordial de leur sommeil est souvent négligé. Or il participe à leur développement harmonieux, restaure les fonctions de l'organisme, permet de lutter contre la fatigue et favorise les apprentissages, entre autres.

Les adolescents compensent le déficit en allongeant leurs nuits pendant les week-ends et les vacances, tout en continuant d'avoir des retards du coucher et du lever pendant ces périodes. Pendant leurs vacances, 85 % des lycéens dorment plus longtemps : une à deux heures de plus pour 49 %, trois à quatre heures de plus pour 21 % et au-delà de cinq heures pour 3 %. Les adolescents se plaignent pour 17 % d'entre eux de la mauvaise qualité de leur sommeil ; alors que 40 % rapportent des somnolences diurnes, 20 % indiquent avoir consommé des psychotropes les douze derniers mois et 4 % des hypnotiques. 29 % des adolescents font des parasomnies (rêves troublant de sommeil, cauchemars le perturbant, somnambulisme). Les causes de ces troubles du sommeil sont d'ordre environnemental (télévision, ordinateur…) qui entraîne un syndrome de retard de phase. Mais elles sont aussi d'ordre psychologique (anxiété, difficultés parentales, manque de limites) ou liées à des causes médicales (apnée du sommeil, syndrome des jambes sans repos, handicap…). Le manque de sommeil en période scolaire est encore plus important chez les filles.

La mauvaise qualité du sommeil provoque une altération des capacités d'apprentissage, qui implique donc évidemment le cerveau, s'accompagnent d'une médiocre réussite à l'école, qui peut confiner au retard scolaire ; associé ou non à l'anxiété, à la dépression et à des modifications du comportement (violence, hyperactivité…). Les mêmes troubles se retrouvent lors d'études expérimentales de privation volontaire de sommeil. Les causes de ces perturbations sont très nombreuses et peuvent se cumuler : un début d'école trop matinal, des trajets scolaires trop longs, des activités extrascolaires trop nombreuses, trop de pression à l'école et à la maison, des rythmes irréguliers de coucher et de lever, une « consommation » télévisuelle et informatique trop importante, la sédentarité, le stress, l'anxiété, les difficultés scolaires, l'environnement familial. Bref, presque tout !

La fatigue de l'enfant à l'école est également en rapport avec ses rythmes biologiques qui ne sont plus en phase avec l'environnement. Que ce soit sur les vingt-quatre heures (diminution du temps de sommeil) ou dans la semaine, avec la coupure du week-end, pendant laquelle l'enfant se couche encore plus tard que pendant la semaine et se réveille moins tôt le lendemain. La prépondérance de cette désynchronisation est indéniable, puisqu'elle a été rapportée dans 60 % des cas des enfants fatigués, loin devant toute autre cause.

Le syndrome des mangeurs la nuit

Il existe une maladie dénommée « syndrome des mangeurs la nuit » (plus de la moitié de la ration calorique quotidienne après le dîner, cela pendant plus de trois mois), chez qui le rythme circadien du sommeil (et de la prise alimentaire) est perturbé.

Insomnie : mauvais et onéreux

Après les enfants, qu'en est-il des adultes ? Par traits successifs, abordons quelques sujets ; à l'aide d'études précises et démonstratives.

Tout d'abord, l'insomnie peut coûter cher ! Une intéressante étude a été menée dans la belle province du Québec. À l'interrogatoire (de pas moins de 953 personnes), 30 % environ de la population adulte déclare souffrir de troubles du sommeil, alors que 6 à 10 % se qualifient d'insomniaques. Quelques questions leur ont été posées, parmi lesquelles : consommez-vous des médicaments ou de l'alcool pour trouver le sommeil ? Estimez-vous être efficace au travail après plusieurs nuits de mauvais sommeil ? Vous arrive-t-il de vous absenter parce que vous vous sentez trop fatigué ? Les sujets ont été classés en trois groupes ; l'un incluant ceux qui ont un syndrome d'insomnie, le deuxième rassemble ceux qui présentent des symptômes d'insomnie, le troisième est constitué des bons dormeurs. Les sujets du premier groupe rapportaient un plus grand nombre de pathologies chroniques et de consultations auprès d'un médecin que le groupe de bons dormeurs ; ils utilisent aussi de plus grandes quantités de médicaments, notamment pour traiter l'insomnie, l'humeur et les troubles de l'anxiété, mais aussi davantage de substances comme l'alcool pour trouver le sommeil. Sur le plan économique, intérêt de cette étude, les sujets avec syndrome d'insomnie présentaient plus d'absentéisme professionnel (25 % *versus* 17 % pour le groupe des bons dormeurs), ils signalaient des baisses de productivité (40,6 % *versus* 12,3 %) et avaient des accidents en plus grand nombre (hors véhicule à moteur). Le traitement de l'insomnie devrait sans doute réduire non seulement cette morbidité, mais aussi les coûts sociaux qui en découlent. Sans négliger le gain de qualité de vie !

Après les salariés, qu'en est-il des retraités ? En pratique, leur vie est très influencée par la longueur de leurs nuits. Pour eux, des médecins (espagnols en l'occurrence) ont étudié 3 834 seniors non institutionnalisés (c'est-à-dire ne vivant pas en maison de retraite) âgés de plus 60 ans (âge moyen 72 ans pour les femmes et 71 ans pour les hommes). Leur qualité de vie a été évaluée en explorant différents domaines : les limitations dans les actes de la vie quotidienne, les restrictions dans les occupations habituelles dues à des problèmes physiques ou psychologiques, la mobilité et les performances physiques, l'intégration sociale, la souffrance psychique, la vitalité et la santé perçue. Les résultats ont montré que, par rapport aux femmes qui dormaient sept heures, celles dont la durée de sommeil était soit ≤ cinq heures ou ≥ dix heures avaient une qualité de vie moins bonne, dans ses dimensions physiques et mentales. Les hommes qui dormaient cinq heures ou moins présentaient un mauvais score de qualité de vie dans le domaine physique, équivalent à… un vieillissement prématuré de dix ans.

Pire, trop dormir (ou trop peu) augmente *le risque d'accident vasculaire cérébral.* Chez les femmes qui dorment plus de neuf heures par nuit, il est augmenté de 70 % par rapport à celles qui dorment sept heures, durée de sommeil prise comme valeur de référence. Il est légèrement accru parmi les femmes sans antécédent cardio-vasculaire qui dorment six heures ou moins chaque nuit.

Bien évidemment, il n'y a pas que le sommeil ! D'une manière générale, un mode de vie sain réduit de moitié le risque de faire un accident vasculaire cérébral. L'effet cumulé de plusieurs comportements favorables a été calculé sur plus de 20 000 hommes et femmes âgés de 40 à 79 ans, vivant à domicile et sans antécédent d'AVC ou d'infarctus du myocarde. À chaque participant a été affecté un score de 0 à 4 selon qu'ils étaient actifs, ne fumaient pas, consommaient de l'alcool avec modération, et avaient une concentration plasmatique de vitamine C suffisante pour témoigner d'une consommation journalière d'environ cinq portions de légumes et de fruits. Après plus d'une décennie de suivi, 599 cas d'AVC ont été constatés. Par rapport aux sujets ayant un mode de vie sain (score égal à 4), le risque d'AVC était augmenté de 15 %, 58 %, 118 % et 131 % chez les sujets ayant un score de 3, 2, 1 ou 0, respectivement. Une hygiène de vie saine, incluant les quatre comportements favorables, réduit donc considérablement le risque d'AVC. Et cela après ajustement sur l'âge, le statut social, l'indice de masse corporelle, la prise d'aspirine, le taux de cholestérol, la présence d'un diabète et la pression artérielle systolique, autant de facteurs qui accroissent le risque ! D'ailleurs, d'une manière générale, *quelques bonnes habitudes de vie suffisent pour réduire de moitié votre risque d'insuffisance cardiaque.* Les personnes qui n'observent aucune de ces règles de vie ont un risque d'insuffisance cardiaque de 21,2 % *versus* 10,1 % pour ceux qui en respectaient au moins quatre. Chez des hommes en bonne santé, l'adoption d'une bonne hygiène de vie permet de diminuer au moins de moitié le risque de développer une insuffisance cardiaque !

À propos de l'AVC, dénommé alors apoplexie, qualifiée d'ailleurs souvent de foudroyante, Honoré de Balzac, grand gourmand, ne notait-il pas dans *La Peau de chagrin* : « L'intempérance, mon cher, est la reine de toutes les morts. Ne commande-t-elle pas à l'apoplexie foudroyante ? L'apoplexie est un coup de pistolet qui ne nous manque point. Les orgies nous prodiguent tous les plaisirs physiques ; n'est-ce pas l'opium en petite monnaie ? »

Mais attention, il n'y a pas que cela ! *Ainsi, la vie maritale est bonne pour les neurones.* En 2009, une équipe scandinave a étudié une cohorte de 2 000 personnes, suivies depuis 1972, alors qu'elles avaient en moyenne 50 ans, l'examen a donc été réalisé lorsqu'elles avaient de 65 à 79 ans. Comparées à celles qui étaient en couple, les personnes célibataires, séparées ou veuves en milieu de vie présentaient plus de risque de souffrir de problèmes cognitifs plus tard. La probabilité de maladie d'Alzheimer était même multipliée par 8 chez les personnes veuves et qui l'étaient restées, comparées à celles qui vivaient à deux. Le risque le plus élevé était observé chez celles qui étaient porteuses de l'allèle epsilon-4 de l'apolipoprotéine E, un trait génétique connu pour favoriser la survenue de la maladie d'Alzheimer, et qui avaient de surcroît perdu ou quitté leur conjoint avant la cinquantaine pour rester seules ensuite. Ainsi donc, les exigences de la vie en couple constitueraient un stimulus social bénéfique au même titre que les autres activités physiques ou intellectuelles. Le nombre de malades atteints de démence ne cesse d'augmenter en raison essentiellement du vieillissement général de la population des pays développés. Sa prévalence estimée aujourd'hui serait d'environ 15 % chez les plus de 80 ans et de 25 % au-delà de 85 ans, avec une prédominance pour la maladie d'Alzheimer. Il est bien reconnu qu'un mode de vie très actif sur les plans physique et intellectuel ainsi qu'une vie sociale importante contribuent à ralentir le déclin cognitif plus tard dans la vie.

Ressasser, Ressasser…

L'endormissement est difficile quand on se met à « ruminer », à ressasser ; y compris en comptant les moutons. Incidemment, ce mot « ressasser » est le plus long palindrome de la langue française.

La grossesse commence bien avant la conception !

La chronobiologie de la grossesse ne se résume pas aux neuf mois de grossesse, comme on le croit. Car, en termes d'oméga-3, elle dure dix-huit mois ! Au moins. Puis tout se joue les deux premières années de vie. Les fameux mille jours.

Cela concerne au premier chef les oméga-3 (en effet, il faut le rappeler, ce sont les acides gras qui font défaut dans l'alimentation ; alors que les oméga-6 y sont présents en quantités acceptables, voire un peu excessives). Notamment ceux du tissu adipeux. Car dans celui-ci, seulement la moitié des graisses est renouvelée chaque année (ce que l'on appelle la demi-vie de leurs acides gras). Évidemment, l'opération ne se fait pas massivement, mais par petites touches successives, minute après minute. Cela veut dire que la plupart des oméga-3 nourrissant obligatoirement le futur enfant pendant la grossesse ont été mangés… de très nombreuses semaines avant sa conception. En effet, quand un acide gras (qui n'est pas le bon, car n'étant ni oméga-3 ni oméga-6) est présent dans le tissu adipeux, il y reste physiologiquement une bonne partie de l'année en cours. Avec une alimentation contenant des oméga-3, il faudra donc plusieurs mois pour rassasier le tissu adipeux ; c'est-à-dire pour que l'oméga-3 remplace l'indésirable. Les quantités de DHA dans le tissu adipeux sont variables, notamment chez les femmes avant leurs grossesses : 19 grammes chez les omnivores « standard », alors que le chiffre atteint 100 grammes chez les mangeuses de poisson ! Or le fœtus y puise obligatoirement, peu ou prou.

Les lipides captés par le fœtus exercent un double rôle : assurer le stockage dans son tissu adipeux sous-cutané, ce qui lui sera très utile (notamment en fin de grossesse) et surtout assurer la synthèse des membranes cellulaires ; celles de son cerveau, au premier chef. Les acides gras indispensables, ex-vitamine F, occupent une place majeure, comme nous l'avons précédemment vu en détail. Il s'agit de l'acide linoléique (oméga-6) et de l'acide alpha-linolénique (ALA). Il ne faut absolument pas négliger les graisses alimentaires de qualité, car le cerveau du futur enfant pousse très vite et se trouve être son organe le plus gras ! Pendant la grossesse, 600 grammes d'acides gras indispensables (oméga-3 et oméga-6) sont transférés de la mère au fœtus, ce qui représente la quantité colossale de 2,2 grammes quotidiens, en moyenne.

Or il ressort d'études réalisées en France que les femmes, en âge d'être enceintes ou qui le sont, absorbent dans leur alimentation environ 90 % de l'acide linoléique dont elles ont besoin, mais seulement moins de 40 % de l'oméga-3 de base, l'ALA, et environ 50 % du DHA ! Alors que l'utilisation généreuse d'huile de colza ou de noix et de poissons gras, voire la consommation de certains œufs (poules pondeuses nourries avec des algues ou des graines de lin), suffirait à corriger cette carence. Quand on sait que ce DHA occupe une place phénoménale dans le cerveau, on peut s'interroger sur les conséquences d'un tel déficit alimentaire. Certes il n'induit pas de risque vital, peut-être pas non plus de danger de maladie très grave, mais certainement une altération de la qualité de vie de l'enfant à naître, car elle ne sera pas optimale (*cf.* le chapitre précédent sur les lipides, les graisses). Pendant la grossesse, la consommation de graisse de la femme doit être augmentée globalement de 15 %.

Préserver les horloges biologiques du nourrisson

Toute perturbation alimentaire sérieuse pendant la grossesse (et même un peu avant) peut altérer les horloges biologiques du fœtus, ensuite celles du nourrisson. Devenu adolescent, il sera plus sensible aux maladies métaboliques : diabète, obésité, problèmes cardio-vasculaires, entre autres !

Énergie absorbée par le cerveau et accroissement de son poids après la naissance

	% de l'énergie totale absorbée par le cerveau	Poids du cerveau (kg)	Poids du corps (kg)	% poids du cerveau/ poids du corps
Nouveau-né	75	0,35	3,3	11
3 mois	64	0,6	6	10
12 mois	53	1,1	10	9
5 ans	44	1,2	18	7
10 ans	34	1,3	28	5
Adulte	22	1,4	75	1,9

Ainsi donc pendant les douze premiers mois de la vie, le cerveau multiplie son poids par trois ! Pour y parvenir, il doit se comporter en véritable aspirateur à nutriments. À la naissance, le cerveau capte 75 % de l'énergie totale que le nourrisson absorbe, carburant alimentaire (glucose et corps cétoniques) et comburant (oxygène) ; alors que son cerveau ne représente que 11 % du poids de son corps.

Le fer, harmonie de la grossesse

Si la future maman ne doit pas manger pour deux, elle doit manger plus, et surtout mieux ! En n'oubliant pas que le volume de son sang est accru considérablement, d'un litre et demi. Ce qui exige, entre autres, du fer pour fabriquer des globules rouges en nombre suffisant… afin d'oxygéner son fœtus. La réduction de l'apport d'oxygène peut notamment provoquer de redoutables troubles du développement, en particulier de la croissance cérébrale fœtale. Moins de fer chez la future maman implique – mécaniquement – le même déficit chez son enfant, ce qui aggrave les perturbations. En situation de déficience, la concentration de fer dans le sang du cordon ombilical est proportionnelle au

QI futur ! Malheureusement, pour cet oligoélément, 45 % des femmes absorbent moins de ces deux tiers conseillés. Or, normalement rassasiées en ce métal, elles devraient presque doubler leur consommation en fin de grossesse. À ce jeu, près de la moitié d'entre elles devrait donc quadrupler leur consommation de fer !

Chez la femme enceinte l'anémie par manque de fer augmente le risque d'avortement spontané, de prématurité, d'hypotrophie, ainsi que la sensibilité aux infections. Pire : en Malaisie par exemple, le taux de mortalité maternelle a été estimé à 15,5 % chez les femmes sévèrement anémiques contre 3,5 % pour celles qui ne l'étaient pas. En Inde, des études réalisées dans différents hôpitaux ont révélé que 20 à 40 % des décès maternels étaient associés à une anémie. Globalement, dans un groupe d'enfants nés de mères déficientes en fer, il y a six fois plus de petits poids à la naissance, cinq fois plus de petites tailles, environ deux fois plus de troubles cardiaques, deux fois plus de détresses respiratoires et près de trois fois plus de malformations congénitales ; la mortalité fœtale et néonatale est deux fois plus importante. Un tiers des femmes déficientes en fer présente des anomalies placentaires : troubles circulatoires, inflammations, infiltrations, nécroses. Pour faire dramatiquement bref, le risque de prématurité et les pathologies de la grossesse sont parfaitement corrélés au degré d'anémie maternelle. Autant d'anomalies qui risquent de perturber le développement cérébral et intellectuel de l'enfant. Il serait grand temps que l'on se préoccupe sérieusement du fer des jeunes femmes françaises ! Plutôt que de tenter de les terroriser dogmatiquement avec la viande rouge et les charcuteries, prétendument cancérigènes ! Donc, la prescription la plus simple et la plus efficace est : une portion de boudin noir hebdomadaire, à partir de plusieurs semaines avant la conception, puis tout au long de la grossesse ! Et de continuer après, tant que l'habitude est prise.

Besoin en iode et grossesse

Un apport en iode est nécessaire, non seulement pendant, mais avant le début de la grossesse. Car une insuffisance thyroïdienne de la mère a une influence sur le développement neuropsychique de son fœtus puis de son enfant !

Les autres besoins en vitamines

Pour être véritablement efficace, la vitamine B9 doit précéder la grossesse. Elle aussi. Dès le désir de grossesse, selon la recommandation actuelle. En espérant que la prescription ne sera pas suivie de conception le jour même ou les suivants ! Car le besoin en cette vitamine se manifestant dès les premières divisions cellulaires, la supplémentation plus tardive est relativement inopérante. Un raisonnement analogue pourrait s'appliquer à la vitamine B1.

Les besoins en vitamine D de la femme qui allaite

Les variations saisonnières du rachitisme des nourrissons ne sont en fait pas dues aux rythmes biologiques, mais simplement la conséquence de la diminution saisonnière de la vitamine D dans le lait de femme.

Par rapport à la situation « standard », pendant la grossesse elle-même, les besoins de la femme restent relativement stables, sauf pour quelques minéraux comme le fer, le zinc ou de certaines vitamines, comme la vitamine D, et les oméga-3 et les oméga-6, évidemment. Du moins pour celles dont l'alimentation antérieure était correcte, ce qui est malheureusement rare, comme le montrent les études Inca2 et de l'Invs. En effet, une fraction notable des femmes absorbent dans leur alimentation moins des deux tiers des quantités recommandées pour nombre de vitamines, de minéraux et d'oligoéléments.

% d'augmentation des besoins de minéraux et d'oligoéléments

	Calcium	Phosphore	Magnésium	Fer	Zinc	Cuivre	Sélénium
Grossesse 3e trimestre	11	7	11	87	40	33	20
Allaitement	11	13	8	—	90	33	20

% d'augmentation des besoins de vitamines

	A	B1	B2	B3	B6	B9	B12	C	D
Grossesse 3e trimestre	7	8	7	0	3	3	8	9	100
Allaitement	58	8	0	0	3	3	7	8	100

% d'augmentation des besoins d'acides gras indispensables oméga-3

Alpha-linolénique (ALA)	40
Cervonique (DHA)	250

Rester jeune à temps pour ne pas vieillir vieux et fou : prévenir la maladie d'Alzheimer

Nombre de biorythmes n'ont pas eu le temps de s'exprimer au long de l'histoire de l'humanité, car les hommes étaient morts de maladies et accidents divers avant qu'ils ne puissent se mettre en application ! Ainsi, la ménopause n'existait médicalement pas jusqu'au XIXe siècle, car la durée de vie était courte ; les femmes qui dépassaient la quarantaine étaient percluses de maladies, l'arrêt des règles ne représentait alors qu'un très modeste inconvénient. Ménopause qui porte aussi le doux nom de trouble climatérique, étymologiquement une étape de la vie difficile à franchir. L'âge canonique était de 40 ans, c'était l'âge minimal de la bonne du curé. S'il fautait, au moins il n'encourrait pas de suites sous forme de progéniture. Il en est de même pour les démences : à l'époque des pharaons et même au Moyen Âge, il y avait des centenaires ; mais ils étaient très exceptionnels, de ce fait les rares vieux qui développaient cette maladie n'étaient que de vulgaires gâteux. On ignorait tout autant la maladie d'Alzheimer, qui fut décrite pour la première fois en 1906, mais « popularisée » plusieurs décennies plus tard. Le nombre de malades qui en sont atteints est en proportions directe du nombre de vieillards, donc du vieillissement de la population, c'est-à-dire du plus grand nombre atteignant un grand âge. Le nombre de personnes atteintes de démence ne cessant d'augmenter, l'identification de moyens de prévention devient de plus en plus urgente Or, si l'on retarde de cinq ans l'apparition des symptômes, alors on diminue de 50 % le nombre de malades, ce qui représente tout de même quatre cent mille malades en moins ! Constatation d'importance, une bonne alimentation peut y contribuer, en particulier quand elle est riche en oméga-3. À condition de s'y prendre chronologiquement en avance, assez tôt.

Juvénile mais vieillissant ?

En temps qu'anciens jeunes, nous vieillissons ; alors essayons de ralentir le tempo ! Les maladies étant innombrables et variées, épais se trouvent le catalogue des biorythmes de chaque organe et des répercussions à long terme de leur omission. Concentrons-nous sur le seul cerveau et sa dépendance à la chronobiologie comme à la chronoalimentation. Que respecter, chronologiquement, pour vieillir jeune ? Plutôt que de s'en tenir à des généralités, et autres extrapolations contestables, approfondissons quelques exemples précis de publications scientifiques et médicales démonstratives.

Tout d'abord, il faut manger correctement, tôt dans la vie, pour conserver un maximum de neurones fonctionnels. En effet, le risque de développer une démence est lié à des facteurs environnementaux en relation avec le mode de vie, la chronobiologie et l'alimentation. Évidemment sans négliger les paramètres pudiquement qualifiés de non modifiables tels que l'âge ou la génétique (pour les spécialistes avertis : présence de l'allèle epsilon-4 de l'ApoE). Le rôle préventif de la consommation régulière de fruits, de légumes, de poissons et de fruits de mer a déjà été établi, mais ailleurs qu'en France le plus souvent. Or une étude française a réexaminé la très célèbre cohorte des dites Trois Cités (car elle concerne Bordeaux, Montpellier et Dijon), pour rechercher les relations entre l'alimentation et la survenue d'une démence. Au début de l'étude, entre 1999 et 2000, 8 085 sujets de plus de 65 ans, indemnes de démence ont précisé en détail leurs habitudes alimentaires. Au cours des quatre années de suivi, 183 participants ont développé une maladie d'Alzheimer et 98 un autre type de démence. Pour ceux qui n'ont pas la défaveur de la génétique, les résultats sont sans appel. La consommation quotidienne de fruits et de légumes est apparue associée à une diminution de 28 % du risque de démence. Une ration hebdomadaire de poisson réduisait de 35 % le risque de maladie d'Alzheimer et de 40 % celui de démence quel qu'en soit le type. L'usage régulier d'huiles riches en acides gras oméga-3 (colza, noix) était associé à une diminution du risque de démence par comparaison avec la consommation d'autres variétés d'huiles. Mais attention, ce n'est pas tout pour ce qui concerne les graisses et huiles ! En effet, l'usage régulier d'huiles riches en acides gras oméga-6 (tournesol, pépins de raisin) non compensé par des aliments riches en oméga-3 (huile de colza, noix, soja, poisson) était prédictif d'une démence, risque multiplié par deux. Incidemment, c'est le même laboratoire, travaillant sur une partie de la même cohorte, qui a permis de démontrer que le verre de vin rouge (de bordeaux en l'occurrence) à chaque repas éloignait tout autant la démence, résultat reproduit dans d'autres pays.

Outre bien manger il vous faut bouger aujourd'hui pour échapper à la maladie d'Alzheimer dans vingt ou trente ans. Les relations entre l'exercice physique pratiqué en milieu de vie et le risque de démence ont été largement documentées, quoique avec des résultats nuancés, car une foultitude de facteurs intervient. Le moyen le plus absolu est de comparer des vrais jumeaux. Ainsi, il n'y a pas d'autres facteurs génétiques hérités interférant. Cela vient d'être étudié en Suède. Le niveau d'activité physique a été déterminé en moyenne trente et un ans avant que la démence ne soit diagnostiquée et confirmée par une évaluation clinique complète. L'âge des participants était en moyenne de 48 ans au tout début du suivi et de 80 ans lors du dernier examen. Après ajustement sur l'âge, le sexe, le niveau d'éducation, le type d'alimentation, le tabagisme, l'alcoolisme, l'indice de masse corporelle et les antécédents d'angine de poitrine, il ressort que l'un des deux vrais jumeaux qui s'entretient régulièrement par des activités comme le jardinage, la marche ou la pratique d'un sport présente un risque de démence diminué de près de 40 % par rapport à son double sédentaire ! Même chose pour les faux jumeaux. Donc pareil pour vous.

Si vous n'êtes pas sportif, ne soyez pas découragé. Vous avez encore de l'avenir. En effet, après cinquante ans, reprendre une activité physique prolonge notre espérance de vie autant que l'arrêt du tabac. En Suède, en comparaison d'une activité physique faible, la diminution du taux de mortalité attribuable à une activité physique est respectivement de 32 % pour une activité physique élevée et de 22 % quand elle est modérée. Mais il faut du temps pour en percevoir les avantages ! En effet, pendant les cinq premières années, il ne se passe pas grand-chose. En revanche, après dix ans de suivi, la mortalité diminuait jusqu'à rattraper celle des personnes qui avaient déjà eu une activité physique élevée avant 50 ans. Comment expliquer cette influence positive du sport ? En fait, la reprise d'une activité physique régulière, même après 50 ans améliore les analyses sanguines et diminue le risque de syndrome métabolique, d'obésité et de maladies cardio-vasculaires. N'oubliez pas que le sport est bon aussi pour le cerveau, les performances intellectuelles !

Pour un homme, atteindre 90 ans en bonne santé est-ce si difficile ? Non, avec une bonne hygiène de vie : alimentation et exercice physique. Certes, une espérance de vie exceptionnellement longue dépend d'une prédisposition génétique, mais tout autant de plusieurs facteurs comportementaux. La plupart des données disponibles sur ce sujet concernent les femmes (car nos compagnes nonagénaires sont beaucoup plus nombreuses que les hommes). Toutefois, ces facteurs de longévité au-delà de 90 ans ont pu être précisés au cours de la Physicians' Health Study, une cohorte masculine américaine suivie pendant vingt-cinq ans. Les habitudes de vie, les maladies déclarées (on les qualifie prosaïquement de comorbidités) et les données biologiques ont été évaluées par des questionnaires et des visites annuelles. L'état de santé, physique et mental, a été autoévalué seize ans après l'inclusion dans le questionnaire standard. La mortalité et l'incidence des maladies graves ont été comptabilisées à l'aide des dossiers médicaux. L'âge moyen des 2 357 hommes participants en début d'étude était de 72 ans. Des années plus tard,

970 (41 %) ont atteint l'âge de 90 ans. À l'âge de 70 ans, la probabilité d'y parvenir était de 54 % en l'absence de tabagisme, diabète, obésité, hypertension et vie sédentaire. Elle passait à 30 % lorsque deux facteurs de risque étaient présents et devenait pratiquement nulle dès lors que les cinq facteurs étaient présents. Par rapport aux sujets décédés avant 90 ans, ceux qui présentaient une longévité inhabituelle avaient un mode de vie plus sain et moins de maladies chroniques. Dans deux tiers des cas, ils considéraient leur santé comme excellente ou très bonne, moins de 8 % la jugeaient moyenne ou mauvaise. La consommation de tabac signait une baisse des performances intellectuelles. Arrêter de fumer, combattre la sédentarité, surveiller son poids et sa pression artérielle : voilà le début du nirvana du grand senior (non par la taille, mais par le nombre d'années).

Nombre de facteurs de risque à partir 72 ans
(obésité, hypertension, diabète, sédentarité, tabagisme)
et probabilité d'atteindre 90 ans.

Nombre de facteurs de risque	**Probabilité d'atteindre 90 ans**
0	54 %
2	30 %
5	0 %

(D'après Yates, 2008.)

Activité physique, alimentation et… exercice intellectuel. Y compris la lecture quotidienne, qui contribue aussi au vieillissement réussi. En termes de vieillissement réussi, plus aucun doute également sur les bénéfices que peuvent apporter les relations sociales. Gare aux loisirs passifs ! Une cohorte de personnes nées entre 1920 et 1921 et suivies pendant huit années vient de mettre également en lumière les bienfaits de la lecture. Les sujets bien portants en début d'étude lisaient déjà beaucoup. Ils étaient encore 62 % à lire tous les jours à 70 ans contre 68 % à 78 ans (pourquoi un plus grand nombre ? Sans doute peut-être parce que les non-lecteurs étaient prioritairement décédés…). Les adeptes de la lecture étaient le plus souvent des femmes de niveau socio-économique et d'éducation élevés, ainsi que les personnes qui avaient eu une carrière professionnelle. Il est intéressant de noter que les lecteurs réguliers consommaient moins de médicaments que les autres. Il est encore plus frappant de constater une mortalité réduite de plus de moitié parmi les hommes qui lisaient tous les jours, même après la prise en compte de variables socio-économiques et médicales. Cette observation tend à prouver que toute activité de loisir, même en l'absence d'engagement social ou de dépense physique, semble bénéfique en termes de vieillissement réussi ! Surtout pour les neurones !

En tout état de cause, des loisirs actifs ralentissent le vieillissement biologique. Sur les personnes les moins actives physiquement pendant leurs loisirs, on observe des télomères chromosomiques plus courts que ceux des sujets les plus actifs ; y compris chez les vrais jumeaux, bénéficiant pourtant du même patrimoine génétique ! Plus l'activité physique est importante, moins les télomères sont raccourcis. Ce faisant, les personnes les plus actives ont des télomères d'une longueur comparable à celle de personnes de dix ans plus jeunes. Ces structures, situées à l'extrémité de chaque chromosome, les protègent en quelque sorte contre l'usure, et évitent qu'ils ne se soudent les uns aux autres. Globalement, leur taille définit le nombre de divisions cellulaires, il jouerait le rôle d'une horloge moléculaire. Quoi qu'il en soit, une activité physique modérée non seulement diminue le risque de maladies liées à l'âge, mais aussi ralentit le vieillissement cellulaire. Au moins à Londres, où la chose a été étudiée.

Même la nature de l'activité professionnelle influence le risque de démence. En effet, une profession nécessitant un degré de complexité élevée dans l'analyse, la coordination et la synthèse de données était associée à un risque de démence diminué de moitié, même chez les personnes qui avaient un faible niveau d'instruction au départ. Ne serait-ce que parce qu'une activité professionnelle exigeante au plan intellectuel permettrait de compenser le désavantage associé à un faible niveau d'instruction vis-à-vis du risque de démence.

Et tout cela s'hérite, dans une certaine mesure ! *Les enfants dont les parents ont vécu centenaires ont des traits de personnalité favorables à un vieillissement réussi.* Les descendants des centenaires souffrent de moins de maladies chroniques que le reste de la population, ce qui contribue à un vieillissement réussi et à une plus grande longévité. L'étude sur les centenaires de la Nouvelle-Angleterre, aux États-Unis, a créé l'opportunité de rechercher si certains traits de caractère sont plus fréquemment retrouvés chez les enfants de ces personnes à longévité exceptionnelle. La personnalité de 121 hommes et 125 femmes, âgés en moyenne de 75 ans, sans lien de parenté entre eux et tous enfants de centenaires (ne divaguez en aucune manière : ils n'avaient pas été conçus par des parents âgés de 100 ans), a été évaluée à l'aide d'un questionnaire spécifique comprenant soixante items. Comparées à une population adulte de 50 ans, ces personnes étaient très extraverties et avaient un faible score d'instabilité de caractère, ce qui est la composante majeure du « neurotisme » (trait de personnalité qui fait voir la vie en sombre, privilégier les expériences négatives, déprime, anxiété, colère, sentiment de culpabilité). Les femmes se montraient également particulièrement aimables. Ces descendants de centenaires n'étaient toutefois pas plus consciencieux ou ordonnés que le reste de la population et leur ouverture d'esprit et leur curiosité se situaient dans la moyenne. Il est vraisemblable que de tels traits de caractère soient favorables à un vieillissement réussi. En effet, un caractère extraverti est bien souvent associé à un sentiment de bien-être, de vitalité et de longévité. De même, un moindre « neurotisme » permet de mieux gérer les situations stressantes de la vie, composante jugée également significative pour une bonne qualité de vie.

Type de personnalité et vieillissement

La personnalité apparaît comme un paramètre important de longévité et de vieillissement réussi. Souvenez-vous que les optimistes ont sept ans d'espérance de vie de plus que les pessimistes.

Restons dans le cerveau, et préoccupons-nous des AVC, accidents vasculaires cérébraux (source de handicap, d'invalidité, de démence ; et aussi de décès). Tout d'abord, il faut le souligner et le rappeler, car nombre en doutent encore, que la surcharge pondérale est bien un facteur de risque d'accident vasculaire cérébral. Et ce sur toute la planète. Globalement, les AVC surviennent entre quatre et cinq ans plus tard chez la femme, mais ils sont souvent plus sévères, avec une mortalité globale à un mois plus élevée de 5 % environ. Chronobiologie saisonnière : le printemps est propice aux accidents vasculaires cérébraux ! Au Japon tout au moins, le risque d'AVC comporte un pic pendant cette saison chez les hommes comme chez les femmes, quel que soit l'âge. Une classification en fonction du type d'AVC a également montré que l'incidence des infarctus cérébraux comme des hémorragies cérébrales est plus élevée au printemps, sans dépendre de la présence des risques vasculaires traditionnels. Pourquoi ? Mystère encore.

La vitesse de marche est un très bon facteur prédictif d'AVC. Elle constitue un paramètre simple, reproductible et fiable, permettant d'évaluer l'état fonctionnel des sujets âgés. On le sait depuis fort longtemps, elle est parfaitement corrélée à la survenue d'une dépendance, au risque de chute et d'hospitalisation, voire au risque de démence et de mortalité. Depuis peu s'y ajoute le risque d'AVC. Grâce aux données fournies par la cohorte américaine de la Women's Health Initiative Study regroupant plus de 13 000 femmes âgées en moyenne de 65 ans et qui étaient indemnes d'AVC à l'inclusion. Celles qui marchaient le moins vite furent les plus exposées, avec un risque d'AVC accru de 70 % par rapport à celles qui marchaient avec le plus de célérité. Cette relation est indépendante des autres facteurs de risque connus d'AVC tels que l'hypertension artérielle ou le diabète.

La sédentarité, voilà l'un des ennemis ! Comme le note Marcel Aymé (*Le Vin de Paris*) : « Il examina ensuite le problème de la nourriture. À travailler du matin au soir les yeux sur sa propre peinture, il risquait d'engraisser exagérément jusqu'à crever d'embonpoint et d'apoplexie. »

Finalement, tout se tient ! Une perte d'audition augmente le risque de chute. La perte d'acuité auditive, très fréquente chez les seniors, peut-elle influencer le risque de chutes ? Pour répondre à cette question, il a été demandé à des Finlandaises âgées de 63 à 76 ans de noter leurs chutes sur une période moyenne d'un an. Il s'agissait de 206 vraies jumelles et de 228 fausses jumelles, chez lesquelles l'acuité auditive et les paramètres de l'équilibre avaient été mesurés initialement. Au total, 199 participantes ont été victimes de 437 chutes ; principalement celles qui entendaient mal !

Surveillez votre audition

À âge égal, les femmes (et les hommes ?) qui entendent le moins bien ont un risque de chute près de quatre fois plus élevé que celles qui ont une bonne audition. Cette augmentation du risque est en partie liée à une défaillance du maintien de leur posture et de leur équilibre, mais sans rapport avec aucune composante génétique. Une bonne audition semble donc importante pour préserver la mobilité.

Travailler plus pour vieillir moins ? Oui ! Il existe une corrélation spectaculaire entre le départ à la retraite et l'apparition de la maladie d'Alzheimer. Après 60 ans, chaque année supplémentaire travaillée diminue d'environ 3 % le risque de maladie. Ce sont d'ailleurs les habitants de Hong Kong qui détiennent maintenant les records de longévité, hommes et femmes confondus. Malgré un surpeuplement s'ébrouant dans une pollution appréciable. Quatre facteurs clefs ont été identifiés : activité physique régulière, cuisine traditionnelle très saine, médecine de qualité et... pas d'âge de départ à la retraite. Vous y êtes-vous rendu ? Vous avez constaté qu'il n'est pas rare de voir des septuagénaires, voire des octogénaires (osez leur demander leur âge !) exercer de petits boulots à côté des jeunes (des vrais) et des moins jeunes. Le cercle est véritablement vertueux : mode de vie ancestral et modernité, participation prolongée et active à la vie sociale et communautaire, par le travail précisément. À une époque où l'on associe dogmatiquement la réduction du nombre d'années travaillées et le progrès économique et social, voilà qui mérite d'être remis en question. Un vieillissement réussi reposerait donc sur une activité professionnelle volontaire, épanouissante et bien évidemment non nuisible à la santé (ce qui reste encore une gageure, avec tous ces métiers fatigants).

Tant qu'à faire, essayons de mourir dans la meilleure santé possible !

Boire de l'eau protège le cerveau

> **Les allégations autorisées par l'Efsa sur les étiquettes sont :**
>
> « Contribue au maintien d'une fonction physique et d'une fonction cognitive normales. »
> « Contribue au maintien de la régulation normale de la température du corps. »

Boire un bon coup booste le cerveau ! Qui l'eût cru ? Voilà qui est intéressant : boire régulièrement un verre d'eau contribue aux fonctions cognitives normales ! Vous ne l'avez pourtant encore jamais vu écrit sur une bouteille d'eau, minérale ou non. Et pourtant cela est scientifiquement et médicalement vrai.

Le fonctionnement cérébral demande beaucoup d'énergie, donc il produit de la chaleur. Il convient de l'éliminer avec beaucoup d'efficacité, en permanence. C'est l'une des raisons pour lesquelles le cerveau est très irrigué, par une multitude de vaisseaux de toutes tailles. Sinon le risque de surchauffe est réel, perturbant la fonction cérébrale. Notre besoin physiologique en eau est absolu, toute perte doit être compensée sans retard, mais elle est éminemment variable selon les conditions de l'environnement et les moments de la journée. Ainsi, au petit matin, le corps est déshydraté, ce qu'il faut promptement corriger. De ce fait, tradition efficace oblige, comme je l'ai expliqué dans un précédent livre, le lait, les laitages et les yaourts offrent un avantage considérable : ils contiennent beaucoup d'eau ! L'eau représente le constituant principal de votre corps. Pour couvrir ses besoins quotidiens, il est incapable d'en produire suffisamment par son métabolisme, ni même d'en extraire assez à partir des aliments. Vous devez donc en boire suffisamment au cours de la journée, pour assurer pleinement vos exigences hydriques quotidiennes. Si ce n'est pas le cas, des effets délétères surviennent, parfois lourds de conséquences sur votre santé. Malgré son rôle essentiel à la vie, l'eau reste souvent ignorée dans les recommandations nutritionnelles ; l'importance d'une hydratation adéquate est souvent négligée.

Vérité incontournable

Le corps humain est majoritairement constitué d'eau. Qui est la substance la plus abondante dans ses organes et tissus. Elle compte pour 50 à 70 % du poids du corps, selon les âges, les sexes, les corpulences. Toutefois, certains organes en contiennent plus que d'autres : l'os et la graisse en sont relativement pauvres, alors que le cerveau en recèle pas moins de 80 % de son poids. Cette eau est essentielle à la vie, à sa création comme à son maintien. C'est dans un milieu formé d'eau que transitent les nutriments, les messagers chimiques, ainsi que les déchets à éliminer. L'équilibre de la quantité d'eau dans notre organisme, comme de sa qualité, est absolument fondamental. La célèbre homéostasie, découverte par Claude Bernard, se définit principalement par une constance de la composition chimique des éléments présents dans l'eau de notre corps. Toute variation trop importante peut être fatale.

La teneur en eau de l'organisme est plus élevée chez un homme que chez une femme, chez un maigre que chez un obèse. La raison principale en est sa présence particulièrement importante au sein de la masse dite maigre (c'est-à-dire les muscles) et sa quasi-absence dans la masse dite grasse (principalement le tissu adipeux). L'eau est donc de toute évidence, absolument indispensable à la vie. En boire, quotidiennement au moins un litre et demi pour un adulte, constitue un acte alimentaire vital. L'eau c'est plus que la vie, comme l'écrit Jean d'Ormesson (*La Création du monde)* : « Insaisissable et changeante, l'eau est l'image de la vie : elle est cruelle comme elle est enchanteresse comme elle. » Dans notre corps, sa quantité doit être stable, en particulier celle qui constitue nos cellules doit impérativement rester constante. Ne peut donc varier en termes de quantité que l'eau située à l'extérieur des cellules, alors localisée soit dans les organes, soit dans le sang.

Quelques chiffres ? Sur une journée, le volume d'eau dans les aliments absorbés est de 2 litres environ. S'y ajoute 800 millilitres de salive (par petites déglutitions successives plus ou moins conscientes, nous avalons environ un petit litre quotidien de salive ; mais le débit est très variable : il est multiplié par quatre lors de la mastication), donc 2 800 millilitres à déglutir. Pendant la traversée de l'estomac s'y ajoute la sécrétion gastrique, d'environ 2 litres. Sortent donc de l'estomac 4 800 millilitres. À partir du carrefour duodénal s'y additionnent alors les sécrétions pancréatiques (2 litres !) et hépatiques (800 millilitres de bile). Pour un apport initial de 2 litres, le grêle devra donc travailler sur 7,6 litres !

Dans la pratique, notamment pour écarter toute surchauffe du cerveau, au sens propre, la sudation dépend d'un grand nombre de facteurs et de caractéristiques environnementales. Tout d'abord, elle est, par exemple, fonction de l'hygrométrie de l'air, de sa température, de sa vitesse de circulation. Quand l'exercice physique est réalisé dans une ambiance atmosphérique chaude et humide, la déperdition de chaleur par la sueur est beaucoup moins importante (et donc moins efficace) que pour le même travail musculaire effectué par temps frais, sec et venté.

Cette transpiration est donc indispensable pour éviter une élévation délétère de la température de l'organisme, mais la déperdition hydrique qui l'accompagne a besoin d'être rapidement compensée (voire anticipée). À défaut, elle engendre des troubles graves dont les symptômes sont regroupés sous l'appellation de « coup de chaleur ». Il résulte d'un manque d'eau dans l'organisme pour assurer l'élimination de la chaleur, qui réduit le volume sanguin. Ainsi, de graves troubles peuvent apparaître. Un exemple est d'observation courante : la personne qui, dès les premiers jours de ses vacances, sans entraînement préalable, s'adonne à des activités physiques éprouvantes et prolongées, risque d'importantes pertes d'eau. Ses vacances débutent alors par un malaise. Mais, dans un autre registre, les troubles de la conscience peuvent également survenir. Observez ces marathoniens mal entraînés, qui se mettent à divaguer pendant la course, par déshydratation. L'exemple est célèbre d'un grand champion, qui, parvenant le premier sur le stade, voulut obstinément s'y engager dans le mauvais sens, annihilant ainsi ses chances de victoire. Nombre de « joggers » du dimanche, en plein été, subissent un sort aussi peu enviable. C'est pourquoi il est important de boire à l'occasion de toute activité sportive suscitant une sudation importante, pour se prémunir de la déshydratation. Cette précaution améliore la performance (du corps et du cerveau) et l'endurance.

Quelle est la marge de pertes ? De nombreuses études ont clairement prouvé que l'hydratation constitue un élément essentiel dans la performance du sportif. Une déshydratation de 1 % du poids du corps avant l'effort induit une réduction de 10 % des capacités d'un sportif entraîné, beaucoup plus chez tout un chacun. La diminution de l'eau plasmatique (c'est-à-dire le volume de l'eau du sang, que l'on appelle la volémie) stimule les récepteurs à la pression sanguine (les barorécepteurs carotidiens et aortiques), ce qui augmente la fréquence cardiaque afin de maintenir constant le débit cardiaque. Les limites de cette fréquence sont ainsi atteintes précocement, compromettant la poursuite de l'effort, car le cœur bat trop vite. Ce qui peut aller jusqu'à l'accident cardiaque, parfois mortel s'il n'est pas rapidement pris en charge.

Pour chiffrer les choses, le déficit en eau est sans conséquence tant qu'il n'atteint pas 2 % de la masse corporelle ; entre 3 et 6 %, il risque de s'avérer dangereux ; au-delà de 7 %, il peut devenir catastrophique, c'est-à-dire entraîner des malaises, des coups de chaleur, voire une mort subite. Retenez que, sur le plan pratique, il est important de fractionner les prises liquidiennes, de commencer à boire sans attendre la sensation de soif, qui est en réalité physiologiquement tardive par rapport au déficit hydrique.

Les conséquences de la déshydratation

La recherche d'une association entre déshydratation modérée et performance cognitive a largement été documentée par les physiologistes des armées, cherchant à évaluer les conditions d'optimisation des capacités physiques et intellectuelles des soldats en situations hostiles. Les militaires savent bien que, dans des conditions de déshydratation rapide et sévère, les soldats subissent de graves altérations de la mémoire et des fonctions cognitives, notamment celles dépendant de la vision. Après un effort long, la perte d'eau en ajoute à la fatigue. Bien souvent, une compensation des pertes hydriques suffit à empêcher l'apparition des troubles. Par ailleurs, il semblerait qu'une augmentation de la consommation d'eau chez les enfants améliore certaines capacités cognitives.

Il faut prendre le temps de boire ! Et suivre le précepte de Saint-Exupéry, dans *Le Petit Prince* : « C'était un marchand de pilules perfectionnées qui apaisent la soif. On en avale une par semaine et on n'éprouve plus le besoin de boire… C'est une grosse économie de temps. On épargne cinquante-trois minutes par semaine… Moi, dit le Petit Prince, si j'avais cinquante-trois minutes à dépenser, je marcherais doucement vers une fontaine. » En moyenne, le corps perd irrémédiablement chaque jour deux litres et demi d'eau ; il faut obligatoirement les compenser par des apports réguliers. Rappelez-vous qu'une partie (un tiers de litre) est le produit des diverses réactions métaboliques des cellules : comme dans toute réaction chimique de combustion impliquant des molécules organiques, il y a production de gaz carbonique et d'eau – de même que la traînée derrière l'avion à réaction est due à la condensation de l'eau produite par la combustion de la substance organique qu'est le kérozène, la fumée (blanche) issue de la cheminée est la conséquence de production d'eau par la combustion de la matière organique du bois.

Compte tenu des apports précédents (contenu aqueux des aliments auquel s'ajoute leur combustion), l'eau de boisson doit donc représenter un complément d'au moins 1,3 litre par jour. Pour les enfants (et plus particulièrement encore pour les personnes âgées), la menace de déshydratation est accrue. C'est parce qu'ils ressentent moins efficacement le message de la soif, véritable signal d'alarme de l'organisme. Avec l'âge, les mécanismes régulateurs de la prise d'eau fonctionnent moins bien, la

Tous les aliments renferment d'importantes quantités d'eau

Cela peut aller de 94 % du poids frais pour certains fruits et légumes à presque rien dans les huiles, un peu dans le beurre (réglementairement : 12 %), en passant par 70 % dans les viandes. Et, sachez-le, il y en a plus qu'on ne le pense dans les fromages (54 % d'eau dans le camembert, 50 % dans le brie, le munster le reblochon et le pouligny-saint-pierre, 42 à 45 % dans le cantal, le saint-nectaire et le roquefort, 36 % dans le beaufort, le comté et l'emmental, 31 % pour le chèvre sec). Au niveau de l'approvisionnement en eau, fruits et légumes - mais aussi lait et yaourts - ont donc leur place dans l'équilibre nutritionnel.

sensation s'émousse. Au point que les vieillards peuvent devenir dépendants de leur entourage pour la satisfaire. Les personnes de morphologie mince sont également plus facilement touchées, car la proportion de masse maigre est importante, et donc son pourcentage hydrique plus élevé. Les apports liquidiens sont à surveiller très sérieusement. Lors d'un été tristement célèbre, la fameuse canicule a révélé ce danger au grand jour. Les personnes âgées (comme les enfants, d'ailleurs) ne boivent généralement pas assez pour satisfaire pleinement leurs besoins en eau. D'où un état chronique de déshydratation modérée (fréquent au-delà de 70 ans). En outre, la prescription de certains diurétiques, parfois manifestement abusive, peut favoriser la déshydratation. Dans ce cas, la perte de poids est redoutable, puisqu'elle n'est que la conséquence de la perte d'eau !

S'hydrater dès le petit déjeuner

En l'occurrence, le petit déjeuner, grâce au lait et au jus de fruits, occupe une place cruciale grâce notamment à l'eau qu'il apporte. En France, en moyenne, les enfants boivent 240 millilitres d'eau, les adolescents 285 millilitres et les adultes 374 millilitres.

Le goût de l'eau bue est perçu par différence avec celui de la salive. En conséquence, il n'existe pas de référence universelle parfaitement insipide. D'autant que la sensibilité propre du goûteur, qui peut facilement varier du simple au double, module fortement sa capacité discriminative. Le contenu minéral de l'eau conditionne certes sa perception par le buveur. Mais, en réalité, il est impossible d'établir une relation précise entre la composition minérale des eaux et les caractéristiques de la sensation qu'elles provoquent. Tout au plus existe-t-il des « communautés de goût », par exemple celui d'eaux sulfatées calciques ou d'eaux bicarbonatées sodiques.

Les habitudes du buveur sont fondamentales dans sa perception affective (de plaisir). Car chacun possède un domaine de perception qui lui est propre, en relation avec ses habitudes. Toute modification de l'eau « habituelle » est facilement détectée. Il s'agit d'un véritable conditionnement de préférence. Comme pour les aliments, la température du stimulus est un facteur clef de la sensibilité sensorielle : des variations aussi minuscules que 0,1 °C peuvent considérablement modifier le seuil de détection ; sachant que les détections les plus fines sont observées entre 22 et 35 °C. Outre l'état physiologique du buveur (déshydraté ou non), la température de l'eau bue constitue aussi un important déterminant de la préférence (et par conséquent de la quantité consommée). Incidemment, et sans doute hélas, la préférence pour la boisson « eau » est accrue de manière notable par la présence de « renforçateurs » en solution dans l'eau, il s'agit essentiellement du sucre et d'alcool.

En pratique retenez quelques éléments de choix. D'abord, une eau embouteillée n'est pas obligatoirement une eau « minérale ». En effet, la définition d'une *eau potable* est de pouvoir être bue toute une vie sans risque pour la santé. La loi définit la norme de potabilité. Elle repose sur plusieurs considérations. D'abord bactériologiques, identiques pour toutes les eaux. Ensuite physico-chimiques (calcium, nitrates, sulfates, sodium, fluor...), qui ne concernent que les eaux de source et de distribution (et non les eaux minérales) et qui imposent des teneurs ioniques inférieures à des valeurs strictement définies.

Sachez aussi que, curieusement, les eaux « minérales » ne sont pas obligatoirement « potables », au sens physico-chimique du terme, car elles ne sont pas soumises aux mêmes règles que les eaux de source. Ces eaux minérales étaient initialement disponibles en pharmacie sur prescription médicale, elles ont donc été qualifiées de « médicaments », par extension de langage. En effet, elles étaient supposées délivrer à domicile une partie des bienfaits d'une cure thermale. La minéralisation des eaux distribuées dorénavant en supermarché, mal équilibrée pour certaines d'entre elles (ce qui, par ailleurs, explique certains effets bénéfiques sur le plan de la santé), peut exposer à certains troubles, en cas de consommation exclusive, pendant longtemps. Quelques-unes contiennent d'ailleurs des teneurs élevées en certains ions qui les font éviter lors de certaines pathologies ; alors qu'ils les indiquent pour en prévenir d'autres. Vaste problème, compte tenu de la pléthore d'eaux et de pathologies. Quoi qu'il en soit, les eaux minérales présentent le grand avantage de bénéficier d'un nom commercial spécifique, et d'une composition constante pour chaque source. Par conséquent, le consommateur est assuré de la stabilité de la composition de l'eau de la marque choisie.

Lisez les étiquettes, pour découvrir une nouvelle catégorie d'eaux qui n'est pas régie par ces textes de loi : les « eaux reconstituées, les boissons à base d'eau de source ou d'eau minérale naturelle » (eaux supplémentées ou aromatisées).

Finalement, ne vous laissez pas effrayer par les nitrates ! Ils sont certes présents dans les rejets d'eaux usées et dans les engrais, mais on n'en parle que trop. Ils sont accusés de dégradation de la qualité de l'eau, ce qui est injuste et simpliste, c'est l'arbre qui cache la forêt. La réglementation impose abusivement une teneur inférieure à 50 mg/litre, car les eaux minérales ont en général une concentration en nitrates plus de dix fois inférieure. L'importance de la présence de nitrates dans les eaux de boisson doit cependant être replacée dans le contexte global des apports alimentaires, puisque 15 % des nitrates proviennent de l'eau contre 85 % de l'alimentation, sachant que les légumes sont riches en nitrates, et pourtant largement recommandés : 120 mg/kg de carottes ; 350 mg/kg de jambon ; 1 500 mg/kg d'épinards ; 2 700 mg/kg de radis ; 2 760 mg/kg de betteraves.

En fait, les nitrates sont très probablement bénéfiques à la santé…

L'« eau-de-vie » ? Un autre sympathique liquide de bon goût : le vin

Quittons un instant l'eau pour aborder un autre liquide. Question préliminaire : pourquoi les bouteilles de vin sont de 75 centilitres et non pas de 1 litre ? La contenance de la bouteille de vin a été standardisée au XIXe siècle et depuis les théories les plus folles sont nées de cette mesure singulière. Cela aurait pu correspondre à la capacité pulmonaire d'un souffleur de verre, à la consommation moyenne lors d'un repas, à une meilleure façon de conserver le vin, à une facilité de transport. La réponse n'est dans aucune de ces théories. Il s'agit simplement d'une organisation pratique et historique. À cette époque, les principaux clients des sociétés viticoles françaises étaient les Anglais. Mais nos voisins britanniques n'ont jamais eu le même système de mesure que le nôtre. Leur unité appelée « gallon impérial » valait précisément 4,54609 litres. Pour éviter un casse-tête dans la conversion, ils transportaient le bordeaux en barriques de 225 litres, soit 50 gallons, en arrondissant. Et 225 litres correspondent à 300 bouteilles de 75 centilitres. Or 300 est un chiffre plus aisé pour faire des calculs que 225. On avait donc : 1 barrique, 50 gallons, 300 bouteilles Ainsi, 1 gallon valait 6 bouteilles. C'est d'ailleurs pourquoi, aujourd'hui encore, les caisses de vin sont la plupart du temps vendues par 6 ou 12 bouteilles.

Souvenez-vous qu'un verre de vin à chaque repas (mais, en aucun cas, une bouteille engloutie le samedi soir), divise par 4 ou 5 les risques de maladie d'Alzheimer, et même de démence en général… ou tout au moins retarde la maladie. Bénéfice incommensurable (dans tous les sens du terme, notamment pour la Sécurité sociale) : on est mort d'autre chose, avant que l'Alzheimer ne se déclare… Surtout ne l'ébruitez pas : un peu d'alcool est bon pour les artères, donc pour la santé. On le sait depuis quarante ans. Jamais beaucoup d'un coup, mais un peu et régulièrement.

L'alcool illustre à la perfection que chaque aliment est Janus ; car tout est bon, tout est poison ; c'est la dose qui fait le poison (selon Theophrast Bombast von Hohenheim, plus connu sous le nom de Paracelse, célèbre médecin alchimiste hélvète, qui fut un précurseur de la chimie), globalement, il n'y a pas de mauvais aliments, mais de médiocres mangeurs. Pasteur, grand découvreur de la fermentation, entre autres, n'écrivait-il pas : « Le vin est la plus saine de boissons. » Admettons donc que le génie ne s'est pas trompé !

Conclusions

Dans le cadre de ce livre, la chrono-alimentation du cerveau repose sur les qualités intrinsèques de chaque aliment ou nutriment : quels aliments pour le cerceau, quand, comment, à quelle vitesse. Mais pour quelles raisons s'intéresse-t-on seulement maintenant, de nos jours, à la nourriture du cerveau ? La question peut sembler curieuse ! Il convient de lui apporter plusieurs réponses. Pourquoi donc seulement maintenant ? En premier lieu, le cerveau se trouve être l'organe le plus protégé du corps, il est aussi le plus prioritaire. On peut intuitivement en comprendre le motif : rien ne sert de posséder un cœur digne des plus grands sportifs, ou bien un foie de haute performance, ou encore des muscles de champion, si le cerveau est débile. En conséquence, quand un nutriment indispensable vient à se trouver en quantité limitée dans l'alimentation, le cerveau se permet de le capter prioritairement, le prélève à son seul profit, au risque de perturber le fonctionnement harmonieux du reste du corps. Si le déficit persiste, ou bien s'il s'agit d'un manque considérable, le cerveau puise le ou les nutriments dans les autres organes, les affaiblissant. Ces mécanismes font que les privations alimentaires, tout comme les considérables déséquilibres nutritionnels, rendent malade, puis font, hélas, éventuellement mourir de l'affaiblissement d'un organe, qui n'est pas le cerveau. Le pronostic vital se trouve ailleurs que dans le cerveau. Le médecin s'occupe donc de presque tout, sauf du cerveau.

Le développement durable appliqué à soi-même : c'est la nutrition ; pour faire durer la vie (celle du cerveau) dans le temps s'y adjoint la chrono-alimentation : c'est-à-dire l'alimentation épaulée par le facteur temps (comme son nom l'indique : *chronos*, le temps). Voilà une bonne chronobiologie. Pour le cerveau, au premier chef. Prendre *le* bon temps, pour prendre *du* bon temps. Chroniquement ! Nous prenons tout de même environ cent mille repas dans notre vie, ce qui représente un temps cumulé de plus de cinq ans ; donc autant bien le faire, sans culpabilité masochiste, mais avec plaisir ! Pour et grâce au cerveau, cercle vertueux s'il en est.

La chronobiologie est la science qui étudie les relations entre le facteur temporel et les êtres vivants. Or la chrono-alimentation, ignorée jusqu'à une date récente, repose sur les découvertes capitales de la chronobiologie, qui concerne toutes les disciplines, y compris la prise des médicaments. Cette chrono-alimentation prend en compte un élément irréfutable, mais encore largement négligé : le facteur temps. Avec elle, vous pouvez manger pratiquement de tout, mais certainement pas n'importe comment, ni n'importe quand ; encore moins avec n'importe quoi, quels que soient l'heure de la journée, le jour du mois, la saison. Le plaisir doit être au rendez-vous. Le temps exerce une influence majeure sur l'ensemble des organismes vivants. Et ce, quels que soient les niveaux d'organisation, du plus simple au plus complexe. C'est-à-dire de la cellule, à l'organe, à l'organisme entier, jusqu'au fonctionnement du cerveau et au comportement humain. L'influence du temps se manifeste le plus souvent (quoique pas toujours) sous la forme de rythmes biologiques, d'oscillations, de cadences, de périodicités. Ceux-ci sont, pour certains, endogènes, dans le cerveau, mais aussi dans le foie, le rein, le tissu adipeux, le cœur. Codés génétiquement ; ils sont gérés par quelques dizaines de milliers de neurones dans le cerveau, véritable censeur chef d'orchestre. Mais ils sont modulés par des synchroniseurs qualifiés d'externes, influences extérieures dont les principales sont le rythme social et la photopériode, ou alternance du jour et de la nuit. La rétine assure l'harmonie du corps avec l'environnement. Toutefois, bien d'autres encore interfèrent, chaque mois, trimestre, année. D'où une cascade de rythmes d'environ vingt-quatre heures ou circadiens, d'autres plus courts que vingt-quatre heures, ou au contraire beaucoup plus longs. En fait, actuellement encore, la chrono-alimentation est relativement peu prise en compte par les nutritionnistes et les diététiciens.

On le sait depuis de nombreuses années : un même dosage de certains médicaments se révèle plus ou moins actif selon l'heure de la prise. Autre évidence connue depuis fort longtemps, dès Hippocrate : l'alimentation est la première médecine. Mais, curieusement, on ne l'a réalisé que récemment : le choix de l'heure – celle de se nourrir – est de première importance. Tout au moins compte tenu des connaissances médicales et scientifiques actuelles. Nul doute que les choses devraient évoluer dans les années à venir. Sachant que les interactions alimentaires existent au même titre que les interactions médicamenteuses ; toutefois elles sont sans danger tant qu'elles restent exceptionnelles (hélas pas toujours : un aliment riche en fer est souvent consommé avec du thé, association particulièrement néfaste pour les femmes). Or si l'alimentation est suffisante et variée, les risques d'interactions néfastes deviennent presque nuls. Loin s'en faut par contre avec un régime hypocalorique ou subcarencé. Encore moins quand les habitudes alimentaires sont monotones, quel qu'en soit le motif : défaut d'éducation nutritionnelle, régimes, vieillissement, solitude. Les rythmes alimentaires ne doivent pas être négligés, ni même trop simplifiés ! Les perturber altère les horloges biologiques et, par conséquent, amplifie le risque de maladie.

Chrono-alimentation, chrono-nutrition, chrono-diététique

Une différence existe : l'alimentation (chrono-alimentation) s'intéresse aux aliments et à leur devenir. La nutrition (chrono-nutrition) aux effets de leurs nutriments – assimilations, désassimilations et excrétion, permettant à l'organisme d'être en bon état et de trouver l'énergie vitale nécessaire. La diététique (chrono-diététique) est relative aux règles strictes d'utilisation des nutriments, pour tout un chacun à tous moments.

Avec Claude Lévi-Strauss, comme la langue parlée, il me semble que la cuisine d'une société soit analysable en éléments constitutifs… organisés selon certaines structures d'opposition et de corrélation. Même si les habitudes alimentaires acquises sont les dernières données qu'une population en voie d'intégration conserve, il n'en reste pas moins qu'il existe des fondamentaux pour l'espèce humaine. En particulier les rythmes biologiques et les besoins nutritionnels.

Dans les recommandations alimentaires, le facteur temps est presque inexistant. Manger de tout, pour ne manquer de rien, certes, mais quand et à quelle vitesse ? La chrono-diététique repose sur trois volets : l'un basé sur le comportement alimentaire du mangeur (tout est dans le cerveau), c'est-à-dire définir l'art de manger ; le deuxième sur la nature des aliments eux-mêmes (ceux qui sont bons pour le cerveau, en l'occurrence), le troisième sur les événements chronologiques de la vie, notamment ceux concernant le cerveau. La chrono-alimentation repose sur les comportements alimentaires eux-mêmes : l'art de manger.

Pour manger, l'alternance est de rigueur : la faim puis le rassasiement, suivi de la satiété, qui assure le délai jusqu'au repas suivant. Le danger du grignotage réside ainsi dans le fait que l'on n'a jamais faim, ni jamais plus faim. Après le début du repas, il faut un quart d'heure au cerveau pour envoyer un signal de rassasiement. Manger trop vite autorise alors à se « goinfrer » ; trop lentement coupe précocement l'appétit ! Les régimes minceur induisent une culpabilité, le repas est accéléré pour s'en débarrasser, conduisant à manger plus ! Mastiquer ralentit le manger et assure une meilleure biodisponibilité des nutriments (et procure un plus grand plaisir : la destruction en bouche des aliments exhale les arômes, en élabore de nouveaux). Le négliger augmente systématiquement de 30 % les calories ingérées.

Le dîner ne doit pas être trop léger, notamment en glucides (en pain), car le cerveau travaille plus la nuit que le jour. L'hypoglycémie nocturne, insensible, altère entre autres, la mémorisation, en perturbant le stockage des données acquises et en réduisant leur restitution. Pire, mal dormir est en relation avec l'obésité ! Recommandation culinaire : la glande thyroïde, pour élaborer ses hormones, trouve dans le sang, à sa disposition deux fois plus d'iode pendant la nuit que pendant la journée… justifiant le poisson au dîner ! Délai chronologique : physiologiquement, pas de faim pendant les vingt premières minutes suivant le réveil. Forcer l'enfant au saut du lit, ou soi-même (sauf réflexe acquis), est donc une mesure antiphysiologique.

Il n'existe ni repas complet ni aliment complet (au sens nutritionnel du terme), si ce n'est le lait de femme, pendant les cinq premiers mois de vie. Une alimentation équilibrée et complète se calcule donc sur dix jours environ, délai obligatoire ; la quarantaine de nutriments indispensables (vitamines, oligoéléments et minéraux, oméga-3 et oméga-6, acides aminés indispensables) ne peut être trouvée que sur plusieurs dizaines d'aliments différents, répartis au sein de quelques grandes classes. Chaque nutriment et aliment imposent son rythme. Les vitamines hydrosolubles (B et C ; dissoutes dans l'eau) doivent être absorbées quasi quotidiennement ; alors que celles qui sont liposolubles (A, D, E et K ; dissoutes dans les graisses, les lipides) sont stockables dans les graisses. Il est donc possible de se « recharger » en vitamine D une fois tous les trois mois.

Entre les aliments, et leurs nutriments, il faut respecter nombre de synchronies et concomitances, d'associations ou répulsions. D'abord celles qui sont favorables. Ainsi, la présence de vinaigrette augmente considérablement la biodisponibilité du bêta-carotène, des carottes par exemple ; il en est de même avec la lutéine et la zéaxantine, précieuses pour la rétine et la vision. La nature de l'huile des sardines en boîte améliore (huile de colza) ou restreint (huile saturée) la disponibilité de leurs oméga-3. Celle du zinc est accrue par le lactose et les protéines animales, combinaison présente dans le lait. La captation du fer est renforcée par la vitamine C. Autre nécessaire simultanéité : celle des acides aminés indispensables, qui doivent être associés. Sinon la restriction de l'un induit une réduction de l'utilisation de tous les autres. C'est pourquoi les protéines animales sont de meilleure qualité que les végétales. Certes, la combinaison de plusieurs classes de végétaux restreint les lacunes de chacun, que respectent les préparations traditionnelles, qui ajoutent cependant une viande.

Les associations néfastes (sur un repas) sont nombreuses. Ainsi, évitez le thé avec la viande, car les polyphénols de cette boisson piègent le fer, réduisant son absorption intestinale. Ne pas consommer le veau en même temps que le lait de sa mère constitue une tradition religieuse biologiquement justifiée, compétition entre le fer et le calcium oblige. Les vitamines B12 et C s'excluent : évitez le foie (ou les fruits de mer) avec des agrumes ou des crucifères (choux).

L'ordonnancement des aliments dans un repas compte lui aussi. Ainsi, les fibres des légumes sont plus efficaces quand elles précèdent celles des fruits, car le rassasiement s'exprime plus tôt et la satiété dure plus longtemps, évitant le grignotage, entre autres. Midi à 14 heures ? La lumière synchronise nos rythmes avec l'environnement, notamment au niveau cérébral, *via* la rétine ; il n'est donc pas étonnant que le repas de midi soit pris à 13 heures ou 14 heures, décalage horaire légal oblige…

Le rythme des saisons ne concerne pas que les fruits et légumes : le beaufort n'est-il pas plus goûteux en janvier car élaboré à partir de la belle herbe parfumée de printemps ? Il recèle aussi un peu plus d'oméga-3. Cela va jusqu'aux sardines dont les contenus en oméga-3 et en vitamine D varient de un à cinq selon le mois de pêche ! Préalable temporel, les aliments donnés aux animaux de boucherie influencent de manière majeure leur valeur nutritionnelle pour l'homme qui les consomme ; effet plus important que pour les végétaux. Ainsi, une nourriture pertinente des poules multiplie par vingt la quantité d'oméga-3 de leurs œufs, par deux à quatre celle de diverses vitamines et oligoéléments (ce que ne font ni labellisés ni bio) ! Nombre de poissons d'élevage ne contiennent des oméga-3 que s'ils leur sont fournis dans leur nourriture. Manger du poisson au moins deux fois par semaine, dont une fois du poisson gras, permet de diviser par deux le risque d'infarctus, par presque cinq celui d'AVC. Certes, mais à condition qu'il contienne des oméga-3, sinon c'est l'inverse qui sera obtenu.

Obligation fréquente, chronologiquement préalable : la cuisson, qui donne goût et plaisir, accroît l'efficacité de nombre d'aliments. À ce titre, l'œuf gobé est une ineptie alimentaire, car 51 % de sa valeur nutritionnelle reste inaccessible ! Le lycopène des tomates (préventif du cancer de la prostate) est beaucoup plus biodisponible quand elles sont écrasées et cuites.

Les aliments bénéficient eux-mêmes de qualités intrinsèques. Sucres lents ou rapides, à distribution lente ou rapide, dont l'indice glycémique doit être le plus bas possible (pour éviter les à-coups de glycémie) ? La lenteur du TVG – temps de vidange gastrique – signe une bonne digestibilité des aliments. On sait depuis peu qu'il y a des protéines lentes, et d'autres rapides, complémentaires, assurant un bon renouvellement, en particulier musculaire. Parfois trouvées dans le même aliment, telles les protéines lactées (riches en sérum et en caséine). Acte chronodiététique : chez le sujet âgé, consommer 70 % de la ration quotidienne protéique au déjeuner est plus efficace sur la synthèse protéique que la même quantité répartie en quatre repas. Chez le jeune, il vaut mieux fractionner. Après tout exercice physique, même modéré, la phase de récupération précoce (dans la demi-heure qui suit l'arrêt de l'exercice) exige des protéines associées à des glucides.

La chrono-alimentation prend en compte les événements chronologiques de la vie. Ne pas manger à point nommé peut perturber une étape du développement ; la correction s'avérant ultérieurement difficile. La biologie ne repasse parfois jamais les plats ! Exemple : l'iode. Le terme de crétin, médical, signe le dommage de son déficit pendant la grossesse. Or celle-ci dure... dix-huit mois, voire beaucoup plus, si l'on inclut les deux premières années de la vie. Car, entre autres, les oméga-3 du tissu adipeux de la mère (lent à enrichir) participent au développement de son fœtus. La vitamine B9 (les folates) doit être consommée dès le désir de grossesse, car son efficacité est alors optimale dès les premiers jours après la fécondation. Or, pour l'espèce humaine, manger correctement n'est ni naturel ni instinctif. Pour l'alimentation, comme pour la marche, la lecture ou l'écriture, il faut organiser des circuits de neurones dans le cerveau, à des moments précis du développement, selon une chronologie programmée par les gènes. Pour « enregistrer » non seulement le nom et le goût des aliments, mais aussi le plaisir qu'ils procurent, car le plaisir s'apprend ! Les nutriments doivent donc être fournis à point nommé. La qualité des multiples étapes du développement, assurée par une alimentation correcte, induit une vie harmonieuse plus tard.

La chronologie de la prise des aliments est donc biologique, sociale et culturelle. Sans oublier le temps du porte-monnaie, car si la santé n'a pas de prix, elle a un coût : celui des aliments (qui n'est pas obligatoirement onéreux : 5 à 7 euros par jour, par personne, en ne gaspillant pas et en acceptant de faire un minimum de cuisine).

Le plaisir, ça s'équilibre. La « diététisation » de l'alimentation induit de multiples effets pervers, occultant les fondamentaux, dissimulés derrière les chiffres, les prescriptions et injonctions. La civilisation a, en quelque sorte, mis sous le boisseau l'instinct, pour faire prédominer l'agréable sur le nécessaire, l'envie sur le besoin, l'instant sur la durée. Effet pervers, l'homme se soumet à des systèmes nutritionnels gouvernés par les modes, leurs goûts et leurs plaisirs, et non plus à ses exigences ; négligeant, pour son grand mal, la programmation naturelle de son alimentation. Patrick Modiano, dans *La Petite Bijou*, écrit : « Il y avait un mystère : les gens n'aimaient pas manger, et pourtant ils mangeaient. Pourquoi ? Par faim ? Dans nos sociétés surnourries, personne n'a faim. Alors pourquoi ? Personne ne les y forçait. J'en arrivais à cette conclusion : les gens bouffaient par masochisme. » Il est dit que l'on mange de plus en plus mal (notez le pessimisme chroniquement psychiatrique des cassandres, il n'est jamais affirmé : de moins en moins bien !), pourtant les émissions de radio, de télé, les revues de cuisine et de gastronomie n'ont jamais été aussi nombreuses. Comme si les spectateurs regardaient, vautrés et passifs, des jeux du cirque, d'une autre vie, issus d'une autre planète ! À observer avec voyeurisme et gourmandise une sorte de polygamie alimentaire ou le mélange des plats (de tout sexe et de tout horizon), on se mélange les pieds et se chamboule la santé, y compris mentale. Changer radicalement d'air et d'ère ? Le virtuel à la place de l'horloge biologique ? Au mieux, toute chose virtuelle n'est pas ce qu'elle est en réalité, mais ce qu'elle fait semblant d'être. Dans le meilleur des cas, il s'agit d'un pis-aller, au pire d'un leurre pur et simple. La nouvelle virtualité qui nous submerge est tout à fait préoccupante ; surtout quand il s'agit de substituer à l'aliment une perception théorique ou hédonique, séparée de sa fonction essentielle : nourrir et faire plaisir ! Que veut dire être en meilleure santé quand on est déjà en bonne santé. Plus blanc que blanc ?

Nous devons, dans une bonne mesure, nous réapproprier nos sensations de base, fondamentales, dont tout simplement le temps. Il nous faut réapprendre à résister aux pulsions (contre une publicité tapageuse). La chrono-alimentation aide à calmer la juste faim en fonction des besoins, sans suivre aveuglément ses envies. Exemple caractéristique : de tout temps, le goût du sucré fut très rarement assouvi, car il reposait sur un miel exceptionnel et cher, le sucre en morceau n'existait pas (au XIXe siècle, il était encore vendu chez les apothicaires, ancêtres des pharmaciens). Alors que maintenant, il faut à l'inverse gérer l'abondance, la surabondance, sinon la pléthore. Une fois n'est pas coutume, Brillat-Savarin ne pensait pas tout à fait juste : « Pour désigner quelqu'un à qui il aurait manqué quelque chose essentielle, on disait : c'est comme un apothicaire sans sucre. Il suffisait qu'il vînt de là pour qu'on le reçût avec défaveur : les uns disaient qu'il était échauffant ; d'autres, qu'il attaquait la poitrine ; quelques-uns, qu'il disposait à l'apoplexie : mais la calomnie fut obligée de s'enfuir devant la vérité, et il y a plus de quatre-vingts ans que fut proféré ce mémorable apophthegme : le sucre ne fait mal qu'à la bourse. »

Chronologie des maladies de civilisation ?

Cerveaux au pluriel, car s'il y en a un dans le crâne, alors qu'un autre occupe le ventre, il tapisse toute la paroi intestinale. Dans notre corps, c'est la deuxième masse nerveuse, de neurones. Mais son fonctionnement reste encore énigmatique. Parlons donc du cerveau « classique ». Le chasseur *Homo* devait être redoutablement habile, chasseur mais aussi ingénieux charognard. Intelligent, il savait où trouver facilement de la nourriture de qualité : en bord de mer, avec ses coquillages immobiles, et certains poissons qui se laissent attraper à la main (le poisson-chat, par exemple), à terre avec les œufs à portée de main. Facultés que nous avons largement perdues !

Sur le plan de la nutrition, nous sommes tous des Cro-Magnon, sans exception ! Ses aliments, ce sont toujours les nôtres. Du point de vue génétique, compte tenu de la sélection naturelle millénaire, nous avons encore la biologie de grands chasseurs, mais sommes soumis à une alimentation de producteur sédentaire ; l'homme a passé 99,9 % de son histoire et de son évolution au régime alimentaire préhistorique. Le patrimoine génétique n'a pratiquement pas varié depuis quarante mille ans, faute de temps et de nécessité. Nos gènes, et les mécanismes biologiques qu'ils gouvernent, sont donc toujours les mêmes ; les aliments que notre corps sait utiliser demeurent par conséquent identiques... Il convient de veiller à ce que notre alimentation ne s'éloigne pas trop de celle pour laquelle notre corps a été programmé. En réalité, nous ne sommes pas préparés à toutes les « modes » alimentaires, notre matériel génétique reste adapté à une nourriture « traditionnelle ».

Toutefois, l'homme a évolué ; jusqu'à la dernière guerre mondiale pour faire simple, les besoins énergétiques étaient considérables, conséquence du travail physique important. C'est ainsi qu'est révolu ce présumé âge d'or, période où l'on mangeait quotidiennement 1,5 kilo de pain (l'équivalent de six de nos baguettes !), mais par effet de balancier, notre consommation de baguettes est devenue insuffisante. Les très riches repas d'hiver ne sont plus d'actualité, car ils étaient là pour lutter contre le froid, et permettre de vaquer à de lourds labeurs très physiques. Nous devons donc être désormais beaucoup plus soucieux de la qualité de nos aliments, car le surplus énergétique – sucres et graisses – est stocké sous forme de graisse, faute d'être dépensé. Il faut manger des calories utiles, or elles ne le sont pas autant selon les moments de la journée. Les grands principes ancestraux, après avoir permis de nourrir l'homme pendant des millénaires, doivent désormais être adaptés à la civilisation actuelle, à la société moderne. Il ne s'agit en aucun cas d'une nouvelle méthode de manger, ou, pire, de garder la ligne, mais du simple respect de la physiologie. La chrono-alimentation relève du simple art de bien manger de tous les aliments (ou presque), au moment de la journée (de la semaine, du mois et même de l'année) où ils seront les plus efficaces, pour satisfaire au bon fonctionnement du cerveau et de l'organisme, tant sur les plans énergétique que plastique (mot qui signifie le bon maintien de tous les tissus, y compris du cerveau). Oui, savoir sélectionner au cours de l'année les végétaux de saison, évidemment ; mais aussi les produits animaux. Ainsi, un poisson gras repu des mers froides sera une mine de vitamine D et d'oméga-3, mais curieusement pas toute l'année durant ! Le but est d'éviter, autant que faire se peut, que les graisses, mais aussi les sucres, ce que l'on ignore avec superbe, ne soient stockés dans le tissu adipeux sous forme de graisses, créant des formes qui ne sont pas compatibles avec la forme.

Les fameuses maladies dites de civilisation (curieuse dénomination, sadisme justifiant le prix à payer du progrès ! Repentance alimentaire ?), pathologies cardio-vasculaires, cancer, hypertension, diabète et obésité sont apparues récemment chez nous. Elles explosent littéralement au sein des populations actuelles de chasseurs-cueilleurs qui sont soumis depuis peu à notre « régime » (dans le sens politique carcéral) alimentaire : dans certaines îles du pacifique, le fléau diabète touche 40 % de la population, alors qu'il était inexistant il y a quelques décennies !

Ce n'est pas impunément que l'homme a modifié les règles du jeu de la nature pour lui-même. En effet, comme il n'y a plus de sélection naturelle, celle-ci a été remplacée par la sélection culturelle et sociale. Les favorisés sont ceux qui mangent comme nos ancêtres, c'est-à-dire varié et sans ostracisme. Toute exclusion stricte d'aliments est le fait de sectes, dont les gourous asservissent leurs sujets au prix de carences alimentaires.

Une nouvelle voie s'ouvre à tous : le microbiote intestinal. Car notre tube digestif contient dix fois plus de bactéries que notre corps compte de cellules. Il constitue une sorte d'empreinte génétique, chacun possède son profil. Or il pourrait agir sur le fonctionnement du cerveau, se trouver en relation avec son fonctionnement. Affaire à suivre.

Les rythmes sur le long terme : en termes de santé, il convient de passer du réactif au proactif. En effet, jusqu'à maintenant, on avait l'habitude de traiter (c'est déjà trop tard, la maladie s'est installée), mais depuis récemment dans l'histoire de l'homme, on commence à prévenir, ou tout au moins on essaye de prévenir. En fait, il faudrait déjà agir plusieurs décennies plus tôt, être proactif, avant que les artères ne commencent à se boucher, que les cellules adipeuses ne deviennent trop nombreuses ou trop grosses, que le diabète ne commence à s'installer, etc. Bref, arrêter une séquence chronologique d'événements délétères. Faut-il en arriver aux excès de prescription, comme celle, proposée par le célébrissime NIH américain, qui suggère d'interdire les ascenseurs pour les immeubles de moins de trois étages, et pour les trois premiers étages des immeubles plus hauts ? Pour diminuer de 25 % le nombre des obèses ! Le calcul a été fait, très sérieusement.

Est-il possible de vieillir jeune ? « Celui qui n'est pas mort jeune s'en repentira tôt ou tard ! » disait Cioran. Un pessimiste de la chonobiologie ? Insistant sur le fait que l'on n'apprend jamais trop tôt que les corbillards ne sont pas l'apanage des voisins et des amis… Avec Proust, dont les rythmes biologiques, notamment le nycthéméral, étaient perturbés, qui écrivait : « Les vivants sont des morts qui n'ont pas pris leurs fonctions. » La vie tue, inutile d'accélérer le mouvement. N'est-elle pas, pour ses sinistres détracteurs, une maladie sexuellement transmissible, toujours mortelle ? Une étude américaine récente réalisée dans la bonne ville de Boston, portant sur 970 hommes, enrôlés au début des années 1980, montre que ceux qui ne sont pas hypertendus, ni obèses ni diabétiques et qui font de l'exercice ont 54 % de chances de vivre jusqu'à 90 ans, la probabilité chute à 44 % pour les sédentaires, 36 % pour les hypertendus, 26 % pour les obèses, 22 % pour les fumeurs, 14 % pour ceux qui cumulent trois facteurs de risque et 5 % s'ils en ont cinq. La mort étant la victoire de la nature sur la médecine… tirant un trait sur le passé, mais aussi sur l'avenir.

Notre génome n'est peut-être plus adapté à notre longévité actuelle. Car, au cours des millénaires qui nous ont précédés, il a été peaufiné pour vivre moins longtemps, dans des conditions difficiles. Bien plus, quelques gènes ont été sélectionnés pour faire face aux disettes saisonnières ou temporaires : comme par exemple permettre à l'adipocyte de grossir pour stocker les graisses. Ce qui est devenu un préjudice.

Grâce aux étiquettes réglementaires : mangez pour votre cerveau

Pendant la période périnatale, l'alimentation (de la mère puis de l'enfant) assure une construction harmonieuse du cerveau, et donc optimise son fonctionnement. Ensuite, elle entretient sa bonne santé (et celle du corps), assure un aussi bon vieillissement que possible (notamment cognitif), évite ou retarde nombre de maladies (dont celle d'Alzheimer). Mais pouvez-vous trouver une aide utile dans la lecture des étiquettes ? Malheureusement, jusqu'à présent, l'étiquetage était pour le moins fantaisiste, avec des affirmations exubérantes dont certaines avoisinaient l'escroquerie. Il vous était donc impossible de vous y retrouver, vous ne saviez pas à quel saint vous vouer. L'Autorité européenne de sécurité des aliments, l'Efsa, dans sa grande sagesse (mais aussi dans le cadre de son autorité normative parfois un peu morbide), a décidé d'y mettre de l'ordre, à juste titre. Elle a demandé aux partenaires du monde agroalimentaire de lui soumettre les allégations qu'ils souhaitaient voir figurer sur ses emballages (et dans toutes les publicités), elle reçut plusieurs milliers de propositions. Pour, en mai 2012, n'en retenir que quelques dizaines, sous la houlette pointilleuse et scrupuleuse de médecins et de scientifiques de haut niveau, gage de sérieux. Si l'on s'en réfère aux allégations autorisées, le zinc occupe la plus haute marche du podium, avec dix-huit allégations possibles. Vive les huîtres, les fromages (beaufort, comté, maroilles et d'autres), le bifteck, le foie !

Il est temps ! Le cerveau et son fonctionnement sont enfin reconnus comme tributaires des nutriments, donc des aliments qui les contiennent. En effet, le système nerveux et le cerveau sont explicitement signalés par l'Efsa, avec les oméga-3 (poissons gras, huiles de colza et de noix), le cuivre (huîtres, produits tripiers, lentilles, haricots blancs), l'iode (poissons, fruits de mer et produits laitiers), le magnésium (noix, noisettes et amandes, lentilles, épinards, moules, bigorneaux, bulots et escargots), les vitamines B1 (porc, lentilles, produits tripiers), B3 (produits tripiers, saumon, porc), B6 (saumon, produits tripiers), B12 (saumon, produits tripiers, œuf, lait), C (crucifères, brocolis, choux, poivron, agrumes). Mangez donc de tout, en privilégiant tout de même les aliments signalés.

Dans ces allégations de l'Autorité européenne, les *fonctions cognitives* relèvent du fer, de l'iode et du zinc. Pensez à vous ruer sur le boudin noir, la viande rouge, les fruits de mer et les poissons de mer, le foie, les produits laitiers, les fromages. Tout en buvant de l'eau régulièrement (au moins 1 litre quotidien). Car même l'eau figure au palmarès.

Officiellement, toujours, les performances intellectuelles bénéficient des vitamines B5, B8 ; en période de sollicitation n'oubliez donc pas de manger des œufs, du foie et du saumon ! Pour les fonctions psychologiques, ce sont les vitamines B1, B3, B6, B8, B9, B12 et C, le magnésium. La neurotransmission bénéficie du calcium : vive les produits laitiers pour bien faire cliqueter les neurones, et la vitamine B5 (le foie, la cervelle et le jaune d'œuf) ! Jusqu'à la fatigue, qui peut se combattre en mangeant : les aliments riches en vitamines B2, B3, B5, B6, B9, B12, C, fer, magnésium – c'est-à-dire toutes les classes d'aliments.

La vision, partie du système nerveux, n'échappe pas aux autorisations : oméga-3, vitamines A, B2, zinc. Lorgnez sur les menus : poissons, fruits de mer, viande, produits tripiers, fromages et lentilles.

Enfin, le temps d'endormissement et le décalage horaire sont bien dépendants de la mélatonine.

L'avez-vous remarqué ? D'abord, l'omnivorisme est de rigueur. Ensuite, les aliments le plus souvent cités ne sont pas obligatoirement les plus consommés, encore moins les plus faciles à trouver ; alors même qu'ils ne sont pas plus onéreux. Par exemple, les produits tripiers, *alias* les abats, car les triperies ont disparu, ou presque ! Les poissons et fruits de mer : cherchez une bonne poissonnerie ; attention aux poissons d'élevage… Pour vous compliquer les choix, conséquence de l'évolution des connaissances, quelques prescriptions vous semblent erratiques : certains aliments, après avoir été prohibés, sont devenus de haute recommandation, comme les œufs, voire… la cervelle.

Outre les micronutriments, qui ont fait l'objet de la sollicitude de l'Efsa (d'autant que les déficits alimentaires, fréquents, sont source de méformes et de maladies), vous ne devez pas négliger les macronutriments : glucides, lipides (graisses) et protéines. Pour les glucides, consommez (beaucoup ?) moins de sucre et plus de pain (et de pâtes, de lentilles, de pois, de pommes de terre accompagnées de beurre ou de fromage, etc.). Les protéines doivent être de qualité, c'est-à-dire plutôt d'origine animale. Quant aux lipides, vous les avez rencontrés dans les lignes précédentes : choisir ceux riches en oméga-3 et -6, sources de vitamines A, D, E.

Pour manger efficacement, il faut mastiquer bien et bon ; donc posséder une bonne dentition. Les dents bénéficient explicitement du calcium, du fluor, du magnésium, du phosphore, des vitamines C et D. Sans oublier la santé des gencives, avec la vitamine C.

Incidemment, vous avez entendu parler des AJR (apports journaliers recommandés, *JO* du 26 décembre 1993), puis des ANC (en 2000), et désormais les AQR (apports quotidiens de référence, du *JOUE* du 23 novembre 2011) pour tous les Européens. Pour chaque micronutriment, les chiffres sont généralement voisins entre les AJR, ANC et AQR. Toutefois, preuve que les connaissances ne sont pas fixées, ils peuvent différer notablement : ce qui est le cas pour les vitamines C et B12, par exemple ; comme je l'ai souligné quand il en a été question. Pourquoi dans ce livre ai-je choisi les ANC français, plutôt que les AQR européens, plus récents ? Non pas par esprit cocardier, mais simplement parce que les ANC concernent explicitement tous les âges de la vie. En conséquence, chacun peut s'y retrouver : jeune, adulte et senior, homme ou femme. Alors que les AQR ne sont dédiés qu'aux adultes, sans distinction de sexe (ils sont actuellement en voie d'être complétés).

Pour sauver la planète, l'homme doit-il mourir de faim ? Comment être omnivore ?

Depuis quelque temps, ceux qui se préoccupent sérieusement de la qualité de notre alimentation, médecins, nutritionnistes, agriculteurs et industriels, se voient relégués à l'arrière-plan, au profit de quelques économistes et sociologues souvent dogmatiques, « écologiquement corrects » ! Qui n'hésitent pas à calculer arbitrairement le nombre d'œufs et la quantité hebdomadaire (voire journalière !) de viande et de poisson qu'ils nous autoriseraient à consommer. Saint-Just ressusciterait-il, prétendant faire notre bonheur contre notre gré ? Leur argument fondamental repose sur le fait qu'un hectare de terre produit cinq à dix fois moins de protéines animales que végétales. Ce qui est présenté comme un gâchis irresponsable. La solution « bonne pour la planète » nous imposerait donc de devenir tout bonnement végétariens ! Omettant au passage que nombre de prairies sont trop pauvres pour permettre la culture de céréales (sauf, peut-être, à utiliser beaucoup d'engrais) ; les vaches, veaux et couvées ne volent alors pas la nourriture aux hommes. Ce raisonnent simpliste et fallacieux est extraordinairement dangereux. Pourquoi donc ?

Tout d'abord, parce que, globalement, les protéines animales sont nutritionnellement meilleures que celles d'origine végétale ; seule la quantité de graisse les accompagnant pourrait poser problème. Ensuite, il est absurde de résumer la qualité de la nourriture à la quantité de protéines mangées ! L'accompagnement des protéines (en vitamines, minéraux, oligoéléments et acides gras indispensables, dont les oméga-3) est fondamentalement différent selon les règnes végétal ou animal. Ainsi, la vitamine A (qui nous permet de voir et d'avoir une bonne peau, entre autres) est exclusivement animale ; certes notre organisme sait en fabriquer à partir du bêta-carotène des végétaux, mais avec un rendement très modeste, qui diminue de surcroît avec le poids des années. La vitamine D, elle aussi, est principalement présente dans le règne animal (notre peau est capable de l'élaborer, mais de manière insuffisante ; environ 70 % de la population française en est déficitaire !). Cette vitamine D permet l'absorption intestinale du calcium, garant de notre ossification ; elle est également active dans de multiples mécanismes physiologiques et de résistance aux maladies, on en découvre de nouveaux presque tous les jours ; y compris au niveau du cerveau. Les oméga-3 alimentaires sont au nombre de quatre, deux sont indispensables, et l'un d'entre eux est d'origine strictement animale, alors que notre cerveau en contient d'énormes quantités. Il n'est donc pas surprenant que leur insuffisance alimentaire altère le quotient intellectuel, cela dès la vie intra-utérine à travers ce que mange la mère. Car les oméga-3, non contents d'assurer de bonnes structures cérébrales, préviennent par ailleurs nombre de maladies cardio-vasculaires ainsi que certains cancers. Quoi qu'en pense Popeye, les végétaux, épinards ou lentilles, ne contiennent que peu de fer, qui plus est modérément « biodisponible » : notre intestin n'en capte en effet que 2 à 3 %, alors qu'il sait happer dix fois plus du fer issu des viandes. Autre illustration de notre obligation de consommer des produits animaux : la vitamine B12. Son élaboration est tellement lourde et complexe que seuls quelques micro-organismes en sont capables. Nous retrouvons celle des algues dans les fruits de mer (qualifiés de filtreurs) et dans les poissons qui les mangent ; sur terre, les pourvoyeurs en sont principalement des ruminants.

Sauf à être OGM (ce qui nous pend au nez) la meilleure des protéines céréalières (ou issue de n'importe quel végétal) ne contient ni vitamine D, ni vitamine B12, ni vitamine A, presque pas de fer, peu d'oméga-3, et encore à condition d'être consommée complète (c'est-à-dire que le germe doit être présent). La complexité biologique de l'homme s'est élaborée et ne peut se maintenir que grâce à une alimentation particulièrement diversifiée, animale et végétale. C'est le prix à payer pour ses performances, notamment cérébrales. Le « sauvetage de la planète » ne doit pas sacrifier les hommes en ignorant la qualité de leurs aliments.

Selon la FAO

« Une alimentation durable protège la biodiversité et les écosystèmes, est acceptable culturellement, accessible économiquement, loyale et réaliste, sûre, nutritionnellement adéquate et bonne pour la santé, optimise l'usage des ressources naturelles et humaines » (2010).
Bon appétit, quand même !

Que manger tous les jours ?

Connaître les aliments, certes, mais les nommer, les goûter aussi ! Guy de Maupassant a tout résumé en quelques phrases : « Parbleu ! Il n'y a que les imbéciles qui ne soient pas gourmands. On est gourmand comme on est artiste, comme on est instruit, comme on est poète. Le goût, mon cher, c'est un organe délicat, perfectible et respectable comme l'œil et l'oreille. Manquer de goût, c'est être privé d'une faculté exquise, de la faculté de discerner la qualité des aliments, comme on peut être privé de celle de discerner les qualités d'un livre ou d'une œuvre d'art ; c'est être privé d'un sens essentiel, d'une partie de la supériorité humaine ; c'est appartenir à une des innombrables classes d'infirmes, de disgraciés et de sots dont se compose notre race ; c'est avoir la bouche bête, en un mot, comme on a l'esprit bête. Un homme qui ne distingue pas une langouste d'un homard, un hareng, cet admirable poisson qui porte en lui toutes les saveurs, tous les arômes de la mer, d'un maquereau ou d'un merlan, et une poire crassane d'une duchesse, est comparable à celui qui confondrait Balzac avec Eugène Sue, une symphonie de Beethoven avec une marche militaire d'un chef de musique de régiment, et l'*Apollon* du belvédère avec la statue du général de Blanmont ! »

Les principes de la chrono-alimentation du cerveau sont simples et reposent sur la prise de quatre repas par jour : un petit déjeuner copieux, un déjeuner riche en protéines, une éventuelle collation à 17 heures et un repas du soir moins léger que l'on a coutume de le dire. Équilibre calorique approximatif : 25 % le matin, 45 % le midi et 30 % le soir. Voici quelques conseils, indicatifs, qui vous autorisent à étoffer la palette des aliments proposés. Mais attention, raisonnable n'est pas synonyme de tristounet !

AU PETIT DÉJEUNER

À prendre idéalement plus de trente minutes après votre réveil : une boisson froide ou chaude, du lait et des produits laitiers (beurre, fromage), associés au pain, éventuellement complet ; sachez que notre bonne baguette de tradition française constitue une excellente affaire. Voire un œuf, cuit à votre goût, mais certainement pas gobé. Dans ces conditions, vous bénéficiez d'un bon apport d'eau, de vitamines liposolubles (A et D), de calcium et de magnésium ; mais une insuffisance en fer, zinc et sélénium (sauf si vous vous autorisez un peu de viande). Les lipides et le cholestérol apportés sont là pour participer à la diminution de la synthèse du cholestérol endogène ; ainsi, son taux sanguin ne va pas augmenter trop pendant le restant de la journée, ce qui limiterait le risque cardio-vasculaire. La réduction *a minima* des sucres à distribution rapide (y compris miel ou confiture) permet d'éviter la célérité du passage du glucose, risquant d'induire pendant la journée un risque d'insulino-résistance, et donc de diabète.

RÈGLES GÉNÉRALES POUR LES REPAS PRINCIPAUX

Pour les deux repas principaux, dès que vous décidez de vous asseoir à une table, prévoyez d'y rester au moins trente minutes, dont un bon tiers consacré à déguster les entrées, s'il y en a. En prenant le temps de mastiquer sans réserve. La plupart des légumes crus doivent être accompagnés d'une vinaigrette, composée d'huile de colza ou de noix (ou, si vous préférez, moitié colza, moitié olive). Ils doivent précéder les fruits. Un quart de baguette est recommandé, sauf si les pâtes ou les légumineuses sont prévues à profusion ; accompagnées systématiquement d'une bonne noix de beurre ou d'une part de fromage de votre choix (pour vous donner une idée, la portion recommandée, réglementaire est un sixième de camembert, ou son équivalent avec l'un des 364 autres fromages). Si vous vous remettez à manger du foie (de toutes espèces), ne l'accompagnez pas de chou, brocoli et autres crucifères, pas de jus de citron, peu d'agrume en dessert. En revanche, avec toutes les autres viandes faites-le sans hésiter. Recommandés chacun trois fois par semaine : la viande rouge, le poisson gras, sauvage (attention aux provenances) ou d'élevage (veiller à la certification), mais jamais pané ni trempé dans un bain de friture. Si vous êtes une femme, une bonne part de boudin noir s'impose, aussi maigre que possible (voire aux châtaignes), au minimum trois fois par mois. Refusez la volaille nourrie uniquement aux céréales (c'est de… la maltraitance animale : la poule adore aussi les escargots, limaces et autres serpents), n'hésitez pas à déguster plusieurs œufs par semaine, mais préférez qu'ils soient « aux oméga-3 », ou mieux « sauvages » (en revanche, le bio ou le label ne changent pas la valeur nutritionnelle). N'abusez pas du sel ! Parmi les boissons, préférez l'eau pure (1,5 litre par jour, au moins). Très peu de boissons sucrées, de temps en temps des « light », jamais de nectars (qui ne sont que des jus de fruits dilués avec de l'eau sucrée) ! Un verre de vin (ou de bière) par repas est appréciable, pas plus ; et pour les adultes seulement. Si vous mangez habituellement peu de viande, évitez le thé pendant le repas. Votre idée saugrenue (au moins, culturellement, de ce côté-ci de l'Atlantique) de boire un verre de lait avec la viande, est à écarter.

Sauf fête particulière, l'apéritif est déconseillé ; calorique, peu nutritif et coupe-faim sans intérêt.

LE DÉJEUNER

Les cuistres l'affublent dorénavant du qualificatif de « pause méridienne ». Il devrait se prendre à midi, heure du soleil, c'est-à-dire à 14 heures en été, ce que l'on fait d'ailleurs plus ou moins inconsciemment en se mettant à table après 13 heures ; il faut de la viande, qui apporte des vitamines, du fer, du zinc, du sélénium, mais aussi de la tyrosine et du tryptophane. Obligatoirement un produit laitier, pourquoi pas un fromage de nos terroirs ? Si vous être senior, il vous faut nécessairement un maximum de protéines à ce repas. Pour une bonne digestion, les légumes sont évidemment nécessaires, mais pas trop. Les desserts doivent être légers et modestement sucrés, Préparez un fruit de votre choix, à varier chaque jour. Le vin est seulement conseillé en quantité modérée (un seul verre).

LE GOÛTER, COLLATION ÉVENTUELLE DE 17 HEURES

C'est une récréation alimentaire, rassasiante mais aussi coupe-faim, qui peut être composée de quelques carrés de chocolat, de fruits secs ou de fruits frais (pomme, poire, mais pas d'agrumes). Le bol de lait au chocolat est appréciable, chaud ou froid. Il est en harmonie avec l'exercice physique ; sauf pour les seniors, qui fréquemment ne mangent pas assez à chacun des autres repas.

LE REPAS DU SOIR

Il précède le coucher d'au moins une bonne heure, doit durer une bonne demi-heure au moins, doit être assez léger, mais pas trop ; c'est le moment des fibres et des acides gras poly-insaturés : du poisson gras (maquereau, morue, saumon, etc.) accompagné de salades assaisonnées avec des huiles poly-insaturées (colza, soja, noisette, etc.). Le yaourt est conseillé, sans sucre ajouté, aux fruits si vous préférez. Pas trop léger, car les besoins du cerveau restent considérables pendant le sommeil. Qui dort dîne, voilà qui est strictement faux pour le système nerveux. Le cerveau ne s'amuse pas pendant les rêves, il travaille très dur. Que dire du cauchemar, indépendamment des interprétations freudiennes ? Si le dîner est vraiment loin du moment où vous vous glissez sous les draps, un petit bout de sandwich ou quelques fruits secs seront les bienvenus. Couchez-vous régulièrement à la même heure, et restez dans les bras de Morphée le temps qu'il vous faut. L'heure du lever étant le plus souvent imposée, adaptez celle de votre coucher à votre besoin de sommeil. Une soirée de temps en temps n'est évidemment pas interdite. Avant une épreuve, un entretien, un examen, surtout ne changez pas vos habitudes circadiennes !

Et tout cela n'est pas forcément onéreux : il a été calculé, en France, compte tenu des habitudes alimentaires et des aliments à disposition, que l'équilibre alimentaire pouvait ne coûter que 5 à 7 euros par jour ! À condition de savoir cuisiner un minimum et surtout ne pas gâcher, ne pas gaspiller !

Cela n'empêche pas, une ou deux fois par semaine, un repas de fête, c'est-à-dire désarticulé. Sans obligation ! L'amour éperdu des aliments ne doit pas être perdu ! Le plus fructueux des arts, le plus beau de nos beaux-arts, c'est bien l'art de manger et donc de vivre !

Fait à Bugeat et Noisy-sur-École et Paris, octobre 2015.

Bibliographie

Outre de multiples livres d'intérêt général, le nombre de références scientifiques et médicales atteint plusieurs centaines. Il me semble inutile de sacrifier une cinquantaine de pages pour les décliner à la fin de ce livre, qui plus est dans une typographie fine à la limite de la lisibilité.

Vous les trouverez facilement sur mon site Internet : www.bourre.fr, aisé d'accès. D'autant que, si certaines vous intéressent, vous serez très probablement obligé d'avoir recours à internet.

Pour les consulter, en identifiant trois ou quatre mots, soit les noms de quelques-uns de leurs auteurs, soit ceux figurant dans les titres d'articles (voire en mettant à profit l'identifiant de la revue), vous pourrez, si vous le souhaitez, rechercher gratuitement le résumé de chaque publication sur la banque de données scientifiques et médicales mondiale : MedLine, PubMed. Rappelez-vous que sa notoriété incontestable est illustrée, par exemple, par l'obligation de tout étudiant du monde entier, y compris donc en France, de réaliser au moins trois publications indexées dans celle-ci, avant d'être autorisé à soutenir sa thèse. Son adresse internet est : www.ncbi.nlm.nih.gov. Inversement, vous pouvez évaluer le sérieux d'un expert en consultant cette banque de données, ce qui vous permet de vérifier en une seconde s'il est autoproclamé spécialiste, ou bien s'il a travaillé et fait de la recherche sur le sujet qui vous intéresse.

« J'ai fait ce que j'ai pu, que ceux qui peuvent faire plus le montrent », Horace.

Table

DU MÊME AUTEUR

Chez Odile Jacob

La Diététique du cerveau. De l'intelligence et du plaisir, 1990.

Les Bonnes Graisses, 1991.

De l'animal à l'assiette, 1993.

La Diététique de la performance. Intelligence, mémoire, sexualité, 1995.

Les Aliments de l'intelligence et du plaisir, 2001.

Diététique du cerveau : la nouvelle donne, 2003.

La Vérité sur les oméga-3, 2004.

La Nouvelle Diététique du cerveau, 2006 ; édition augmentée : « Poche Odile Jacob » 2010.

Bien manger, vrais et faux dangers, 2008.

Le Lait vrais et faux dangers, 2010.

La Chrono-Diététique, 2012.

Chez d'autres éditeurs

Le vrai savoir fer, Éditions du Rocher, 1996.

Le Cholestérol ?, Privat, 1997.

Je maigris. 101 occasions de maigrir dans la vie de tous les jours, Hachette/Éditions n° 1, 2000.

De l'épi au demi. La bière : aliment, santé, plaisir, Flammarion, 2000.

Cet ouvrage a été composé
en Electra et en Whitney
par Nord Compo
à villeneuve-d'Ascq (Nord).

Achevé d'imprimer
par Dupli-Print à Domont (95) en avril 2016

N° d'édition : 7381-3382-2 - N° d'impression : 2016041197
Dépôt légal : mars 2016

Imprimé en France